一推就好④

千病经络对应大全

张 宇 李春英 著

中国中医药出版社
·北 京·

图书在版编目（CIP）数据

一推就好 . 4, 千病经络对应大全 / 张宇 , 李春英著 . -- 北京 : 中国中医药出版社 , 2024.11

ISBN 978-7-5132-7680-1

Ⅰ . ①一⋯ Ⅱ . ①张⋯ ②李⋯ Ⅲ . ①疾病—经络—推拿 Ⅳ . ① R244.1

中国版本图书馆 CIP 数据核字 (2022) 第 110633 号

中国中医药出版社出版

北京经济技术开发区科创十三街 31 号院二区 8 号楼
邮政编码　100176
传真　010-64405721
北京盛通印刷股份有限公司印刷
各地新华书店经销

开本 787 × 1092　1/16　印张 23　字数 297 千字
2024 年 11 月第 1 版　2024 年 11 月第 1 次印刷
书号　ISBN 978 – 7 – 5132 – 7680 – 1

定价　168.00 元
网址　www.cptcm.com

服 务 热 线　010-64405510
购 书 热 线　010-89535836
维 权 打 假　010-64405753

微信服务号　zgzyycbs
微商城网址　https://kdt.im/LIdUGr
官 方 微 博　http://e.weibo.com/cptcm
天猫旗舰店网址　https://zgzyycbs.tmall.com

如有印装质量问题请与本社出版部联系（010-64405510）
版权专有　侵权必究

前言

　　我出身于中医世家，继承了祖辈三代传下来的中医治病经验。从 1992 年开始至今，专注于研究小儿推拿疗法[*]，拥有海量的经验。最开始拿自己做试验，遇到身体各种不适就运用推拿疗法进行调理，同时结合饮食调理，不断总结成功经验。后来又调理了大量患者，包括儿童、年轻人、老年人等各年龄段人群，均收到良好的疗效。不管是男士还是女士，甚至是孕妇，都是推拿疗法的受益者。由此可以说明，推拿疗法运用得当，不仅可以解决儿童的健康问题，还能用于成人的健康管理。

　　自己的身体自己做主。几十年来我一直在研究人体，人为什么会生病？怎样才能少得病、不得病？生活不规律，饮食不健康，经络不通，身体就容易出现各种不适；坚持正确的生活方式，科学饮食，经络通畅，就能远离疾病，保持健康的体魄。

　　我年轻的时候不注意保养身体，曾在月经期剧烈运动，结果大失血，之后身体素质特别差，走路摇摇晃晃，经常生病，承受着无法想象的痛苦。我厌倦了生病，天天渴望自己快点好起来。学医之后，我在自己身上反复实践，不断摸索。后来发现，运用所学的西医学知识解决不了我的亚健康问题，不是细菌感染也不是病毒感染，吃药无效，最后还是自己运用推拿疗法治好了我的病。

＊　注：本书所指的"小儿推拿疗法"，既可用于小儿疾病的治疗，所使用的常用穴也可以用于成人疾病的治疗，以下简称为"推拿疗法"。

这里有人可能会问："你妈妈是老中医，怎么不给你推拿治疗呢？"没办法，妈妈是当地名中医，每天诊室外从早上四点多就开始排队，晚上十一点多才能结束工作，妈妈没有时间和精力为我推拿。人生充满着各种无奈，只能自救了！后来我刻苦钻研中医学知识尤其是经络理论，下定决心一定要把自己调理好，结果我做到了！

实践证明，保养经络是养生治病的捷径。"不通则痛"，经络不通畅，百病始生。经络的作用包括：沟通内外，网络全身；运行气血，协调阴阳；抗御病邪，反映证候；传导感应，调整虚实。推拿能防病治病，是基于经络具有传导感应和调整虚实的作用。推拿可激活经络本身的功能，达到"泻其有余，补其不足，平衡阴阳"的作用。

我写这本书的目的是为了帮助更多的人摆脱疾病的困扰。生活中看到了太多的人不幸，四处求医，收效甚微。其实，很多困扰大家的健康问题都可以用推拿疗法解决。只要改变错误的生活方式，吃对食物，辨证准确，选对穴位或穴方，用对推拿手法，经络畅通，恼人的不适症状便会逐渐消失，人就会逐渐好起来。但是很多人对此还是持怀疑态度，觉得大医院都治不好的病，推拿怎么可能治好呢？那是因为大家不了解人体的经络，不了解疾病与经络的关系。我现在用浅显易懂的方式表达出来，是想让大家明白，那些听起来可怕又高深莫测的疾病，实际上就是与病位相关的经络"堵"住了，要么某些经络"热"了，要么某些经络"寒"了，阴阳失去了平衡，只要通过推拿手法将这些经络调理好，"通则不痛"，经络畅通了，病自然就好了。大道至简！

我在已出版的五部著作*中贡献了303套穴方及饮食建议，已经有很多的家庭在实践、在受益了。本书是我的第六部著作，倾注了大量的心血，希望我的付出可以让众人明白"病"是怎么得的，如何判断病位与寒热，疾病与经络

---

* 五部著作：《孕妈必知》《育儿必知》《一推就好（第二版）》《一推就好2：成人篇》《一推就好3：儿童篇》。

是什么关系，穴位是如何入经解决"病"的，日后怎么做不会再得"病"，如何选用穴位及穴方，如何正确使用推拿手法，收获健康和幸福！本书介绍的推拿疗法，一人学会，全家受益。

本书分上、下两篇。上篇"基础知识"部分，教会大家如何预防疾病，如何保持健康的生活方式（包括科学饮食、作息规律、心情舒畅等）；带领大家了解阴阳，认识人体的五脏六腑及重要的经脉，学习经络保养方法；告诉大家某些经络"热"了会得什么病，某些经络"寒"了会得什么病；向大家介绍推拿的作用原理，以及常用穴位和手法，此处较先前出版的著作新增了各种连推法，多个穴位一起推省时省力；对手和前臂穴位入经情况做了汇总，一看就懂，一学就会。

下篇"疾病自查"部分，介绍了疾病与经络的对应关系，教会大家如何使用穴位及穴方。一方多用，同病异方，大家可以对照本书的穴位入经原则，选择适合的穴位和手法，简单、便捷、有效。判断好病位在哪条经络或哪个脏腑，分析是什么原因导致的，辨证准确，用对穴位或穴方，直取病灶，轻松解决你的问题。本书列出了上千种大家可能遇到的各种不适或疾病（包括中医病名、西医病名、不适症状），就像一部工具书一样，几乎囊括了你可能需要查找的所有疾病。有的疾病比较轻，推拿之后很快见效；有的疾病比较重，推拿可以起到缓解病痛的作用，同时需要结合西医学方法进行治疗。我根据多年的临证经验，将疾病按病位或发病原因进行归类，分头部、颈部、胸部、腹部、腰臀部、四肢等不同部位来撰写，并绘制了各个经络在不同部位的循行图，帮助大家轻松找到病位和问题经络，找准入经的穴位，坚持推拿，吃对食物，保养到位，一推就好！

因每个人的能力不同，也因所处环境和患病因素不同，关于本书所述的推拿方法，我不能保证所有人都能完全学会。重症、急症、危症患者，请及时到医院就诊，待病情平稳后，再使用推拿疗法进行调理。

最后，感谢我的妈妈李春英医师审定全稿。本书所有配图都是在我的指导下，由女儿夏昊萱亲自绘制，希望尽可能让大家一目了然，为众人健康贡献微薄之力。书中如有疏漏之处，望各位读者提出宝贵的意见和建议，以便再版时修正和完善。

张宇

2024 年 6 月

关于本书的使用说明

　　大家可以用心观察自己的身体反应，身体若出现书中提到的不适（下篇"疾病自查"中的各部位疾病汇总部分*），先找到具体病位，如"头痛"，可通过"头部经络循行图"查看病位在哪条经或哪几条经上，哪些经络有问题就选用相应经络的穴位（如寒者用热性穴位或穴方，热者用寒性穴位或穴方），再结合疾病的性质和个人体质选择适合的推拿手法（如寒者用祛寒等手法，热者用泻热等手法）。

　　需要说明的是，判断好疾病属于哪条经的问题后，可以根据"手和前臂穴位入经汇总"的部分选用适宜的穴位来调理，也可以参看本人已出版的五本著作中的303套穴方自我调理。最重要的是要找准病位，根据病位找到出问题的经络，辨证要准确（属寒还是属热），才能根据所入经络找到适合自己的穴位和穴方，达到治疗目的。

　　下面以"头痛"为例，教大家如何使用本书。

---

* 注：为方便读者查询，此部分各部位问题归类，按疾病（或症状）出现的位置或发病原因划分，部分会有交叉重复。这些问题包括中医病名、西医病名、不适症状，其中"西医病名"后会括号注明其对应的中医病名，或是其他特殊说明。

第一步： 明确头痛的具体位置，比如眼睛上方疼痛。

第二步： 通过"头部经络循行图"查到病位在肝经。

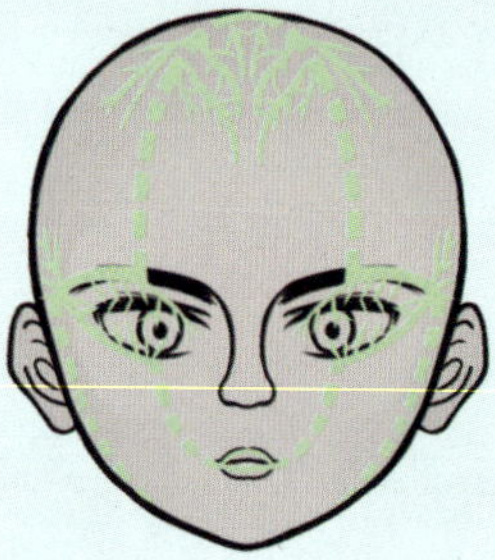

图135 肝经经络头部循行图（正面）

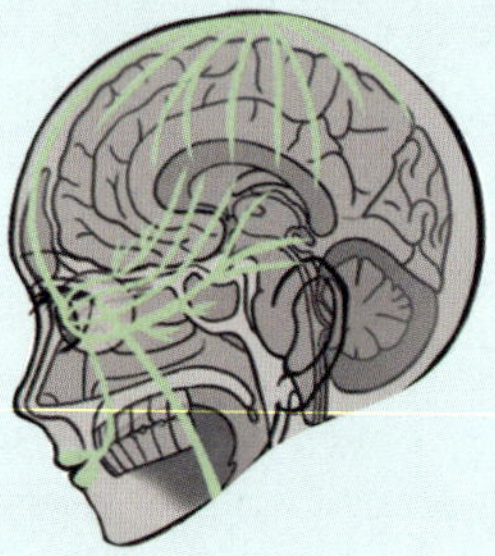

图147 肝经经络头部循行图（侧面）

第三步： 结合全身症状，如兼有舌红、小便黄少等症，判断属肝经热证。

12. 足厥阴肝经

（1）肝经辨证

肝经热证：舌红瘦，无苔或舌面光亮，唇红，眼红，眼屎多，脸红，手热，小便黄少，大便硬或成球状，急躁易怒，手足抽搐等。

肝经寒证：舌质淡，舌面水多，唇色淡，眼睑发白，小腹冷痛，阳痿，手脚凉，抽筋，小便清，大便稀，大便次数多等。

第四步： 在"手和前臂穴位入经汇总"中找到"入肝经、胆经的穴位"，选用适宜的穴位来调理。

手和前臂穴位入经汇总 / 150
- 入脾经、胃经的穴位 / 150
- 入肺经、大肠经的穴位 / 150
- 入肾经、膀胱经的穴位 / 152
- **入肝经、胆经的穴位 / 153**

1. 解决肝经、胆经有热的穴位

泻肝木穴：用于肝、胆及其相应经脉的实火病证。

泻肾水穴：用于因肾、膀胱及其相应经脉有热而引起的肝、胆部位疾病。

泻心火穴：用于因心火旺盛而引起的肝、胆部位疾病。

肾纹穴：用于肝胆有热而引起的眼部炎症。

精宁穴：用于肝胆有热而引起的眼部不适或病症。

泻天河水穴：用于肝、胆及其相应经脉有热而引起的不适或病症。

第五步： 如选择了"泻肝木穴"，具体操作手法可以在
"手和前臂常用穴位及手法"中查看。

其他：如果自我选穴觉得困难，也可以参看本人已出版的五本著作中的
303 套穴方自我调理。

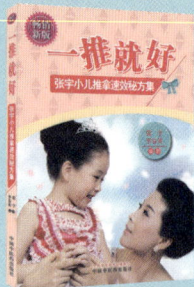

《一推就好（第二版）》
（978-7-5132-5005-4）

《孕妈必知》
（978-7-5132-4291-2）

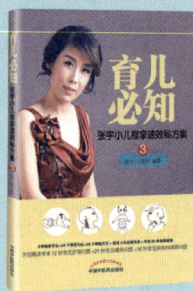

《育儿必知》
（978-7-5132-4292-9）

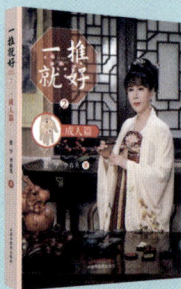

《一推就好2：成人篇》
（978-7-5132-7678-8）

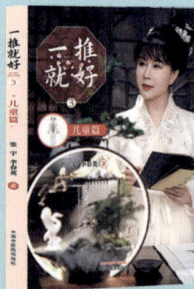

《一推就好3：儿童篇》
（978-7-5132-7679-5）

目录

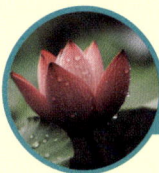

---

* 注：为方便读者查询，此部分各部位问题归类，按疾病（或症状）出现的位置或发病原因划分，部分会有交叉重复。下同。

上篇 基础知识

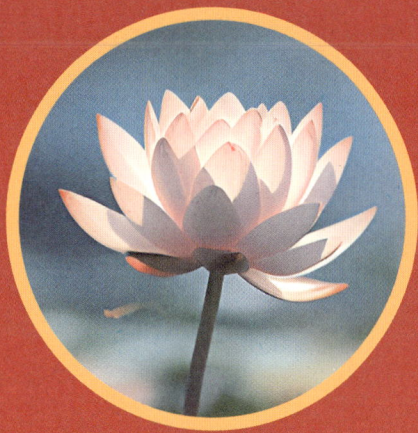

人为什么会生病

人类生存是要有条件的，要有阳光、适宜的温度、适量的氧气、可食用的水、食物、火、居所等。经脉和络脉，各有其运行特点；五脏和六腑，各有其不同的功能。阴阳的相对协调平衡可保持人体的正常生理功能。

人类的生存环境是复杂的，若遇到不利因素（外因或内因）就会对机体产生影响。比如：环境温度太冷或太热；风、寒、暑、湿、燥、火六邪侵袭；感染了病毒或细菌；动物或交通事故致伤；生气、焦虑；吃太饱或太少；摄入过热或过寒食物；睡得过多或睡眠不足；劳累过度或运动太少……这些因素侵扰人体，打破了人体的阴阳平衡，出现阴阳的偏盛或偏衰，从而引发疾病。

自然界中的事物属性可以用木、火、土、金、水五行来归类，人体的经络、五脏六腑也同样可以用五行来归类。每个人各个部位五行强弱不同，各经络、脏腑的薄弱处也不同，病位也不同，病变程度也不同。经络和脏腑气血不通，便会导致疾病的发生。不管疾病是属于热性还是寒性，只要辨证准确，通过正确的治疗方法，把瘀堵部分的气血疏散开，气血运行畅通，人体各部分组织和器官得到足够的气血濡养，功能逐渐恢复正常，疾病向愈。

保养经络是养生治病的捷径

经络学说，即研究人体经络的生理功能、病理变化及其与脏腑相互关系的学说，是中医基础理论的重要组成部分。古人运用经络学说指导临床实践已有几千年的历史。之所以能沿用至今，就是因为有效！

经络是人体运行气血，联络脏腑肢节，沟通上下内外的通道。在生理功能失调时，又是病邪传注的途径，具有反映病候的特点。如头痛一证，痛在前额者多与阳明经有关，痛在两侧者多与少阳经有关，痛在后项者多与太阳经有关，痛在巅顶者多与督脉、足厥阴经有关。临床上还可根据所出现的证候，结合其所联系的脏腑，进行辨证归经，如脘腹胀满、胁肋疼痛、食欲不振、嗳气吞酸等，与足阳明胃经和足厥阴肝经有关。所以说，学会保养经络是养生治病的捷径。

举个例子，假如你发热、头痛了，到医院之后可能要验血、验尿，查 CT，所有检查做完之后，如果烧得不是很厉害，医生会让你回家观察。那你到底有没有病？我们如果从经络调理入手会是什么结果呢？首先分析病情，辨明虚实寒热，假如是因为运动出汗了，又吹了冷风，邪气侵入膀胱经，进而出现发热、头痛等症，我们可以选用疏散膀胱经邪气的穴位，解表散寒，快速缓解不适症状，促进疾病康复。

当然了，有些疾病必须用西医的方法解决的就选择西医，有些疾病通过经络调理就可以达到治疗效果，有些疾病可以中西医结合治疗，分情况选用不同的方法。

✎ 推拿可以解决很多健康问题

西医讲的炎症、过敏、出血、肿瘤、皮肤病等各种健康问题，其实在人体的经络、脏腑里，都能找到相关的病因。只要辨明是哪条经络、哪个脏腑有热或有寒（古人几千年前已经研究明白热有什么表现，寒有什么表现，这些内容后文会有讲解），有寒了用热穴进行祛寒纠偏，有热了用寒穴进行祛热纠偏，身体不再过寒或过热，功能就能逐渐恢复正常，病就会消退，进入"中"的状态。

✎ 怎样才能少得病、不得病

※ 预防疾病从生活细节开始

1. 论吃

食物多有寒、凉、温、热的偏性，有的为平性，几千年前古人早就研究明白了，并把经验告诉了后人。老百姓经常说"食疗""药食同源"，实践证明，食物吃对了不仅可以防病，还能治病。正是因为食物有偏性，吃对了就能纠正身体的偏盛或偏衰，吃错了就会出现异常，这个异常被称作"病"。所以，选择食物之前要了解体质的寒热，然后再决定吃什么。吃对了是营养，吃错了是毒素。药物也是如此，不管是内服还是外用，都要根据体质来选择，不能听人说什么好你就开始乱吃，适合别人的体质未必适合你，虽然病名和表现是一样的，但病因未必一样。

以下列举"吃错"引起的健康问题，平时生活中注意避免。

例 1：某女坐月子时，婆婆让她每天吃掉一只鸡。这只鸡在制作的时候就加入了各种热性调料（比如姜、酒），结果该女子从此之后身体出现各种不适，全身关节疼痛。谁说关节痛就是寒邪引起的？受到热邪侵袭同样会引发关节痛。这个婆婆不识字，但总是听别人说吃什么好，就立刻做好且强迫家人吃，不吃就生气。不管三七二十一，天天强迫家里人吃牛肉、羊肉、鱼、虾、人参、黄芪，结果儿子才 30 多岁，已经出现了严重的肝功能损害，全身皮肤黄染，住院吃药都无效。可见，天天吃错食物就相当于天天吃错药。

例 2：一女子因过度摄入热性食物而诱发脸肿。发病之前，该女子连续吃了一个月的杨梅，连续一个月用含有鸡血藤成分的药包泡脚，连续 5 天摄入公鸡肉、羊肉、牛肉、小麦面粉、糯米粽子、蛋糕等食物，还喝了梅子酒。发病时全脸肿得跟包子一样，眼、口、鼻、脸痒得很，脸部 T 区全是脂肪粒。

例 3：15 岁的高中生，天天大量摄入牛肉、羊肉、鱼、虾、蛋糕等食物，出现了高热、肌肉酸痛、尿血，诱发横纹肌溶解症。脾主肌肉，脾热伤害肌肉；土（脾）克水（肾），脾气偏盛，导致克伐肾脏，表现为尿血（肾脏功能受损）。

例 4：某女士天天给自己 9 个月大的宝宝吃肉，结果难以消化，伤了宝宝的脾胃，引起中耳炎、乳突炎，时间长了炎症侵入大脑，引发脑膜脓肿。

例 5：某女士特别喜欢吃牛肉和羊肉，且每顿饭没有辣的吃不下去，结果痔疮溃烂出血，肿到鸭蛋那么大。

例 6：一个 2 岁的男孩腹泻，医生说要少吃饭，结果父母 3 天不给孩子吃饭，把孩子饿得一直哭，没力气。本来就腹泻，现在又丧失营养，再不进食，人会脱水没命的。

例 7：某女士顿顿吃螃蟹，连续吃了几天，结果手掌和手指红、肿、热、痛、痒、脱皮。

2. 论喝

人体约 70% 是由水构成的，因为水的存在，营养得以输送、食物得以消化、废物得以排泄、体液得以循环。所以说，水对人体非常重要。成人日饮水量为 2000～3000mL。小孩子根据年龄段不同，日饮水量也有所不同，在本人所著的《育儿必知》或《一推就好 3：儿童篇》里有详解。喝多了身体代谢不出去，出现水中毒；喝少了会导致脱水，伤害身体。

以下列举"喝不当"引起的健康问题，平时生活中注意避免。需要说明的是，这里说的"喝"，不光指喝水，还包括饮酒、摄入酸奶或牛奶、喝汤等。

例 1：某男士天天喝酒，出现了肝硬化。

例 2：某男士在室外劳作，日饮水量超过 4000mL，出现了头晕、呕吐、无力、嗜睡、抽搐。

例 3：一孩子不好好吃饭，每天喝十几袋酸奶，结果牙齿被腐蚀了，出现了体重下降。

例 4：一孩子食物中毒，无法喝水、进食，结果导致脱水，引发抽搐。

例 5：一对老年夫妻，平时爱吃咸的和辣的，又不爱喝水，结果均得了肾结石。

例 6：一小孩天天吃零食，又不爱喝水，小小年纪血液黏稠，血小板数值高。

例 7：年轻女孩不爱喝水，结果皮肤干燥粗糙，毛孔堵塞。

例 8：一小孩每天摄入过量牛奶，导致肾结石。

例 9：不少男士摄入过量啤酒，同时吃海鲜，出现痛风。

例 10：某女士天天喝浓肉汤，全身出现脓疱疮。

3. 论汗

适当出汗可以濡养肌肤，促进新陈代谢，降低体温，排出湿气。但如果汗出过多，没有及时补充水分，会导致脱水。气温低时出汗，很容易感受外邪，出现发热、流涕，甚至引发哮喘、心脏病等问题而危及生命。血汗同源，汗为津液所化，汗出过多则耗津，津耗则血少。如果是阴虚体质者汗出过多，血虚加重，引起各种不适。

以下列举"汗出过多"引起的健康问题，平时生活中注意避免。

例 1：某女孩属于严重的阴虚体质，只要运动就出很多汗，出现咽喉疼痛。

例 2：夏季气温高，一女孩穿得多，汗出过多，结果发生中暑，出现高热。

例 3：一女孩冬天运动后出汗过多，又感受了风寒之邪，出现高热、大叶性肺炎。

例 4：一男孩秋季穿多了，出了一天的汗，回家后出现打喷嚏、流鼻涕、咽喉疼痛、扁桃体化脓、发热。

例 5：一男孩晚上睡觉盖多了，出了很多汗，夜里开始流鼻血，晨起打喷嚏、流脓涕（鼻窦炎发作）。

例 6：一男孩跳蹦蹦床几个小时，出了很多汗，回家后出现头晕、胸闷、无力、恶心。

例 7：某男士夏天长跑，汗出过多，出现发热，多日不退。

例 8：某女士运动后汗出过多，没有及时补充水分，出现腰痛、尿频、尿痛、尿血。

4. 论穿衣

为了应对外界环境的变化，防止风、寒、暑、湿、燥、火等邪气入侵，学会正确穿衣可以有效提升自身免疫力。气温高时要适当地减衣物，不然身体过热会导致疾病的发生；气温低时要适当地加衣物，不然受凉了也会引发疾病。

以下列举"穿衣不当"引起的健康问题，平时生活中注意避免。

例1：夏天，一患儿感冒了，孩子的奶奶给他穿上了保暖内衣、棉袜子，还给他戴上了帽子，把孩子难受得一直哭。孩子的奶奶以为感冒了就是受寒了，要注意保暖。但实际上孩子是风热感冒，不能这么捂着。

例2：夏天，一刚出生的宝宝，新手爸妈给宝宝穿上了厚衣服，盖上了厚被子，结果宝宝体温高达40℃。后面把厚衣服、厚被子全都撤了，换上了透气的薄衣服，宝宝的体温才逐渐降下来。

例3：北方的冬天，一女士没戴手套，出现了冻疮；一男士没穿厚棉鞋，脚被冻坏了，裂开一个很大的口子。

例4：一女士经常穿化纤面料的衣服，出现皮肤过敏。

例5：一女士长期穿很紧的内衣，导致乳腺血液循环不好，加重了乳腺增生、结节等乳腺疾病。

例6：一男士长期穿过紧的内裤，导致睾丸血液循环不畅，睾丸功能下降；阴部温度过高，导致精子畸形率升高，精子活力下降，造成婚后不育。

例7：冬天，家长给宝宝穿开裆裤，宝宝因受寒出现尿频；夏天，家长给宝宝捂纸尿裤，还不经常更换，因太热宝宝臀部起红疹，甚至出现皮肤破损。

5. 论盖被

通常情况下，人体进入睡眠后，阳气收敛，体表会感觉到冷，需要根据气温状况选择适合的被子，达到既保暖又舒适的目的。夏天气温高，除了不能盖厚被子外，还要选用适合的降温设备，以免身体受到热邪的侵袭而导致疾病的发生。

体内有热的人不能盖厚被子，否则会很难受。像阴虚火旺者，睡觉时往往要把脚放在被子外面，他才能安然入睡。有些宝宝睡觉时盖小薄被，手脚温度正常或比正常偏低一些，这样会睡得比较安稳；有些宝宝体内有热，盖的被子如果偏厚，就会乱蹬被子，睡得不安稳。"热"可以通过皮肤传导到体外，"寒"也会通过皮肤进入体内。

以下列举"盖被不当"引起的健康问题，平时生活中注意避免。

例 1：不少孩子盖的被子过厚，晨起出现咳痰。

例 2：不少孩子和家长盖的被子过厚，晨起眼屎过多。

例 3：不少孩子盖的被子过厚，夜间流鼻血。

例 4：一孩子晚上睡觉没盖好被子，夜间肠绞痛发作。

例 5：某家长和他的孩子晚上睡觉没盖好被子，均出现打喷嚏、流鼻涕。

例 6：一男士晚上睡觉没盖好被子，晨起全身肌肉酸痛。

例 7：一老人晚上睡觉没盖好被子，晨起关节炎发作。

例 8：家里的被子用久了没有及时清洗、消毒，滋生螨虫，进而引发皮肤过敏、哮喘等健康问题。这样的案例比比皆是。

6. 论环境

一般来说，人体感觉舒服的环境温度为 22 ～ 26℃，相对湿度为 40% ～ 70%。当环境温度高于 28℃时，人体会吸收外界的热量，感到不舒服或出现低热等症状，环境温度如果再高可能还会发生中暑。当环境温度低于 18℃时，人体就会丢失热量，体温会随着环境温度的降低而下降，进而影响身体功能，此时寒邪也容易入侵人体，出现感冒症状。当环境温度低于 5℃时，容易出现冻疮，四肢末梢或裸露处会发硬发黑，甚至出现红肿、溃烂。因为血液遇寒则凝，人体血液循环不好，则会出现上述症状。

一个好的自然环境、社会环境、家庭环境、学习和工作环境，对一个人的身心健康起着重要的作用。如果生活环境恶劣，比如居住环境潮湿，或是受到了污染，或者存在扰乱社会秩序的不和谐因素，都不适合人类生存，可能会引发各种疾病，甚至危及生命。

以下列举"环境不佳"引起的健康问题，平时生活中注意避免。

例 1：海南的一位女士，夏天在田间劳作几小时后，中暑而亡。

例 2：北方的冬天室内有暖气，由于室温过高，某女士出现了口干、咽喉肿痛等"上火"症状。

例 3：由于冬天环境温度较低，不少老人易发生血管收缩，进而诱发脑血栓、心肌梗死等疾病。

例 4：某男士经常吃海鲜，由于相关海域重金属污染严重，结果查出该男士铅、汞、镉等重金属中毒。

例 5：一男士长期在煤矿工作，结果得了矽肺。

例 6：某女士，新家刚装修完立刻搬进去住，结果因环境中的甲醛浓度过高而引发白血病。

例 7：某男士因空气污染而引发过敏性鼻炎，一去空气清新的地方，过敏性鼻炎就不发作了。

例 8：某女士因为怕冷，一到冬天就关门关窗，窗户外面还用塑料布封上，家里空气不流通、缺氧，全家人都出现头晕、记忆力减退等症状。

例 9：一女士到海拔 4700 米的高原地区旅游，由于缺氧，出现喘不上气、脸发青、嘴唇发紫等症状，最后还得了高原性心脏病。

例 10：一女士居住的小区，楼下是酒吧一条街，每天晚上都有噪声污染，最终患上了失眠。

立春·岁首

BEGINNING OF SPRING

万物复苏

立春

万物更生新岁开启

节气

立春节/正月节

立春"二十四节气"之首，是干支历的岁始
乃万物之所成终而所成始，代表万物起始、一切更生之义

传统

CHINESE TRADITIONAL FESTIVALS

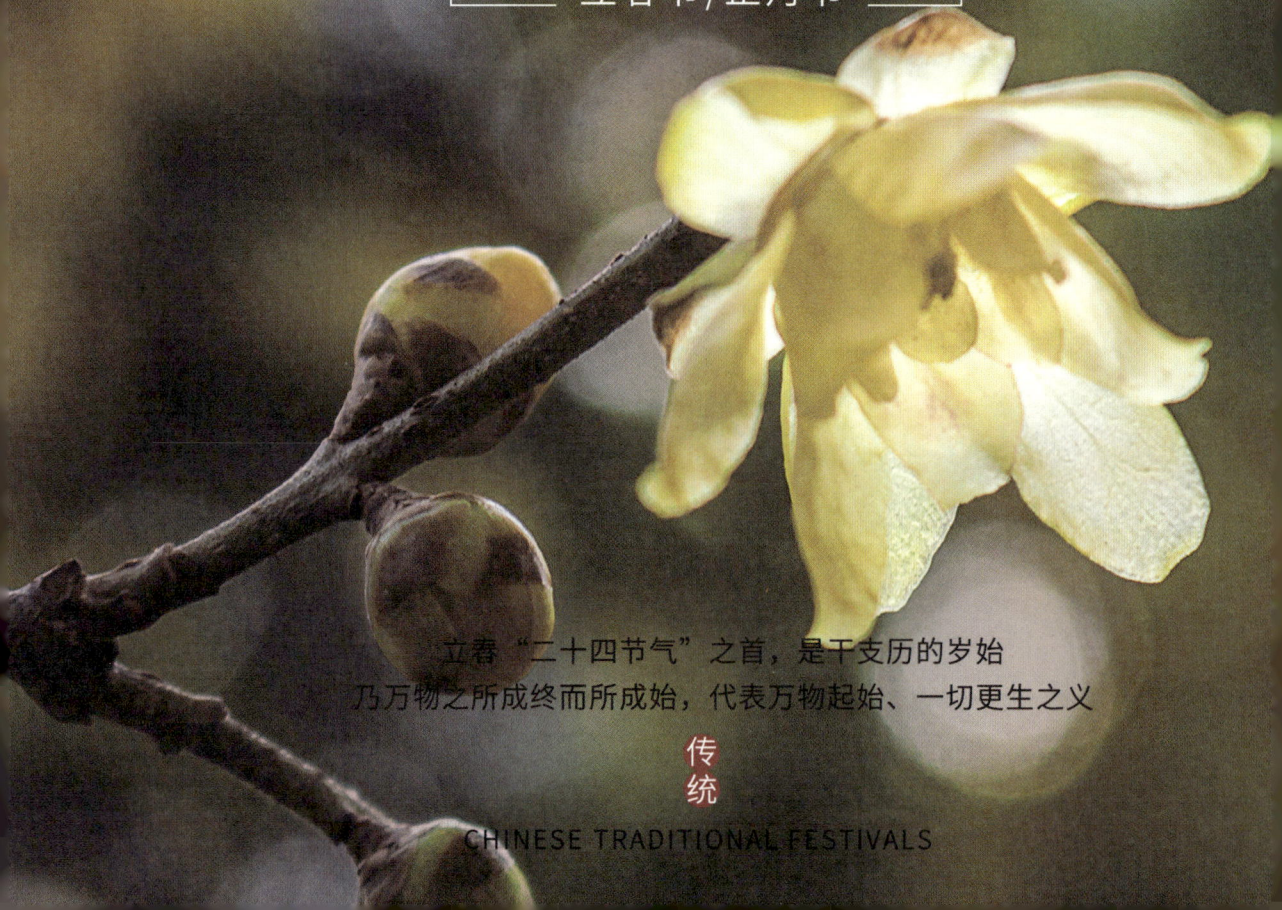

7. 论安全

出门在外，安全是最重要的。不管是大人还是孩子，一定要提高安全意识。否则，轻则致病，重则致残，甚至失去生命。

以下列举"不注意安全"造成的意外伤害案例，平时生活中注意避免。

例1：一岁的男宝宝，自己在床上玩耍，没人看护，结果摔到了地上，发生脑震荡、脑出血，之后陷入昏迷。

例2：一男士高速开车，车速过快，后来发生了车祸，当场死亡。

例3：一男士上山采蜂蜜，不小心被蜜蜂蜇了，脸肿得很大，导致眼睛都睁不开了，什么都看不见。

例4：一男士被毒蛇咬伤，中毒而亡。

例5：一男士被卡车的水箱烫伤。

例6：某男士下雨天在田间劳作，被雷电击中身亡。

例7：一男孩在家玩耍，手指被自家门夹断。

例8：几个男士在路边下棋，正好遇到村里有人结婚，迎亲点炮的那一刻悲剧发生了，其中一男士的后背被炸伤。

☀ 养正气，防止外邪入侵

外邪是指存在于大自然中的邪气，包括风邪、寒邪、暑邪、湿邪、燥邪、火（热）邪、疠气等。这些邪气各有特点，入侵人体后产生的症状也不同。《黄帝内经》曰："正气存内，邪不可干。"我们要提高自身的"正气"，即自身免疫力，才能有效抵御外邪入侵。

13

1. 各种外邪是如何致病的

（1）风邪的性质及致病特点

风为阳邪，其性开泄（易使腠理疏泄而开张），易袭阳位（人体的头面部、阳经和肌表）。风邪为病，其病证范围较广，变化较快。其具体特点为：①遍及全身：无处不至，上至头部，下至足膝，外而皮肤，内而脏腑，全身任何部位均可受到风邪的侵袭。②媒介作用：能与寒、湿、暑、燥、火等相合为病。③致病的特殊性：风病来去急速，病程不长，其特殊症状也易于认识，如汗出恶风、全身瘙痒、游走不定、麻木、动摇不宁等。

（2）寒邪的性质及致病特点

寒为阴邪，易伤阳气。其具体特点为：①寒性凝滞：指寒邪侵入人体，易使气血津液凝结、经脉阻滞，"不通则痛"，故疼痛是寒邪致病的重要临床表现。其痛得温则减，遇寒增剧。由于寒邪侵犯部位不同，因而可出现多种疼痛症状及寒象。如果寒邪侵犯脏腑，会表现为呕吐、腹泻、大便不成形、肚子冷痛；寒邪作用于肺部，会表现为咳嗽、喘憋、咳痰清稀，甚至出现水肿等。②寒性收引：指寒邪侵袭人体，可使气机收敛，腠理、经络、筋脉收缩而挛急。如寒邪伤及肌表，毛窍腠理闭塞，卫阳被郁而不得宣泄，可见恶寒、发热、无汗等；寒客经络关节，则筋脉挛急作痛、屈伸不利等。

（3）暑邪的性质及致病特点

暑性炎热，暑为阳邪。暑邪伤人多表现出一系列阳热症状，如高热、心烦、面赤、烦躁、脉象洪大等。其具体特点为：①暑性升散：指暑邪易于上犯头目，内扰心神，引起心烦闷乱而不宁。暑邪侵犯人体，可致腠理开泄而大汗出，汗多伤津，可出现口渴喜饮、唇干舌燥、尿赤短少等。在大量汗出的同时，往往气随津泄，而致气虚，可见气短乏力，甚则突然昏倒，不省人事（中暑）。②暑多夹湿：除发热、烦渴等暑热症状外，常兼见四肢困倦、胸闷呕恶、大便溏泄不爽等湿阻症状。

（4）湿邪的性质及致病特点

湿为阴邪，易阻遏气机，经络阻滞不畅，常可出现胸闷脘痞、小便短涩、大便不爽等症状。其具体特点为：①湿性重浊："重"，指感受湿邪，常可见头重如裹、周身困重、四肢酸懒沉重等症状。若湿邪留滞经络关节，则阳气输布受阻，可见关节疼痛重着等。"浊"，即秽浊，临床表现有面垢眵多、大便溏泄、下痢黏液脓血、小便浑浊、妇女白带过多、湿疹浸淫流水等。②湿性黏滞：指湿邪致病临床表现多黏滞不爽，如排出物及分泌物多滞涩而不畅；另一方面指湿邪为病多缠绵难愈，病程较长或反复发作。③湿性趋下，易伤阴位：湿邪伤人，其病多见于下部，如下肢水肿明显。此外，淋浊、带下、泄痢等病证，亦多由湿邪下注所致。

（5）燥邪的性质及致病特点

自然界中具有干燥、收敛、清肃特性的外邪称为"燥邪"。燥为阳邪。燥邪侵犯人体，出现一系列的干燥症状。其具体特点为：①燥性干涩，易伤津液：燥邪侵犯人体，最易损伤机体的阴液，使皮肤、孔窍失于滋养而出现各种干燥、涩滞不畅的症状。②燥易伤肺：肺为娇脏，喜润而恶燥，肺主气、司呼吸，与外界大气直接相通。肺又开窍于鼻，外合皮毛，故燥邪伤人，最易损伤肺津，影响肺的宣发肃降生理功能，从而出现干咳少痰，或痰液胶黏难咳，或痰中带血，以及喘息胸痛等症。肺与大肠相表里，燥邪自肺影响到大肠，则可出现大便干燥不畅等症。

（6）火（热）邪的性质及致病特点

火（热）为阳邪。火（热）邪侵袭人体，多为实热性病证，可见高热、恶热、烦渴、汗出、脉洪数等症。其具体特点为：①火性炎上：火热之邪易侵害人体上部，可见目赤肿痛、咽喉肿痛、口舌生疮糜烂、口苦咽干、牙龈肿痛、头痛眩晕、耳内肿痛或流脓等。②火热易伤津耗气：火热之邪致病，临床表现除热象显著外，往往伴有口渴喜冷饮、咽干舌燥、小便短赤、大便秘结等津伤阴亏的征象；阳热太盛，大量伤津耗气，可兼见体倦乏力、少气懒言等气虚症状。③火热易生风动血："生风"，指火热之邪侵犯人体，燔灼津液，劫伤肝阴，筋脉失养失润，易引起肝风内动的病证，可见高热神昏、四肢抽搐、两目上视、角弓反张等；"动血"，指火热邪气入于血脉，易迫血妄行，引起各种出血证，如吐血、衄血、便血、尿血、皮肤发斑、妇女月经过多、崩漏等。④火邪易发肿疡：火邪入于血分，可聚于局部，腐蚀血肉，发为痈肿疮疡，临床表现以疮疡局部红肿热痛为特征。

（7）疠气的性质及致病特点

疠气，是一类具有强烈传染性的外邪。由疠气引起的疾病又称为"疫病""瘟疫"等。其病证的种类很多，如大头瘟、疫痢、白喉、烂喉丹痧、天花、霍乱、鼠疫等。病性重烈，病情变化多端，传变迅速。其具体特点为：①毒力强，常兼夹湿毒秽浊之邪为病。②多从口鼻而入，也可由蚊虫叮咬而发病。③无论老少强弱，触之者即病。发病急，来势猛烈，发病之初可有短暂的表证，或直中于里。④具有强烈的传染性，常引起流行。⑤病程较长，病势危重，具有死亡率高的特点。

2. 外邪对人体的危害

以下列举一些外邪致病的案例，帮助大家理解不同的外邪对人体的危害。

例 1（风邪致病）：某中学生夏天吹电风扇睡觉，因为电风扇离得太近，早上醒来胳膊发麻无力。

例 2（寒邪致病）：某女孩冬天骑自行车上学，脸部没有做好保暖措施，结果面瘫了。

例 3（暑邪致病）：某女士夏天在外面走了几个小时，由于没有做好防晒措施，直接中暑晕倒了。

例 4（湿邪兼热邪致病）：一女孩泡温泉 6 个小时，水温太高，导致脱水，随即发热、抽搐，之后检查发现大脑受损。

例 5（燥邪致病）：一女士因为空气干燥，出现嘴唇干裂、全身皮肤干燥起皮。

例 6（热邪致病）：某女孩因为穿得过多，出汗伤阴血后，起初打喷嚏、流清涕，之后转为流脓涕、发热、咳黄痰。

例 7（疠气致病）：班里有好几个孩子出水痘了，不日一男孩也出水痘了（被传染）。

例 8（疠气致病）：一女孩得了腮腺炎（被同学传染）。

例 9（疠气致病）：我的爷爷于抗日战争时期患了霍乱去世。

例 10（疠气致病）：我的四爷爷在抗日战争时期患了天花，留下满脸疤痕。

☀ 身体健康，从调摄情志开始

除了"吃错"、感受邪气、劳累过度等可以导致疾病外，情志变化如果超越了人体的生理和心理的适应调控能力，也会产生一些难以排解的负面影响。其结果会造成人体阴阳平衡失调，脏腑功能失常，从而诱发或导致疾病的产生。不管是大人还是孩子，都会受到情志变化的影响。因此，身体健康，要从调摄情志开始。

中医学将影响人体健康的各种情志致病因素概括为喜、怒、忧、思、悲、恐、惊七种，简称"七情"。脏腑精气是情志活动的物质基础，人体的生理活动以五脏为中心，因此，情志活动与心、肝、脾、肺、肾五脏关系密切。五脏精气化生五志，情志活动分属于五脏，心在志为喜，肝在志为怒，脾在志为思，肺在志为悲，肾在志为恐。五脏之中，心、肝两脏与情志的关系最为密切。

情志和悦，动静和谐，则气血调和，脏腑生机盎然，百病不生；情志变动，过激过久，则气血异常，脏腑功能失常，疾病丛生。

1. 情志变化对脏腑的影响

（1）过喜、大笑、激动（对应心和小肠）

①对心和小肠的影响：适当的喜悦对心经有好处，但"过喜"首先会伤及心，表现为心慌、胸闷、气短、心前区疼痛、心律不齐、精神失常等。心经和小肠经是表里关系，心功能出了问题，小肠泌别清浊的功能也会下降，进而影响小肠对营养物质的吸收，可出现泄泻等。

②对脾和胃的影响：火（心）生土（脾），如果心功能弱了，心火不能温养脾土，就会出现脾的运化功能障碍，胃的受纳腐熟失职，出现脘腹胀满等。

③对肺和大肠的影响：火（心）克金（肺），心功能弱了，不能履行克伐肺金的职责，出现肺气上逆，如咳喘等。肺经和大肠经是表里关系，肺功能出了问题，大肠传化糟粕的功能也会下降，出现排便困难等问题。

④对肾和膀胱的影响：金（肺）生水（肾），肺的功能受损，又会导致肾精匮乏而引起相关病证。肾精不足，则不能很好地克伐心，心功能也会出现异常。

⑤对肝和胆的影响：心为肝之子，子病可以及母。心功能受损，可引起肝功能不足而引起相关病证。肝经与胆经互为表里关系，两者相互影响。肝不健康，会影响胆的功能发挥，反之亦然。

（2）发怒、焦虑、抑郁（对应肝和胆）

①对肝和胆的影响：焦虑的情绪对肝经和胆经的影响非常大，可

以直接导致肝胆气血瘀滞，血流缓慢，功能紊乱，继而出现肿瘤、增生、息肉、结石、肝硬化、肝功能异常、黄疸等。

②对心和小肠的影响：肝为心之母，母病及子。若肝火过旺，心火也会过旺，表现为血压升高，可诱发心脑血管疾病等。心经和小肠经是表里关系，心功能出了问题，小肠泌别清浊的功能也会下降，进而影响小肠对营养物质的吸收。

③对脾和胃的影响：木（肝）克土（脾），肝的功能受损，不能履行克伐脾土的职责，影响脾胃功能，出现各种消化系统疾病。

④对肾和膀胱的影响：肝为肾之子，子病可以及母。肾经与膀胱经互为表里关系，两者相互影响。肾经与膀胱经相继出现异常，可出现排尿困难、肾结石、肾囊肿、肾炎、肾肿瘤等。

⑤对肺和大肠的影响：肺本身是负责克伐肝的，但如果肝的功能紊乱，还会反克肺。肺经与大肠经相表里，肺功能受损，大肠的相关功能也会出问题，出现肿瘤、结节、炎症、息肉等。

（3）过度思念、记忆、思虑（对应脾和胃）

①对脾和胃的影响："忧思伤脾"，出现此类情绪，可损伤脾胃功能，引起食欲不振、消化不良、无力、消瘦、腹泻或便秘等。

②对肺和大肠的影响：土（脾）生金（肺），脾胃功能受损，气血化源不足，导致肺的功能失调，可出现咳喘等。肺经与大肠经相表里，肺不好，大肠的功能也受损，出现便秘、腹泻、梗阻、肿瘤等。

③对心和小肠的影响：脾为心之子，子病及母。脾有问题，心也会出现问题，可出现反应迟钝、嗜睡、失眠、精神失常等。心经与小肠经相表里，心功能受损，小肠的功能也会不好，可出现胀气、吸收不良、水肿等。

④对肾和膀胱的影响：土（脾）克水（肾），脾是负责克伐肾的，如果脾有问题，就不能好好"管束"肾，导致肾的功能紊乱，会让水

湿在体内泛滥而出现水肿（尿毒症）、小便不通、呕吐清水等。

⑤对肝和胆的影响：脾是被肝"管控"的，但如果脾的功能太强，就会反克肝，导致肝的功能紊乱。肝经与胆经互为表里，可相互影响。肝不好了，胆的功能也会不好。

（4）过悲、哭泣、忧伤（对应肺和大肠）

①对肺和大肠的影响：过悲或总爱哭，会伤及肺，导致肺的功能有可能过强，有可能太弱，容易患肺结节、肺结核、肺炎、肿瘤、气短、咳喘等病。肺经与大肠经相表里，肺的功能不好，大肠的相关功能也会下降，可出现便秘、腹泻、息肉、肿瘤等。

②对肾和膀胱的影响：金（肺）生水（肾），肺的功能不好，不能很好地滋养肾，会出现肾精不足等问题。肾经与膀胱经相表里，随之也会导致膀胱的功能不好。

③对脾和胃的影响：肺是脾之子，子病及母。肺功能不好，也会导致脾胃功能受损，出现食欲不振、胃炎、胃溃疡、恶心、呕吐、消化不良等。

④对肝和胆的影响：金（肺）克木（肝），肺是"管控"肝的。肺功能不足，不能约束肝，会导致肝火过旺而引发相关病证。肝经与胆经互为表里，肝的功能紊乱，胆的功能也会不好。

⑤对心和小肠的影响：肺是被心"管控"的。如果肺的功能过强，还会反克心，心功能受损而出现相关病证。心经与小肠经相表里，心有问题了，小肠的功能也会下降。

（5）恐惧、惊吓（对应肾和膀胱）

①对肾和膀胱的影响：恐惧的情绪反应，可直接伤及肾的功能，可出现晕厥、嗜睡、失眠、生殖系统疾病等。肾经与膀胱经相表里，肾的功能紊乱了，膀胱的功能也会受损。

②对肝和胆的影响：水（肾）生木（肝），肾的功能受损，肝的功

能随之受损，进而引起相关疾病。肝经与胆经相表里，随之也会出现胆的功能受损。

③对肺和大肠的影响：肾是肺之子，子病及母。肾不健康了，肺的功能也不好了，可出现呼吸系统疾病。肺经与大肠经相表里，大肠的相关功能也会下降，可出现便秘或腹泻等。

④对心和小肠的影响：肾是克伐心的，不管是克伐不足，还是克伐太过，都会引起心的功能紊乱。心经与小肠经相表里，心不健康了，小肠的功能也会受损。

⑤对脾和胃的影响：肾是被脾"管控"的，如果肾的功能太强，反过来可"欺负"脾，导致脾胃功能紊乱，出现消化系统疾病。

2. 情志异常引起的健康问题

以下列举一些情志异常引起的健康问题，帮助大家理解情志变化对脏腑的影响。

例 1（过喜）：孩子们一起玩耍，其中一个孩子嬉笑过度，立刻出现咳嗽、喘上不气。所以说，不要大笑，否则易致心不克肺，出现肺功能紊乱。

例 2（焦虑）：现代生活节奏快，职业女性工作压力大，焦虑、心情不愉快，结果乳腺、甲状腺、肝、胆、子宫、卵巢等部位长息肉、肿瘤等。此类情况属于肝郁气滞，气滞日久，血运不畅，使瘀血内停，瘀而成瘤。

例 3（过度思虑）：某高中生备考，白天到晚上一直都在学习，中间没有休息，思虑过度，结果耗伤气血，脾胃受伤，出现食欲不振，身体虚弱。

例 4（过悲）：一位女士因为母亲过世，过度悲伤，天天哭，短期内长了肺结节。

春分

CHUNFEN

夜 半 饭 牛 呼 妇 起
明 朝 种 树 是 春 分

例 5（惊吓）：这是几十年前的例子。一个 6 岁的女孩第一次坐火车，被巨大的火车鸣笛声吓到，当场倒地抽搐，日后转为癫痫。

☀ 及时推拿调理，将疾病扼杀于萌芽中

正常情况下，人体处于动态平衡中。若因各种原因（外因或内因），人体的平衡状态一旦被打破，就需要第一时间纠正过来。失衡状态持续的时间越久，病情就会越重，累及面越来越广，导致病入膏肓，危及生命。

要想让病"走"，首先要及时了解发病的原因，必须先去掉这个病因。从衣、食、住、行方面加强注意，纠正错误的生活习惯，学会应对气候、环境变化等，情绪稳定。然后判断疾病的位置、所属经络、所在脏腑，根据病因和体质综合分析，辨别这个病的寒热属性，配出对应的穴方，及时进行推拿调理，将疾病扼杀于萌芽中，让身体恢复动态平衡，阴平阳秘，远离疾病。

✎ 保持好身体，秘密在哪里

想要保持一个好的身体，首先要有以下这些思维。

1. 要想做好小儿推拿，必须先学会分辨疾病的寒热，然后结合经络的特点，选择相应的穴位，通过推拿进行调理，及时纠偏。具体方法，本书后文会有讲解，在本人已出版的著作《育儿必知》及《一推就好》系列中都有不同层次的详解。

2. 生病了，要想快速好起来，食物的选择也至关重要。食物都有

偏性，选择食物时要符合每个人的体质。体质热者多吃寒凉性食物，体质寒者多吃温热性食物。吃对了有益健康，吃错了危害健康。

3. 情绪稳定很重要。喜、怒、忧、思、悲、恐、惊七种不同的情志活动，如果太过，会直接让气血运行受阻，继而让经络和脏腑不能得到足够的濡养，功能变差，失去平衡而表现为病，甚至重病。所以说，保持平和的心态很重要。

4. 预防风、寒、暑、湿、燥、火外界邪气入侵身体。冷了加衣服，避免长时间待在寒冷的环境中；热了减衣服，及时避暑，降低室温。邪气若侵入人体，会兴风作浪，阻碍气血运行，降低免疫力。

5. 时时关注身体的变化，有了问题立刻解决，好得就快。拖延久了会发展为大病、更多的病，好得就慢。

什么是阴阳

阴阳是中国古代哲学的一对基本概念，用于描述自然界和人类生活中相互关联而又对立统一的两种基本属性或力量。它们虽然性质相反，但互相制约和依存，维持着动态平衡。①阴阳对立制约：指阴阳双方在一个统一体中的相互斗争、相互制约和相互排斥。②阴阳互根互用：阴阳互根，指阴阳双方具有相互依存、互为根本的关系；阴阳互用，指阴阳双方具有相互资生、促进和助长的关系。

中医学认为，气血同源，气属阳，血属阴。气是动能，血是物质基础。血不足，气无所依也会不足；气不足，不能推动精血运行，血就没有活力，也会血虚。所以，在补血过程中，也要注意补气。气和血充足，阴阳平衡，才能维持人体的健康。

体表属阳，内脏属阴，通过对体表特定部位的推拿，可促进血液循环，平衡阴阳，疏通经络，调节脏腑功能，促进健康。这就是推拿的作用原理。推拿治疗的前提是人体要有一定的气和血，才能收到好的效果。

1. 属阳的事物

天空，阳光，白天，燃烧，爆炸，热，烫，电能，干燥，温热，明亮，积极，鲜艳，雷电，风能，上升，力量，快速，春天，夏天，南方，上方，山，强壮，多动，兴奋，烦躁，易怒，暴力，强硬，人体的气，男人，体表，背部，头部，肢体外侧面，人体的阳经，人体的六腑，声音洪亮、粗大，热痛，化脓，红赤，热性药物，热性的粮食、蔬菜、水果、肉类，煎、烤、油炸的食物……

2. 属阴的事物

大地，月亮，夜晚，寒冷，阴暗，冰冻，下降，熄灭，凝结，潮湿，水，安静，平和，软弱，抑郁，消极，暗淡，缓慢，温柔，虚弱，秋天，冬天，北方，下方，女人，人体的血，人体的五脏，声音低弱、细小，冷痛，苍白，寒性药物，寒性的粮食、蔬菜、水果、肉类……

🖍 认识人体的五脏

五脏六腑是中医学上的概念，脏和腑是根据内脏器官的功能不同而加以区分的。人体是一个有机整体，构成人体的各脏腑、组织器官的功能活动并不是孤立的，而是整体活动的一个组成部分。它们不仅在生理上相互协调，在病理上常常通过一定的途径或规律相互影响、相互传变。而经络是连接人体五脏六腑的桥梁，是维持人体气血运行的重要"通道"，如果经络不畅通，就可能出现各种疾病。

五脏包括肝、心、脾、肺、肾，主要指的是胸腹腔中内部组织充实的一些器官，它们共同的功能是储藏精气。

✳ 肝

1. 肝的特点和功能

（1）肝的特点

季节对应春季。方位对应东。五行对应木。颜色对应绿色。味道对应酸，适度摄入酸味食物养肝，酸过多则有损健康。五官对应眼睛。身体对应全身的筋和膜（包括肌腱、韧带、腹膜、腱鞘等）、指（趾）甲及生殖器。情志对应怒，大怒伤肝。液体为眼泪。粮食对应小麦。声音对应大呼小叫或长吁短叹。对应的气味是膻臊味。牲畜对应鸡。水果对应李子。久行伤肝筋。厌恶内风和外风（如抽风、抽动、震颤等症）。肝主藏血、造血、凝血。五神为肝藏魂。

（2）肝的功能

肝的再生能力强，失去部分肝脏自己可以再生。

肝脏可以解毒、排毒。

肝脏参与消化，分泌胆汁，储藏糖原，调节蛋白质、脂肪和碳水化合物的新陈代谢，促进维生素合成和储存。

肝有造血、藏血、凝血功能，多余的血都汇集肝中，过度消耗肝血会少，肝火旺会引起出血病。

肝管辖肌腱、韧带、腹膜、腱鞘等的功能。

肝有舒展、生发、生长的特点，可以畅通气血，让气机调畅，稳定情绪。

肝有肃降功能，把消化液降到胆囊里。

肝主谋略，喜欢出谋划策，有了想法是靠胆来决定是否行动。

2. 肝出问题引发的相关病症

月经不调、遗精、阳痿、早泄、耳鸣、耳聋、视物不清、双目干涩、夜盲、肢体麻木、屈伸不利、黄疸、肝炎、酒精肝、脂肪肝、肝硬化、肝中毒、肝脓肿、结石、肿瘤、乳腺结节或囊肿、胸部及腋下痛、高血压、头晕、头痛、烦躁、易怒、呕血、便血、血崩、精神病、抑郁症、梦游等。

☀ 心（附：心包）

1. 心的特点和功能

（1）心的特点

季节对应夏季。方位对应南。五行对应火。颜色对应红色或紫色。味道对应苦，适度摄入苦味食物养心，苦过多则有损健康。面部对应舌和脸。液体对应汗。五神为心藏神。声音对应笑。对应的气味是烧焦味。情志对应喜，过分喜笑伤心。粮食对应高粱。牲畜对应羊。水果对应杏。久视伤心血。厌恶炎热。心主血脉（对应全身所有皮肤、脂肪、肌肉、神经、骨骼等组织器官的血管）。

（2）心的功能

心有能量，通过收缩和舒张运动，掌控和推动血液在脉道里运行而营养全身，全身血管状况或疾病多跟心有关。

心藏神，负责清醒、不清醒、神清、神昏、困顿、失眠等，主宰整个人体生命活动，相当于身体里最大的首领。心脏有病，绝非小事。

2. 心出问题引发的相关病症

心悸、心前区憋闷疼痛、心肌梗死、左侧后肩胛骨下痛、心室或室间隔疾病、心房或房间隔疾病、冠状动脉或主动脉的扩张或狭窄、惊厥、昏迷、胡言乱语、癫痫、精神疾病、失眠、多梦、心烦、气短、健忘、注意力不集中、头晕等。

附：心　包

1. 心包的特点和功能

心包为心脏外面的膜性囊腔，可防止心腔过度扩大。心包液有润滑作用，减少心脏运动时的摩擦。外邪入侵时，心包首先抵抗外邪，保卫心脏。此外，心包还会体现某些心脏的功能，如"心藏神"，心包跟心相关，也可藏神。

2. 心包出问题引发的相关病症

急性心包炎、慢性心包炎、心动过速、呼吸困难、干咳、声音嘶哑、心包积液、心包囊肿、心包憩室、胸骨后疼痛、颈静脉怒张、深浅静脉回流受阻引起水肿等。

☀ 脾

1. 脾的特点和功能

（1）脾的特点

季节对应长夏（指立秋前夏季最后一个月）。方位对应中间。五行对应土。颜色对应黄色或棕色。味道对应甘（甜），适度摄入甘味食物健脾，甘过多则有损健康。五官对应嘴唇。身体对应肌肉和脂肪。情志对应思，忧思过度伤脾。液体为口水（主要指舌下腺分泌的液体）。粮食对应小米。声音对应唱歌。对应的气味是香味。牲畜对应牛。水果对应枣。久坐伤脾伤肉。厌恶潮湿。脾藏营养。五神为脾藏意。

（2）脾的功能

脾脏有造血功能，也是最大、最重要的免疫器官，所以增强抵抗力要从脾经和脾脏入手。脾脏制造免疫球蛋白、补体、白细胞、淋巴细胞、巨噬细胞等免疫物质。脾脏能吞噬内邪（如肿瘤细胞等）、外邪（如细菌、病毒等）及废旧血细胞；过滤血液垃圾；净化血液（若功能异常，过度清除会导致红细胞和血小板减少）；储存血液（当人体需要大量血液时可以调用，其藏血作用跟肝脏相像）。

脾主运化水谷精微，负责把小肠吸收来的营养（包括水）像快递一样分配运送到全身，这叫"升清"。脾的功能正常，可以化掉体内的湿浊痰饮，消除水肿，分布水液，这叫"通调水道"。

脾主统血，指脾可以控制好血，令其在血管内运行，以免出血。

脾主中气，中气足则有力气，脏腑不会下垂，头脑清醒，不容易患脑痴呆。

脾主肌肉（图1），小肠吸收来的充足营养提供给脾，脾运送给肌肉，肌肉就发达、有力量。

情志上，过度思考、记忆、学习，或所思不如意，则伤脾，容易患抑郁症，甚至茶不思饭不想。

与脾相关的唾液腺，包括腮腺、下颌下腺、舌下腺、唇腺、颊腺、颚腺、磨牙后腺等，都分泌唾液并参与消化，此类水液归脾管辖。

2. 脾出问题引发的相关病症

胃下垂、子宫下垂、疝气、脱肛、食欲不振、消瘦、肌肉松弛、腹泻、便秘、头昏、血压异常、无力、体沉、水肿、肥胖、各种血液系统疾病、各种出血疾患、脑萎缩、记忆力减退、免疫力低下、脾肿大、脾萎缩、脾肿瘤等。

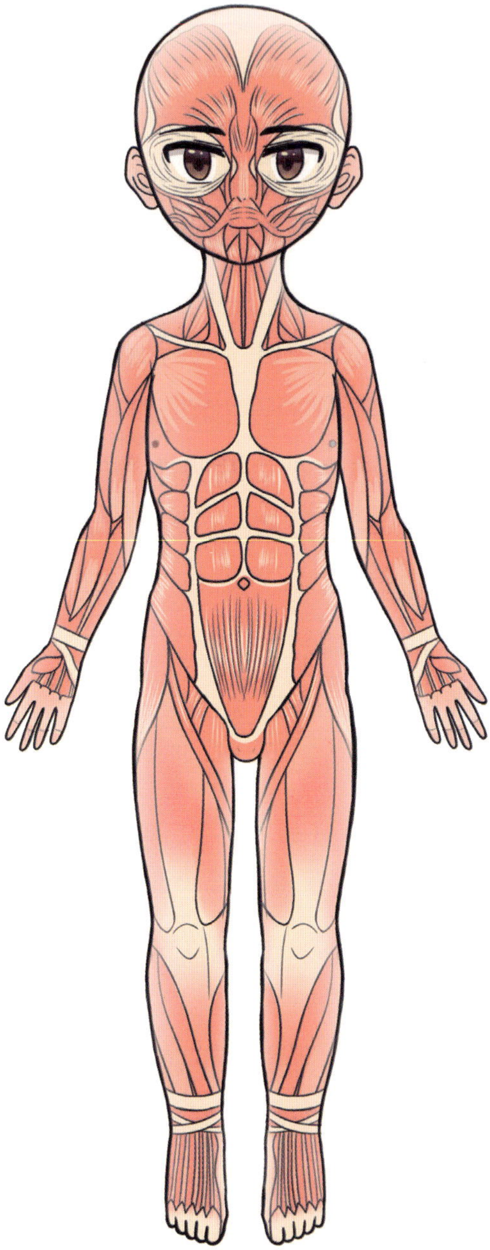

图1　全身肌肉图

✳ 肺

1. 肺的特点和功能

（1）肺的特点

季节对应秋季。方位对应西。五行对应金。颜色对应白色或杏色。味道对应辛（辣），适度摄入辛味食物养肺，辛过多则有损健康。五官对应鼻和咽喉。声音对应哭。对应液体为鼻涕。对应的气味是腥味。身体对应皮肤（包括毛孔、汗毛）。情志对应悲，过分悲伤、忧愁伤肺。粮食对应大米。牲畜对应马。水果对应桃子。久躺伤肺气。厌恶寒冷。肺藏气。五神为肺藏魄。

（2）肺的功能

肺里的支气管腺分泌黏液，黏附空气中的灰尘，经纤毛的摆动，把黏液及灰尘通过咳嗽排出，净化气体，保护肺。

肺朝百脉，几乎所有的经脉都经过肺，所以肺部有病不仅仅是肺经的问题，所有经过肺部的经络都可以导致其有病。

肺主气，司呼吸，没有呼吸人就活不了了，肺功能非常重要。肺和肾上下呼应，共同协调呼吸吐纳。

肺气推动血液携氧运行濡养全身，肺又能排出人体的废气。气是属阳物质，气太过会逼迫血液到血管外，导致出血。肺生水也管行水，肺居于人体上方（此为水的发源地，可以挥洒雨露），向外、向下输布水液，外达皮毛，这是肺的宣发作用。废水通过呼吸、出汗（经皮肤毛孔蒸发）而排出体外，这是肺的排泄作用之一，排水不畅可出现肺水肿、胸腔积液、痰饮肺炎、咳痰等。肺肃降水液，下行濡养肝、胆、脾、胃、胰腺、肠、肾、膀胱、生殖器，体内代谢过的水降到肾重新过滤吸收，废水通过膀胱排到体外，这是肺的肃降功能，功能异常会出现排尿困难、水肿等。

肺是娇嫩之脏，容易被外邪入侵，风、寒、暑、湿、燥、火对肺的影响很大，稍有不慎，就会出现鼻、咽喉、气管、肺的问题。

2. 肺出问题引发的相关病症

呼吸不畅、感冒、咳嗽、咳痰、气短、喘、咽喉肿痛、声音嘶哑、喉炎、声带结节、鼻炎、鼻息肉、鼻出血、气管痉挛、肺结节或肿瘤、气胸、积液、胸闷、肺心病、水肿、皮肤病、汗多或汗闭、大便异常、排尿异常等。

✺ 肾

1. 肾的特点和功能

（1）肾的特点

季节对应冬季。方位对应北。五行对应水。颜色对应黑色、灰色或蓝色。味道对应咸，适度摄入咸味食物益肾，咸过多则有损健康。五官对应耳（控制听力）。身体对应骨骼、骨髓、脊髓、头发、肛门、尿道。液体对应唾液（主要指下颌下腺分泌的液体）。情志对应恐（如惊吓、恐惧、胆小）。声音对应呻吟（调动肾气之声）。粮食对应豆类。牲畜对应猪。干果对应板栗。久站伤肾伤骨。厌恶燥热。对应的气味是腐烂臭味。肾藏精（包括先天、后天之精）。五神为肾藏志。

（2）肾的功能

肾脏的代谢功能：保留精华物质（如氨基酸、人体需要的钙等微量元素、葡萄糖等），排泄毒素、垃圾、废水（如尿素、肌酐等）。下水上调，以免上焦之火过旺。

肾脏调解血压平衡：肾脏分泌肾素、血管紧张素，帮助血管收缩；肾脏分泌前列腺素、肾素和缓激肽，帮助血管扩张。

肾脏分泌维生素 D3，调解钙磷代谢。

肾上腺皮质分泌的糖皮质激素，可促进代谢，抗炎，抗过敏；其分泌的盐皮质激素，可维持水和电解质平衡；其分泌的雄性激素，可维持男性第二性征；其分泌的皮质醇，参与脂肪、蛋白质、糖代谢，参与应激反应。

肾上腺髓质分泌肾上腺素、去甲肾上腺素、多巴胺，调解心率、心输出量和血压。

肾脏分泌促红细胞生成素，促进骨髓造血。中医学认为，按摩相关穴位可以增强肾脏功能。这就是为什么"推穴位"可以补血的中西理论依据。

肾藏精，管骨骼及生长发育，管大脑是否聪明，管男女生育能力。

肾主纳气，能使肺吸进来的气下降到肾。纳气功能不足，呼吸会快而浅，气喘吁吁，甚至呼多吸少等。

肾有升清降浊的作用，把肺、脾、肾、三焦输布于全身并濡养脏腑后余下的水液代谢到肾，肾又吸收其中有用的部分，无用的水液（毒素部分）被利到膀胱，然后排出体外。

一个人是否有志向跟肾的强弱有关。

2. 肾出问题引发的相关病症

脱发、失眠、耳鸣、耳聋、头晕、手脚心热、口干舌燥、疲劳、腰酸、水肿、肾区痛、排尿困难、血尿、二便失禁、脑萎缩、小儿脑瘫、小儿发育不良、小儿智力低下、脑血栓、脑出血、脊柱疾病、骨髓疾病、男性生殖系统疾病（如阳痿、早泄及睾丸、输精管、前列腺、阴囊、阴茎等部位疾病）、女性生殖系统疾病（如子宫、输卵管、卵巢等部位疾病）、急性或慢性肾炎、肾结石、肾萎缩、肾肿瘤、肾病综合征、肾衰竭等。

肾病累及消化道可出现恶心、呕吐、出血；肾病累及心血管可出现高血压、心绞痛、心律失常等；肾病累及造血系统可出现贫血等；肾病可引起水液代谢失调，导致电解质紊乱，出现体内酸碱中毒等。

✏ 认识人体的六腑

六腑包括胆、小肠、胃、大肠、膀胱、三焦，大多是指胸腹腔内一些中空有腔的器官，它们具有消化食物、吸收营养、排泄糟粕的功能。六腑共同的生理特点是"泻而不藏""实而不满"。六腑受盛和传化水谷的生理功能，必须不断地虚实更替，及时排空其内容物，才能保持其通畅及功能的协调。

✳ 胆

1. 胆的特点和功能

胆有扩张、收缩的功能。

胆囊浓缩、储存、排泄来自肝细胞分泌的胆汁，胆汁大部分被胆囊黏膜吸收回血液中，余下的胆汁留在胆囊里，摄入食物后胆汁就排出来参与消化。胆囊黏膜本身也会分泌少量黏液，保护胆道黏膜不被溶解掉。

胆主决断事情的能力。

2. 胆出问题引发的相关病症

胆囊炎、胆结石、胆息肉、胆囊癌、胆道堵塞、胆管痉挛、食欲不振、厌恶油腻食物、恶心、呕吐、黄疸、口苦、腹胀、腹泻、便秘等。

✳ 小肠

1. 小肠的特点和功能

小肠会蠕动，上接从胃下来的食物，进一步消化和吸收。小肠包括十二指肠、空肠、回肠。

胰腺分泌的消化液、胆汁均排到小肠，加上小肠本身的消化液、消化道激素和吸收细胞共同参与消化食物，小肠黏膜吸收营养，然后脾将营养输送到全身。

十二指肠腺分泌黏液、溶菌酶和碱性碳酸氢钠，防止十二指肠黏膜被胃酸侵蚀。

小肠分清泌浊，会把接受到的水液一部分输送给肺、脾、肾，还有一部分分配给三焦，即上焦、中焦、下焦。代谢后的水液除了通过出汗等方式蒸发外，余下的水液进入肾脏。肾吸收了有用的部分，没用的液体进到膀胱并排出体外。所以，小肠有"管理"水的作用。水走错了道，就会进入大肠而引起腹泻，停留在组织间隙便会出现水肿、尿少等。营养物质经小肠吸收后，没用的固体食物或残渣，也叫"糟粕"，会被送到大肠并排出体外。

2. 小肠出问题引发的相关病症

肠鸣、腹痛、鼓胀、气多、疳积（营养不良）、消瘦、呕吐、口苦、口腔溃疡、手脚凉、排尿困难、尿血、腹泻、便秘、肠应激综合征、肠套叠、肠扭转、小肠穿孔、小肠肿瘤、小肠溃疡、小肠憩室、克罗恩病、肠梗阻、肠粘连、肠炎、疝气等。

☀ 胃

1. 胃的特点和功能

胃可以进行舒张和收缩运动。胃接纳被咀嚼后的食物，进一步粉碎消化，然后进行传送，为小肠的进一步吸收营养提供来源。脾胃被誉为后天之本，没有水谷精微摄入，人将不能存活。脾胃功能强壮，后天才能活得好。

胃怕吃撑，若超过胃的承受范围，可直接伤胃，导致出现各种胃病。

胃有通降功能，不能存留食物。即使没有实物停留胃内，若出现功能性停滞，也会导致胃功能紊乱，进而出现各种病症。

胃喜湿润，不喜欢燥热，所以进食燥或热的食物会引起各种胃病。

促进消化的胃腺体有：

①食管腺：位于食道上，分泌消化液润滑食道，有助于食物在食道中吞咽和移动。

②贲门腺：分泌黏液，方便食物进入胃内；分泌溶菌酶，有杀菌作用。

③泌酸腺（胃底腺）：分泌胃酸、胃蛋白酶、内因子、黏液等，帮助消化。

④幽门腺：分泌黏液、溶菌酶和胃泌素（胃泌素属于胃分泌的一种内分泌激素，可促进分泌胃蛋白酶原，促进胰液分泌，促进胆汁分泌）等。

2. 胃出问题引发的相关病症

恶心、食欲不振、厌食、胃胀、胃痛、呕吐、口臭、反酸、嗳气、便血、消瘦、胃息肉、胃溃疡、胃痉挛、胃肿瘤、胃下垂、胃石症、胃扭转、胃憩室、幽门梗阻、胃炎、门静脉高压性胃病、胃底静脉曲张、急性胃扩张等。

✳ 大 肠

1. 大肠的特点和功能

大肠包括盲肠、阑尾、结肠（包括升结肠、横结肠、降结肠、乙状结肠）、直肠。大肠会蠕动，有传导作用，上接从小肠过来的糟粕，形成粪便并排出体外。大肠会再次吸收多余的水分等，如果过度吸收水分会出现便秘，吸收功能不佳会出现稀便或大便不成形。如果吃饭时没有充分咀嚼食物，粪便中会出现食物残渣。

大肠分泌黏液，可以保护肠黏膜，润滑肠道，使排便顺畅。

大肠内适合细菌繁殖（细菌来自食物、口腔、空气），细菌有发酵作用，其中毒性物质部分进入肝脏解毒，另一部分排出体外。大肠细菌可以合成部分维生素。

2. 大肠出问题引发的相关病症

便秘、便血、腹泻、腹痛、腹胀、食欲不振、恶心、呕吐、大肠息肉、大肠梗阻、大肠黑变病、结肠炎、阑尾炎、盲肠炎、直肠炎、肠瘘、痢疾、痔疮、肠套叠、大肠肿瘤等。

✳ 膀 胱

1. 膀胱的特点和功能

膀胱上接输尿管，通过扩张来储存尿液，通过收缩来排出尿液。尿液为人体吸收完营养之后经泌尿系统排出的代谢废物。

膀胱属阳，帮助肾来气化尿液，排泄尿液。

2. 膀胱出问题引发的相关病症

排尿困难、尿痛、尿血、尿潴留、尿频、尿黄、尿失禁、漏尿、尿道炎、膀胱炎、膀胱憩室、膀胱肿瘤等。

✳ 三焦

1. 三焦的特点和功能

三焦是上焦、中焦、下焦的统称。上焦包括膈肌以上的脏腑器官；中焦按照位置划分包括脾、胃、肝、胆、胰腺，若按功能分，肝、胆可归为下焦，所以肝、胆归为中焦、下焦都可以；下焦包括肚脐以下的脏腑器官。

三焦通行元气。元气，为父母给的、生来就有的"原动力"，存在于肾中。人体靠后天脾、胃、小肠等进行营养补给，增强先天的元气功能。三焦通过经络推动元气到达各脏腑器官等。

三焦有传化水谷精微和糟粕之功。

三焦疏通水道，运行水液。

2. 三焦出问题引发的相关病症

邪犯上焦，可见胸闷、心烦、心悸、咳喘等症；邪犯中焦，可见脘腹胀满、呕吐、泄泻等症；邪犯下焦，可见大便不通、小便失利等糟粕排泄障碍。

如果三焦气化功能失常，水道不利，便会引起津液代谢失常，出现痰饮内停或尿少水肿等病变。

✎ 什么是奇恒之腑

　　奇恒之腑，是指脑、髓、骨、脉、胆、女子胞（附：精室 *）六个脏器组织。它们在形态上多为中空器官，因而类腑；但其功能主贮藏精气，又颇似脏，而与六腑传化水谷有别。其中除胆为六腑之外，余者皆无表里配合，也无五行配属，但与奇经八脉有一定关系。

✳ 脑

1. 脑的特点和功能

　　脑，又称"髓海"，位于头颅，包括大脑、间脑、小脑、脑干（中脑、脑桥、延髓）。脑外面包裹着硬脑膜、蛛网膜、软脑膜。脑之间的腔隙称"脑室"，脑室内为脑脊液。脑分布有很多神经核或神经中枢，大量神经纤维束连接脑组织，通过神经细胞和胶质细胞起着传导作用。我们再来了解一下脑垂体、大脑松果体、下丘脑。

（1）脑垂体

　　分泌多种激素，有生长激素、促肾上腺皮质激素、促性腺素、催产素、催乳素、抗利尿激素、黑色素细胞刺激素等。黑色素细胞刺激素，可使皮肤变黑，提高注意力、记忆力、应变能力，提高夜视力，防止视网膜退化，防止发生视网膜色素变性。

（2）大脑松果体

　　分泌低血糖因子，调节血糖；分泌褪黑素，调节昼夜节律，控制睡眠，调节情绪；分泌抗性腺激素，抑制垂体促卵泡激素和黄体生成素的分泌，预防早熟。

---

* 精室：男女皆有"胞"，女子胞为女子奇恒之腑之一；男子之胞名为"精室"，为男子奇恒之腑之一。

（3）下丘脑

调节情绪、体温、摄食、水平衡、血糖和内分泌功能等。内分泌活动包括：促甲状腺激素释放激素、促性腺激素释放激素、生长抑素和生长素释放激素、促肾上腺皮质激素释放激素、催乳素释放因子和抑制因子、促黑素细胞激素释放因子和抑制因子。

大脑血液循环丰富，对缺血、缺氧非常敏感，缺氧 6 ~ 8 秒就会引起脑功能紊乱和脑组织损坏。

脑主宰一切生命活动、精神意志活动、思维和情绪活动、感觉及肢体运动，决定人的智商高低等。脑有学习、思考、视觉、听力、嗅觉、记忆、语言、理解、反应、交流、应变、解决问题等功能，经过脑部的经络出问题都会引起脑部功能障碍。

肾主骨生髓（脑），脑的功能是否正常跟人体脏腑功能密切相关，五脏功能紊乱可引起脑部疾病。

2. 脑出问题引发的相关病症

少白发、夜盲症、健忘、癫痫、精神分裂、脑萎缩、脑积水、脑出血、脑血栓、颅压高、颅内肿瘤、脑瘫、小脑发育不良、脑膜炎、脑血管瘤、脑动脉硬化、脑血管痉挛、帕金森综合征、延髓性麻痹、高血压脑病、肝性脑病、肺性脑病、肾性脑病等。

✳ 髓

本人根据临床经验，以及相关部位的形态和功能，认为骨髓、脊髓、神经可归属于"髓"的范畴。肾藏先天及后天之精，肾主骨生髓，说明肾脏、肾经、髓府对人体智商与寿命的重要性。此外，髓的功能也跟肝、心（心包）、脾、肺及六腑的功能密不可分。

骨　髓

1. 骨髓的特点和功能

骨髓存在于骨松质腔隙和长骨骨髓腔内，有红骨髓和黄骨髓之分。①红骨髓：胎儿和婴幼儿时期为红骨髓，分布于颅骨、胸骨、肋骨、髂骨、椎骨、锁骨、肩胛骨、长骨（肱骨、尺骨、桡骨、掌骨、指骨、股骨、胫骨、腓骨、跖骨、趾骨）的骨松质中。其有造血功能，产生红细胞，产生部分淋巴细胞、白细胞、血小板。②黄骨髓：5岁后开始，长骨的骨髓腔内逐渐出现黄骨髓，成年后黄骨髓存在于长骨的骨干内。当红骨髓造血功能出问题时，黄骨髓转化为红骨髓造血。

2. 骨髓出问题引发的相关病症

骨髓炎、骨髓瘤、骨髓转移癌、原发性骨髓纤维化、急性白血病、慢性粒细胞性白血病、巨幼红细胞性贫血、缺铁性贫血、再生障碍性贫血、血友病、溶血、真性红细胞增多症、原发性血小板增多症或减少症等。

脊　髓

1. 脊髓的特点和功能

脊髓是脑干向下延伸的部分，上接脑部枕骨大孔，下达第二尾椎骨背面。成人脊髓长 42 ~ 45cm。脊髓有 31 个节段（颈髓 8 节，胸髓 12 节，腰髓 5 节，骶髓 5 节，尾髓 1 节），在脑之间上行、下行传导信息，负责感觉、运动、控制大小便。脊髓还有反射功能。

2. 脊髓出问题引发的相关病症

脊髓炎、瘫痪、脊髓肿瘤、尿潴留、排便困难、肢体麻木、脊髓空洞症、延髓空洞症、抽搐、脊髓结核、脊髓灰质炎、脊髓血管病、运动障碍、脊髓血肿、剪刀步、脊髓压迫症、躯体感觉消失、肢体无力、脊髓外伤、脊髓休克、吞咽困难、发音不清、呼吸肌麻痹、呼吸心跳停止、发热、呕吐、头痛、背部中线疼痛、坐骨神经痛、运动神经元病（进行性）、四肢肌肉萎缩等。

神　经

1. 神经的特点和功能

神经（图 2）有传导作用。各种信息的接收和运动指令的传出，思考、学习、思维、反应等人体活动，都靠神经冲动的传入与传出。肾主骨生髓（包含大脑及神经），神经的功能好坏跟人体的脏腑、经络功能是否正常都相关。

神经分为中枢神经和周围神经。

（1）中枢神经

中枢神经包括脑和脊髓（它们是各种反射弧的中枢部分），传出和传入各种信息，包括学习、记忆、思维。

（2）周围神经

周围神经包括感觉神经、运动神经、混合神经。

①感觉神经包括嗅神经、视神经、位听神经、三叉神经、面神经、迷走神经、全部脊神经，神经冲动传入大脑中枢，感知气味、光、声，感觉位置、温度、疼痛、震动等。

②运动神经包括躯体运动神经（支配骨骼肌）、内脏运动神经（支

配内脏器官），均受大脑控制，神经冲动从脑和脊髓传出。

　　③混合神经包括三叉神经、面神经、舌咽神经、迷走神经、31 对脊神经，既有传入神经冲动的功能，又有传出神经冲动的功能。

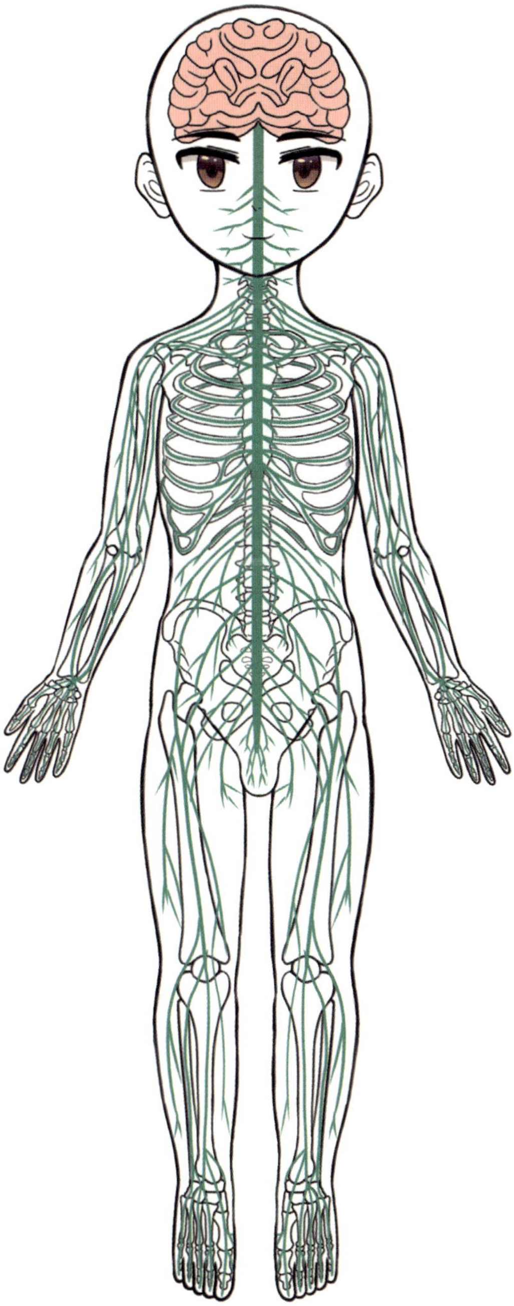

图2　全身神经图

2. 神经出问题引发的相关病症

所有脑和脊髓的相关疾病、脑炎、肢体偏瘫、失语、意识障碍、头痛、头晕、面瘫、偏盲、震颤、抽搐、身体麻木、平衡失调、大小便失禁、昏迷、肌肉痉挛或萎缩、舞蹈病、肠麻痹等。此外，风湿热、系统性红斑狼疮、甲亢、糖尿病、体液离子紊乱、肝性脑病、肿瘤、血栓、脑出血等都可导致神经损害。

✳ 骨

1. 骨的特点和功能

人体有 206 块骨头（图 3），包括长骨、短骨、扁骨、不规则骨。骨由骨膜、骨质、骨髓组成。骨膜有丰富的血管和神经，对骨的营养、再生和感觉有重要作用。骨有支撑和运动功能，还能储存矿物质、造血、保护脏器。

中医学认为，肾在体合骨，又称肾主骨，是指肾精生髓而充骨的功能。肾藏精，精生髓，髓居骨中。骨的生长有赖于骨髓提供营养。肾精充足，骨髓充盈，骨有所养，则骨壮有力。若肾精不足，骨髓生化无源，骨失所养，则会出现骨软无力、易于骨折等问题。

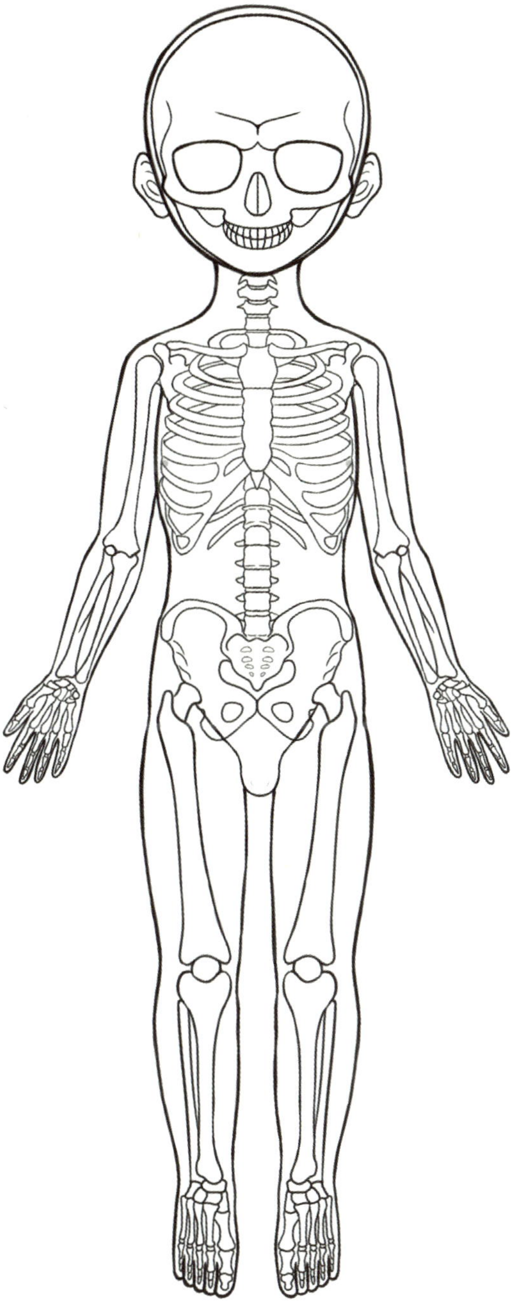

图3　全身骨骼图

2. 骨出问题引发的相关病症

小儿囟门迟闭、小儿骨骼发育迟缓、"五软"（小儿头颈软、口软、手软、脚软和肌肉软）、骨质疏松、骨折、骨质增生、骨痛、椎间盘脱出、椎管狭窄、骨关节炎、大骨节病、强直性脊柱炎、骨囊肿、转移性骨肿瘤等。

☀ 脉

本人根据临床经验，以及相关部位的形态和功能，认为经络系统（十二经脉、奇经八脉、十五络脉等）、淋巴管、血管可归属于"脉"的范畴。经络是以神经系统为主要基础，包括血管、淋巴系统等已知结构的人体功能调节系统。因此，淋巴管、血管有问题，可参照经络系统诊病思路，哪个部位有病就去找循行所过的相应经络来调理。

经络系统

1. 经络系统的特点和功能

经络，是经脉和络脉的总称，是运行全身气血、联系脏腑肢节官窍、沟通人体上下内外的通路。经脉是经络的径直部分，较粗大，是经络系统的主干。络脉是经脉的分支，较细小，错综联络，遍布全身。经络系统通过其有规律的循行和错综复杂的联络交会，把人体的五脏六腑、四肢百骸、五官九窍、皮肉筋脉等组织器官联结成一个统一的有机整体，从而保证人体生命活动的正常进行。

（1）十二经脉

十二经脉包括手三阴经、足三阴经、手三阳经和足三阳经，是气血运行的主要通道。

（2）奇经八脉

奇经八脉包括督脉、任脉、冲脉、带脉、阴跷脉、阳跷脉、阴维脉、阳维脉。

（3）十五络脉

十二经脉各从本经络穴别出一络，奇经八脉中的任脉、督脉别出一络，加上脾之大络，共 15 条，称"十五络脉"。

2. 经络学说指导临床诊断

由于经络具有一定的循行路线和属络脏腑，因此它可以反映所属脏腑的病症。在临床上，可以根据疾病症状出现的部位，结合经络循行的部位及所联系的脏腑，做出相应疾病的诊断。

由于脏腑之间有经脉沟通联系，所以经络还可以成为脏腑之间病变相互影响的途径，如足厥阴肝经挟胃、注肺中，故肝病可以犯胃、犯肺。互为表里的两经，因属络于相同的脏腑，因此互为表里的一脏一腑在病理上常相互影响，如心火可下移小肠等。

淋巴管

1. 淋巴管的特点和功能

淋巴管里流动着由脾、胸腺和部分骨髓产生的淋巴液。淋巴管从头到脚，遍布全身（图 4）。

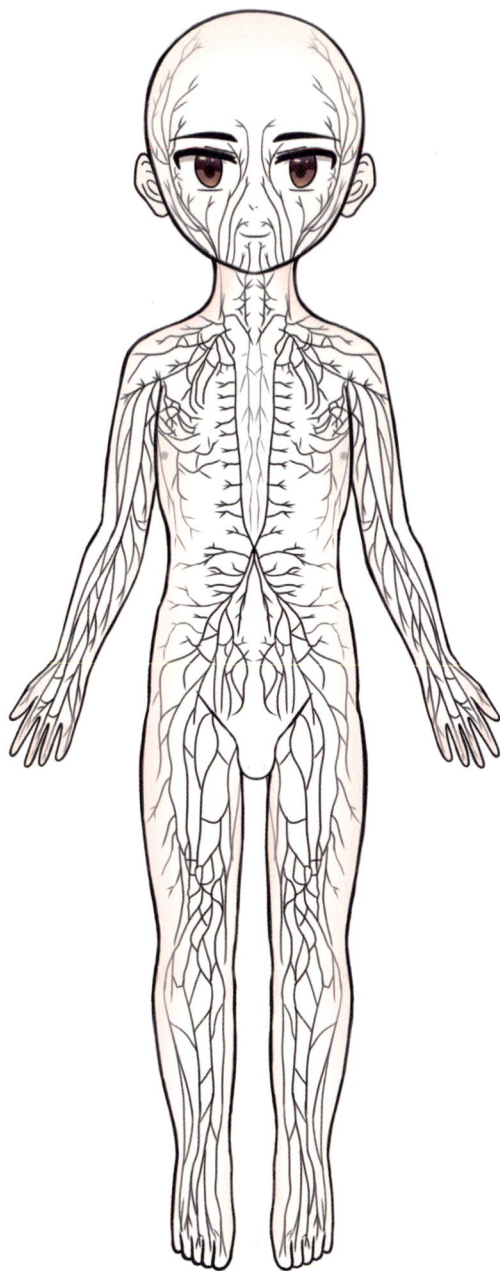

图4　全身淋巴管图

（1）淋巴结

淋巴管上有淋巴结，正常情况下摸不到。淋巴结具有滤过淋巴液和参与免疫反应的功能。病理情况下，细菌、病毒或癌细胞等可沿淋巴管侵入，引起局部淋巴结肿大。

（2）淋巴液

淋巴液的功能：①淋巴液可清除病毒、细菌，有防御功能。②回收蛋白质：组织液中的蛋白质需要先被淋巴液回收，最后回到血液循环。③运输脂肪：食物在经过胃肠消化以后，有些脂肪和营养成分通常会经小肠黏膜所吸收，其中大多数会通过毛细淋巴管吸收，之后经淋巴循环输送至身体的血液里。④调节体液平衡：淋巴回流速度是比较慢的，但一天的回流液和全身血浆总量是差不多的，因此具有调节体液平衡的效果。

2. 淋巴管出问题引发的相关病症

免疫力低下、淋巴结肿大、淋巴瘤等。

血　管

1. 血管的特点和功能

血管遍布全身，是人体运送血液的管道，依运输方向可分为动脉、静脉、毛细血管。血管的作用是在心脏泵的作用下，将营养物质及氧气疏散到全身，并将废物通过心脏泵的作用回收，以及在肺内、肝脏内完成交换（图5）。

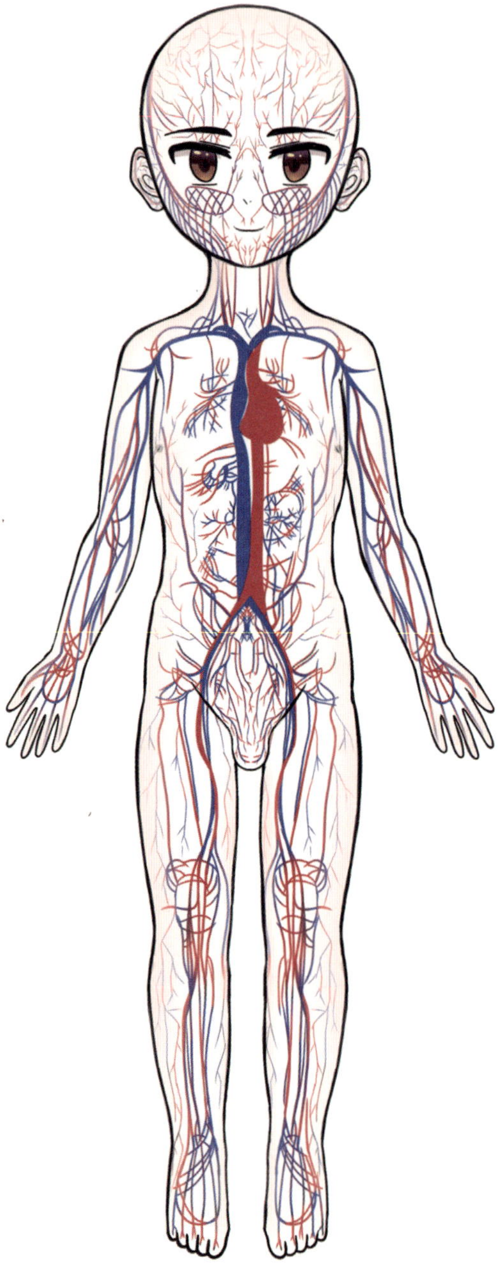

图5　全身血管图

（1）动脉

动脉是送血离心的血管，将氧气及营养物质输送到全身各处。

（2）静脉

静脉是导血回心的血管，将所有已经完成交换的血液运送回心脏。

（3）毛细血管

毛细血管是动脉末端和静脉起始处之间连结的血管，位于组织间隙内，可让组织细胞与血液进行物质交换。

2. 血管出问题引发的相关病症

血管畸形、血栓、血管瘤、动脉炎、动脉硬化症、主动脉夹层动脉瘤、胡桃夹综合征、静脉曲张、静脉炎等。

✳ 胆

胆既属六腑，又属奇恒之腑，故此部分内容同"认识人体的六腑"章节中的"胆"。

✳ 女子胞（附：精室）

1. 女子胞的特点和功能

女子胞，在女性又称胞宫，位于小腹正中，是女性发生月经和孕育胎儿的生殖器官，包含两部分结构：①女性外阴：阴阜、大阴唇、小阴唇、阴蒂、前庭（前庭大腺、前庭球、阴道口、处女膜、尿道口）、会阴。②内生殖器：子宫、输卵管、卵巢、阴道。输卵管通过蠕动可将精子运送到输卵管的壶腹部与卵子相遇。当精子与卵子相遇后，发生细胞核的破裂分解，重新组合成受精卵，再由输卵管运送到子宫腔内着床。卵巢分泌雌激素，其作用是维持女性特征、产生卵子等。

中医学认为，女子胞的主要生理功能是主持月经和孕育胎儿。

（1）主持月经

女子胞是女性的生殖器官，随着肾中精气的不断充盈，任脉通，太冲脉盛，月经来潮，故女子胞是女性发育成熟后发生月经的主要器官。

（2）孕育胎儿

胞宫是女性孕育胎儿的器官。女子在发育成熟后，月经应时来潮，同时具备受孕生殖的能力。此时，男女交媾，两精相合，就构成了胎孕。受孕之后，月经停止来潮，脏腑经络血气皆下注于冲任，到达胞宫以养胎，培育胎儿直至成熟而分娩。

2. 女子胞出问题引发的相关病症

月经提前或延后、月经过多或过少、痛经、闭经、外阴血肿、外阴疖肿、外阴肿瘤、外阴瘙痒、非特异性阴道炎、细菌性阴道炎、霉菌性阴道炎、滴虫性阴道炎、尖锐湿疣、衣原体或支原体感染、宫颈炎、宫颈息肉、宫颈肥大、宫颈糜烂、宫颈囊肿、宫腔粘连、宫腔积液、宫颈癌、子宫脱垂、子宫内膜炎、子宫内膜息肉、子宫内膜过厚或过薄、子宫内膜异位症、子宫肌瘤、子宫囊肿、子宫内膜癌、输卵管堵塞、输卵管炎、输卵管扭转、输卵管粘连、输卵管积液、输卵管囊肿、输卵管肿瘤、卵巢蒂扭转、卵巢囊肿、卵巢早衰、卵巢粘连、多囊卵巢综合征、黄体破裂、卵巢癌、不排卵、卵泡不成熟、雌激素过多或过少、不孕不育等。

附：精室

1. 精室的特点和功能

男子之胞名为"精室"，具有贮藏精液、生育繁衍的功能。精室是男性生殖器官，亦由肾所主，并与冲任相关。精室主要是指精囊腺（即精囊），并包括睾丸、附睾、前列腺、输精管、精索、阴囊、阴茎、尿道、尿道球腺等器官，其功能主要与肾精的盛衰有关。

精囊腺储存精子，分泌黏液，为精子提供营养；睾丸产生精子；附睾暂时储存精液，促进精子进一步成熟；前列腺分泌前列腺液，是精液组成成分之一，可以促成精子穿越屏障跟卵子结合；输精管输送精子到精囊腺；精索为睾丸、附睾、输精管提供血液供应、淋巴回流和神经支配；阴囊保护睾丸，调节温度；阴茎有性交、射精、排尿的功能；男子的尿道是排尿和排精子的通道；尿道球腺分泌黏液及多种酶，可增强精子的活力。

2. 精室出问题引发的相关病症

阳痿、早泄、包皮过长、阴茎异常勃起、阴茎破裂、阴茎癌、生殖器疱疹、尖锐湿疣、淋病、梅毒、龟头炎、尿道炎、尿血、尿痛、血精、射精痛、阴囊湿疹、阴囊溃烂、阴囊疼痛、精索炎、精索静脉曲张、前列腺炎、前列腺增生、前列腺癌、附睾炎、睾丸炎、隐睾、睾丸扭转、睾丸肿瘤、精子成活率低、精子畸形率高、无精症、精囊缺如、精囊囊肿、精囊炎等。

延伸阅读

腺体归奇恒之腑

本人根据临床经验，以及相关部位的形态和功能，认为腺体归于奇恒之腑。具体包括：胰腺[*]、甲状腺、甲状旁腺、扁桃体、腺样体、胸腺、尿道球腺、肾上腺、汗腺、泪腺、嗅腺、唾液腺、支气管腺、食道腺、胃腺、胃底腺、贲门腺、十二指肠腺、乳腺、乳晕腺、前列腺、精囊腺、前庭大腺、包皮腺等。

以上这些腺体出了问题，可查看是哪条经络经过相关部位，则调理相应的经络。

1. 腺体的特点和功能

（1）胰腺

胰腺分为外分泌腺和内分泌腺两部分。①外分泌腺：外分泌腺分泌胰液（含有胰蛋白酶、脂肪酶、淀粉酶等

---

[*] 胰腺：有人认为胰腺归为脾脏，本人认为归于奇恒之腑。因为脏是藏而不泄，腑是泄而不藏，胰腺有藏有泄。从西医学的角度看，胰腺与脾是两个不同的器官，且功能不同，不应归于脾。

多种酶），中和胃酸，能够消化分解大分子蛋白质、脂肪和多糖，变成小分子物质，以便人体吸收；通过收缩运动排泄消化液。②内分泌腺：分泌胃泌素、胰岛素、胰高血糖素，调节血糖，促进肝糖原和肌糖原合成。

（2）甲状腺

甲状腺分泌甲状腺激素，调节体内钙的平衡。

（3）甲状旁腺

甲状旁腺分泌甲状旁腺激素，调节体内钙和磷的代谢平衡。钙代谢失调易患肾结石和骨折。

（4）扁桃体

扁桃体是免疫器官，分泌淋巴细胞，"歼灭"来敌——病毒、细菌、寒邪、热邪等。

（5）腺样体

腺样体属于淋巴组织，分泌淋巴细胞，有抵御外邪的作用。

（6）胸腺

胸腺是重要的淋巴器官，产生淋巴细胞，提高人体的抵抗力。

（7）汗腺

汗腺是分泌汗液的腺体，分为大汗腺和小汗腺两种。大汗腺主要分布在腋窝、脐窝、肛门四周及生殖器等处。

小汗腺几乎遍布全身皮下。汗腺可调节体温，滋润皮肤。汗出过多会导致电解质紊乱，甚至发生脱水。

（8）唾液腺

唾液腺分泌唾液，湿润口腔，利于吞咽食物，分解食物淀粉，有杀菌消炎等作用。

（9）乳腺

在雌激素（由卵巢产生）的作用下，乳腺发育成乳房。垂体分泌的催乳素负责分泌乳汁，哺育后代。

（10）乳晕腺

乳晕腺分泌油脂，滋润乳头及乳晕皮肤，起到保护作用。

2. 腺体出问题引发的相关病症

（1）胰腺出问题，可出现急性或慢性胰腺炎、糖尿病、低血糖、腹泻、腹痛、消瘦、囊肿、肿瘤等。

（2）甲状腺出问题，可出现甲状腺炎症、结节、钙化、肿瘤、囊肿等。

（3）甲状旁腺出问题，可出现肾结石、骨折、甲状旁腺肿瘤、甲状旁腺功能亢进或减退等。

（4）扁桃体出问题，可出现扁桃体化脓、疼痛、肿大等，严重者可影响呼吸。

（5）腺样体出问题，可出现腺样体肿大、呼吸困难、打呼噜，易引起耳朵积液、脑缺氧等。

（6）胸腺出问题，可出现胸腺出血、胸腺发育不全、胸腺囊肿、胸腺瘤、转移瘤、神经内分泌细胞瘤、恶性淋巴瘤、精原细胞瘤、畸胎瘤、卵黄囊瘤等。

（7）汗腺出问题，可出现腋臭（狐臭）、多汗症、干燥症、皮肤角化症、黄汗、汗闭等。

（8）唾液腺出问题，可出现口腔干燥症、口腔溃疡、牙龈炎等。

（9）乳腺出问题，可出现乳腺疼痛、急性乳腺炎、慢性乳腺炎、乳房皮疹、乳腺导管扩张、乳腺增生、乳腺结节、乳腺囊肿、乳腺肿瘤等。

（10）乳晕腺出问题，可出现乳晕溃烂、皮疹等。

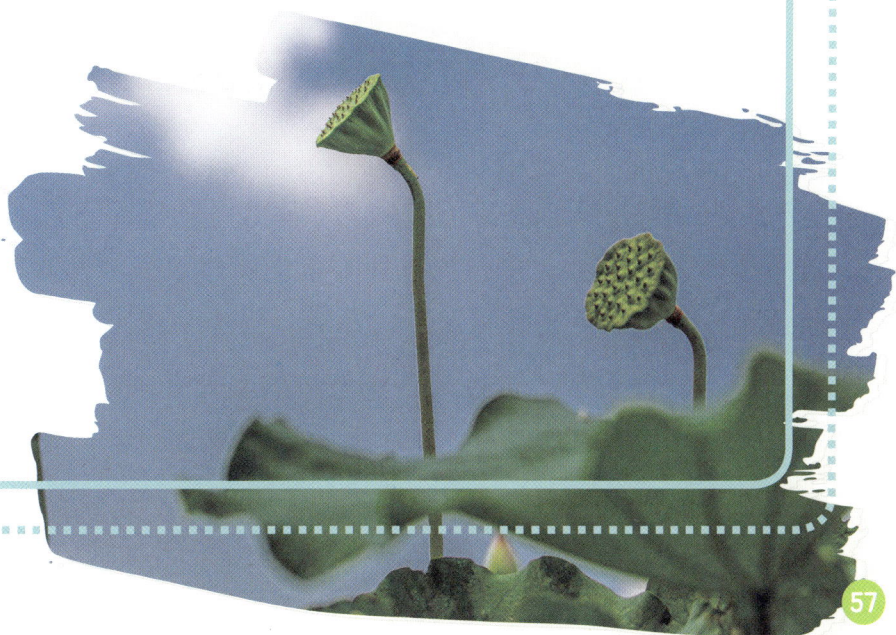

✎ 五脏与六腑之间有什么关联

由于人体是一个有机整体，五脏中每一脏与每一腑都有关系，但就其主要关系而言，脏与腑的关系特指五脏与五腑，即心合小肠、肺合大肠、肝合胆、脾合胃、肾合膀胱，即"脏腑相合"。

脏属阴，腑属阳；阴主里，阳主表。一脏一腑，通过经脉相互络属，形成了脏腑之间特有的阴阳表里关系。例如，肝为里，胆为表；心为里，小肠为表；脾为里，胃为表；肺为里，大肠为表；肾为里，膀胱为表。另外，心包为里，三焦为表。生理上，表里相合的脏腑相互为用、相互协同，共同完成其功能活动。病理上，相合脏腑的病变又可相互影响。因此在治疗上，可以脏病腑调，腑病脏调。

某一个脏或腑功能紊乱，病情严重者会波及全部的脏或腑，导致血空气竭，生命终结，比如癌症扩散。所以，一旦发现某个脏或腑功能异常时，要及时调理，将疾病扼杀在萌芽中，以免病情加重而难以治愈。

✎ 学会用五行来分析五脏

五行学说是在气学说的基础上建立起来的中国古代的五行生克模式，以木、火、土、金、水五种要素的特性及其"相生"和"相克"规律来认识世界、解释世界。运用五行学说，将人体的五脏分别归属于五行，并以五行的特性来分析五脏的生理功能。如木有生长升发、舒畅条达的特性，肝属木，故肝喜条达而恶抑郁；火有温热、光明的特性，心属火，故心有主血脉、主神明的功能；土有生化万物的特性，脾属土，故脾有运化水谷，化生精微以营养脏腑形体的功能；金有清肃、收敛的特性，肺属金，故肺有肃降的功能；水有闭藏、滋润、下行的特性，肾属水，故肾有藏精、主水的功能。

根据五行相生的理论，可分析五脏之间相互资生和促进的生理关系。生者为母，被生者为子。如木生火，即肝生心，肝藏血，可助心行血。火生土，即心生脾，心阳能温煦脾气，加强脾的运化功能。土生金，即脾生肺，脾主运化，化生精微以充养肺气。金生水，即肺生肾，肺气布津，滋养肾阴。水生木，即肾生肝，肾精化血养肝。

根据五行相克的理论，可分析五脏之间相互制约和抑制的生理关系。如木克土，即肝克脾，肝气疏泄，以防脾气的壅滞，有利于脾的正常运化。土克水，即脾克肾，脾能运化水湿，以防肾水泛溢。水克火，即肾克心，肾藏精，肾水上济于心，以防心火之亢烈。火克金，即心克肺，心阳温肺，以防肺气清肃太过。金克木，即肺克肝，肺气肃降，以制约肝阳上亢。

每一脏在功能上因有他脏的资助而不至于虚损，又因有他脏的制约而不至于过亢。这种制化关系把五脏联系成一个有机的整体，从而保证了人体内环境的平衡。如果某一方太过或不足，都会导致人体失衡而发生疾病。因"脏腑相合"，若五行相生或相克异常，则相关联的脏腑也会出现问题。

✳ 五行相生太过或不足

1. 木生火

木多火旺，肝胆气血充足，滋养心和小肠的气血就足，心和小肠的功能就好。

（1）木过多，火就过旺，比如生气、抑郁，肝木太强可引起心脏病。

（2）木过少，比如肝胆气血太少，心和小肠的气血就会少，可引起心脏和小肠的相关疾病。

（3）火过多，木被"焚"，比如焦急、紧张等心火过旺，除了心本身有病外，心火消耗肝血，可引起肝胆病。心和小肠相表里，也会出现肠胀气或尿频等症状。

（4）火过少，比如过度劳累消耗心血，心为肝之子，子病及母，心病可引起肝胆病。

2. 火生土

火多土厚，则脾胃功能强壮，气血足，经络畅通。

（1）火过多则土燥，可导致脾胃有热。

（2）火过少则土太薄，脾胃功能就弱。

（3）土过多则火灭，比如脾胃功能亢进，进食太多，会消耗更多心血。

（4）土过少，脾胃功能减弱，子病及母，心血缺乏生化之源，心和小肠可出现问题。

3. 土生金

土多可以"埋藏"更多的金，脾胃功能好，肺和大肠的功能就好。

（1）土过多就会"埋"掉金，比如脾胃功能太强，吃得太多，就会夺肺气而引起咳喘等。摄入过多热性食物，肺可能会长结节、肿瘤等。

（2）土过少，脾胃功能弱，可见人瘦弱、肌肉松弛等。土不生金，肺气不足，表现为一运动就上气不接下气、咳嗽等。肺主皮毛，肺气不足可出现皮肤干枯等。

（3）金过多，土就少（土地都被金占领了）。比如环境燥热，肺金太过，除了肺有问题外，还会引起脾胃不适，如食欲不振、呕吐等。

（4）金过少，会过度吸收脾胃的精华，导致脾胃功能减弱。

4. 金生水

金多水足，人就会聪明，骨骼健壮，大肠排泄功能也好。

（1）金过多，水浑浊，除了肺、大肠可出现问题外，肾、膀胱也会出问题。

（2）金过少则水缺乏，水少不能滋养全身，会出现肾阴虚征象。

（3）水过多，金"沉"下去，就像发了洪水会把金淹没一样。比如，一患者肾水过旺（得了肾癌），很快出现了肺部转移、大肠转移等。

（4）水过少，不断吸收金的精华，导致金更少，金不足则肺和大肠可出现问题。金为土之子，子病及母，也会引起脾胃问题等连锁反应。

5. 水生木

水多木茂盛，肾精足，肝血就足。

（1）水过多，木根不牢固，木会倾倒，漂在水上。

（2）水过少，缺乏滋养，木干枯。

（3）木过多，过度吸收水，肾水过少，肝火太旺，脾气暴躁，易引起肝、胆等疾病。

（4）木过少则肝血少，虚火旺，会无力吸纳肾水，形成肝阴虚之象等。

☀ 五行相克太过或不足

1. 木克土

木"管控"土，让土维持正常的功能。

（1）木太多，过度"管控"土，土的功能会差，脾胃功能出问题。

（2）木太少，"管控"不住土，脾胃也会出问题。

（3）土太多，木根本无法制约土，土还会"折断"木，也就是脾胃功能太强会伤害到肝胆，导致肝胆出现病症，如肝硬化、胆结石等。

（4）土太少，不能提供养分，木会倒，肝胆也会出问题。

2. 土克水

土"管控"水，让肾和膀胱维持正常的功能。

（1）土太多，土过度克伐（吸走）水，会让肾和膀胱出现问题。

（2）土太少，脾胃精华太少，无法克制水，水会泛滥成灾，反过来冲走土，导致肾、膀胱和脾胃俱病。

（3）水太多，会淹没土，水湿泛滥，出现水肿。

（4）水太少，土会轻易把水吸干，可出现脑髓空虚等症。

3. 水克火

水制约火，火既不能多也不能少。

（1）水太多，"灭"火太过，心和小肠可出现寒证。

（2）水太少，不能"灭"心火，火大伤害身体，心和小肠可出现热证。

（3）火太多，会"烧干"水，全身可出现热证。

（4）火太少，火被水"灭"，心推动血液无力，小肠泌别清浊的功能也会下降。

4. 火克金

火负责"管控"金，使金气不能过度上升或下降。

（1）火太多，过度克制金，肺和大肠的功能会变弱，可出现呼吸系统疾病和大肠相关病症。

（2）火太少，无法"管控"金，可出现肺部相关病症、大肠排泄功能紊乱等。

（3）金太多，火会被"熄灭"，肺和大肠的功能异常会引起心和小肠的相关病症。

（4）金太少，火来烁金，热灼伤肺和大肠，易患出血证等。

5. 金克木

金"管控"木，使木的功能保持平衡。

（1）金太多，伐木太过，木枯少，可出现肝胆病。

（2）金太少，克制不住木，比如肺和大肠病久了会导致肝胆病。

（3）木太多，会"欺负"金。"肝火刑肺"说的就是木反过来侮金，可出现肺和大肠的相关疾病。

（4）木太少，金"砍光"木，木枯而萎，可出现肝、胆、肺、大肠俱病。

了解重要的经脉

如何保养经络

平时生活中如何保养经络？保持健康的生活方式，注重饮食调养和情志调摄，同时学会推拿保健方法（如按摩或叩拍特效穴位、推胸腹、推背、敲打经络等），经络平衡就不容易被打破，身体自然可以保持健康。

在饮食方面，体质热者不宜吃热性食物，体质寒者不宜吃寒性食物。具体如何吃才能既营养又健康，如何快速识别食物寒热属性等，在本人已出版的著作《育儿必知》《孕妈必知》及《一推就好》系列中都有详细讲解。

✳ 了解十二经脉

经络系统由经脉、络脉及其连属组织组成，包括了十二经脉、奇经八脉、十五络脉、十二经筋和十二皮部。这里重点介绍十二经脉 *（文字部分介绍十二经脉循行所过都有哪些脏腑组织器官，配图部分将十二经脉及其络脉、经筋、经别的循行一并呈现）。

十二经脉是沟通机体表里内外的主要联络通道，也是运行气血的主要通道，因而是经络系统的核心部分。十二经脉对称性地分布于人体的左右两侧，其走向交接、循行分布、表里关系和流注次序等，均有一定的规律。经脉所过之处，涉及皮肤、脂肪、肌肉、骨骼、筋膜、血管、神经、淋巴、腺体、器官等各种组织，某一部位出现问题，可根据经络循行找到相应的经脉进行调理。

1. 手太阴肺经

肺在五行属金，是阴金，现用白色表示肺经经络的循行（图 6、图 7）。

肺经经络循行所过的脏腑组织器官：

下行支：胃、十二指肠、胰腺、大肠等。

上行支：膈肌、肺、气管、心脏、锁骨、咽喉等。

上肢支：双侧腋前方、上臂、前臂内侧面、肩关节、肘关节、腕关节、拇指大鱼际、食指面等。

---

* 注：为了让读者快速找准病位，关于经络表述和配图部分，张宇医生用独特的方式表达及呈现。

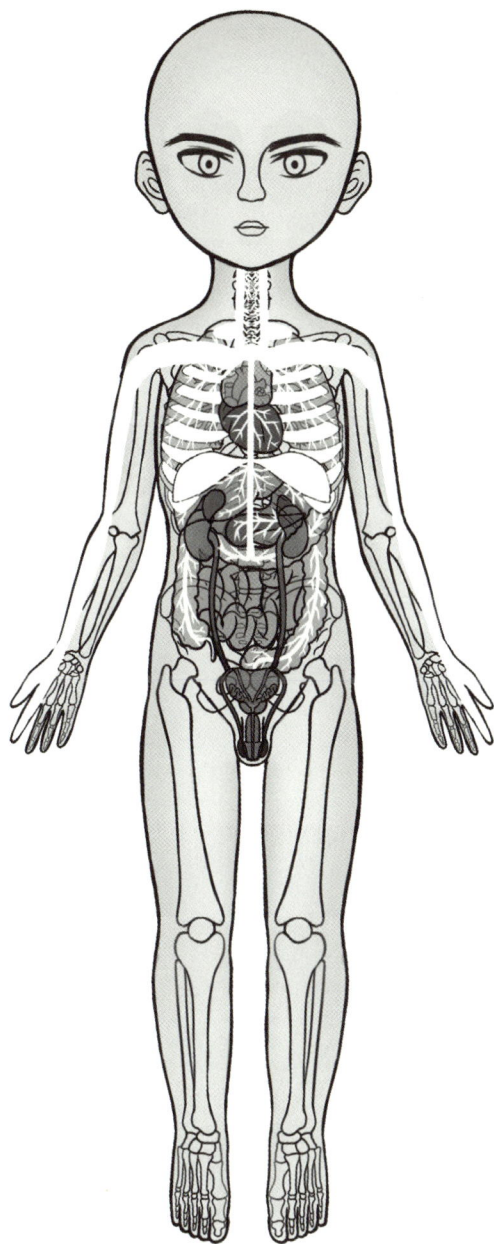

图6　肺经经络循行示意图（正面）　　图7　肺经经络循行示意图（侧面）

2. 手阳明大肠经

大肠在五行属金，是阳金，现用白色表示大肠经经络的循行（图8、图9、图10）。

大肠经经络循行所过的脏腑组织器官：

上肢支：食指背面、第一和第二掌骨背面、手腕桡骨头、上臂、前臂、肩部背面、腕关节、肘关节、肩关节等。

颈头支：颈部前面、下牙龈、下牙齿、下颌骨、耳朵、嘴唇、鼻两侧等。

胸腹下肢支：肩部、气管、肺、心脏、膈肌、胃、十二指肠、胰腺、大肠、股骨、膝盖、胫骨等。

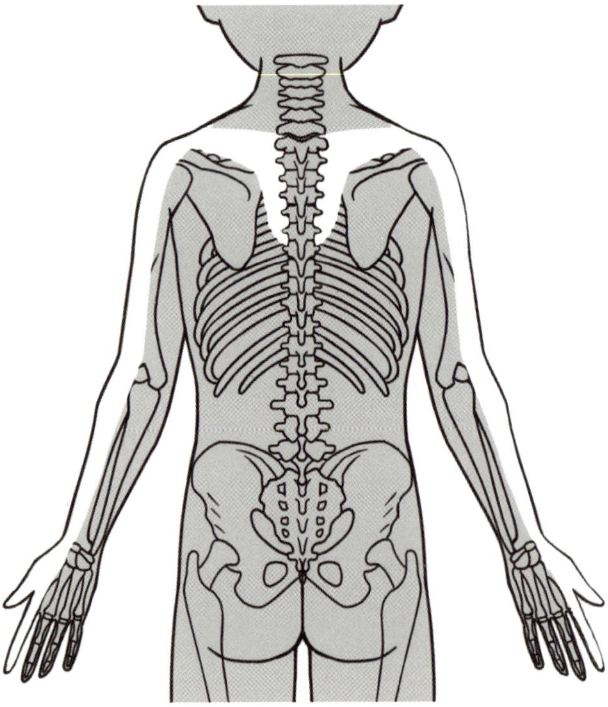

图8　大肠经经络循行示意图（背面）

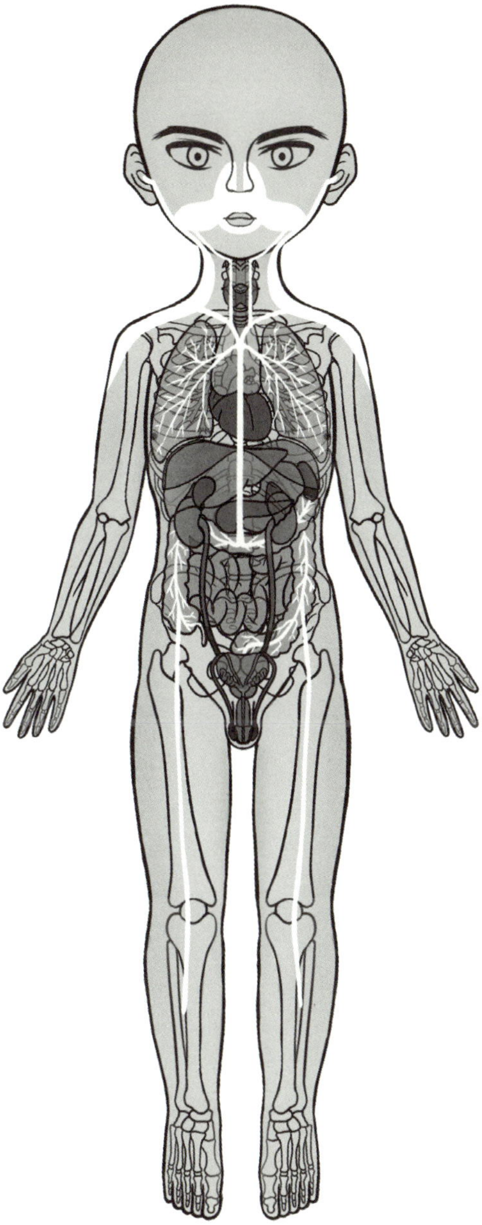

图9　大肠经经络循行示意图（正面）

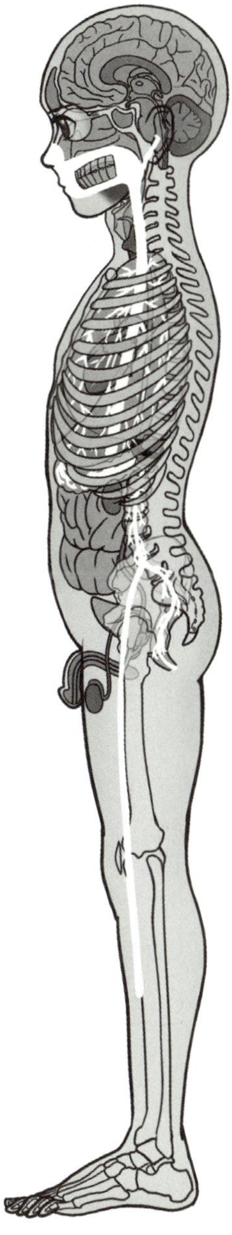

图10　大肠经经络循行示意图（侧面）

3. 足阳明胃经

胃在五行属土，是阳土，现用黄色表示胃经经络的循行（图 11、图 12、图 13 ）。

胃经经络循行所过的脏腑组织器官：

头面支：鼻两侧、下眼眶、下眼皮、内眼角、大脑前额部、大脑中部、大脑后部、鼻唇沟、上牙龈、牙齿、口周、下颏、下颌骨、耳前、太阳穴、发际线等。

颈胸背腰骨盆下肢支：咽喉、扁桃体、气管、食管、胸腺、锁骨后、胸椎、肩胛骨旁、后肋骨、腰部、骨盆、髋关节、股骨、膝关节、腓骨等。

胸腔腹腔支：肺、心、膈肌、脾、胃、胰腺、部分大肠和小肠腹膜、腹股沟等。

胸壁腹壁支：锁骨两侧，乳房，胸部和腹部的皮肤、肌肉、神经、血管、淋巴，腹股沟等。

双下肢支：双侧大腿、小腿、踝关节、脚背踇趾、第二和第三脚趾等。

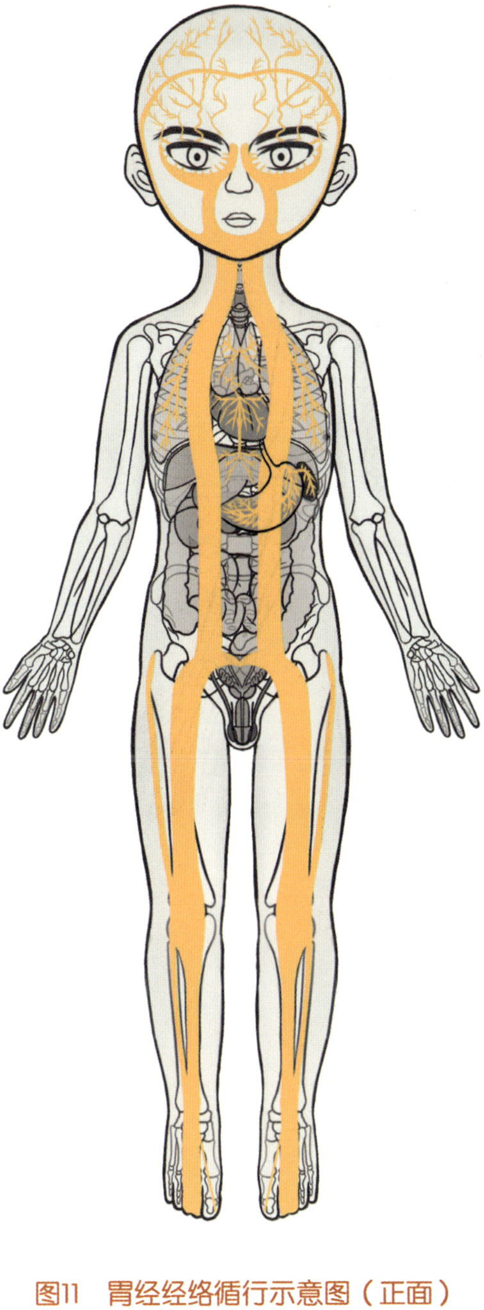

图11　胃经经络循行示意图（正面）

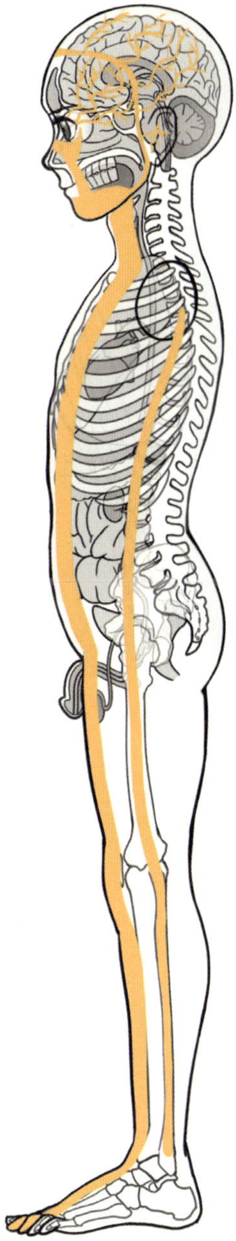

图12　胃经经络循行示意图（侧面）

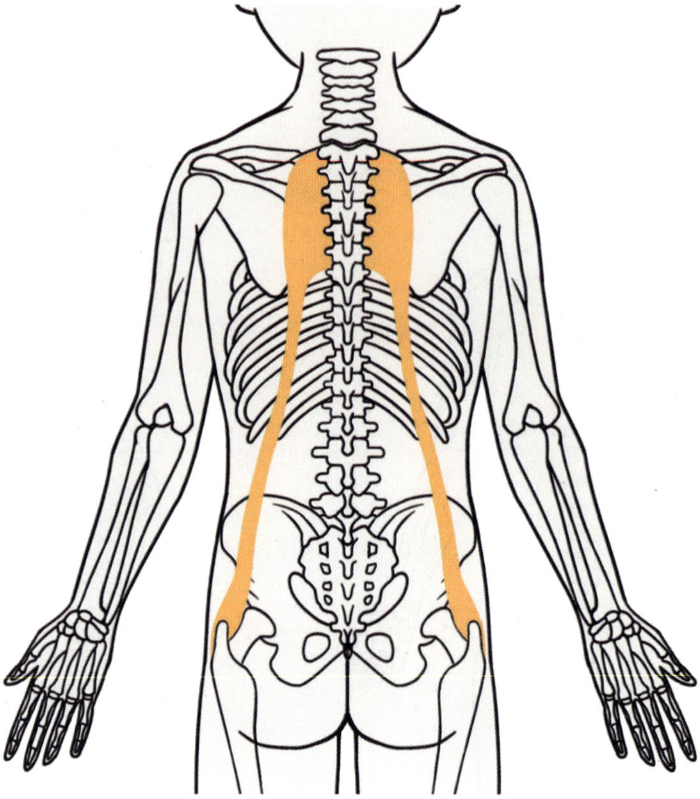

图13　胃经经络循行示意图（背面）

4. 足太阴脾经

脾在五行属土，是阴土，现用黄色表示脾经经络的循行（图 14、图 15 ）。

脾经经络循行所过的脏腑组织器官：

下肢腹腔胸腔颈支：双侧踇趾、脚背、踝关节、腿部、大肠、小肠、胰腺、胃、脾、膈肌、心、气管、肺、食管、胸腺、咽、舌等。

腹壁胸壁支：腹部、胸部、两侧腋下方等。

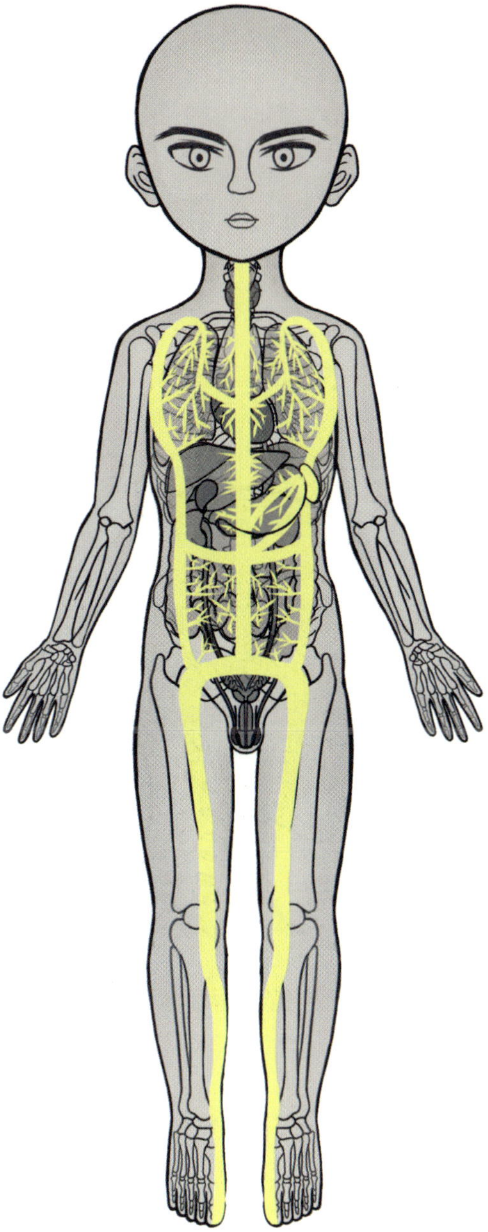

图14　脾经经络循行示意图（正面）

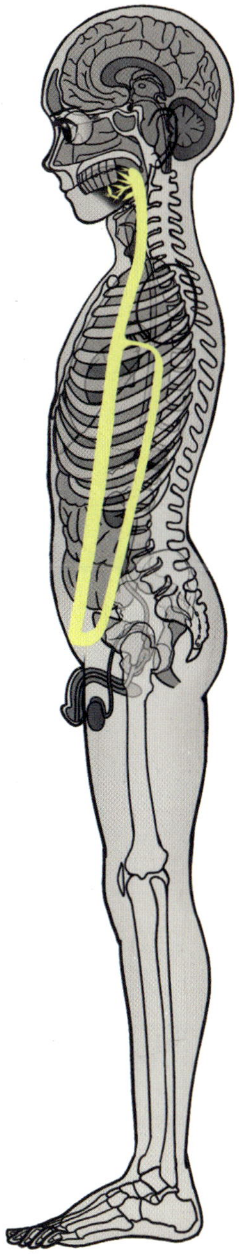

图15　脾经经络循行示意图（侧面）

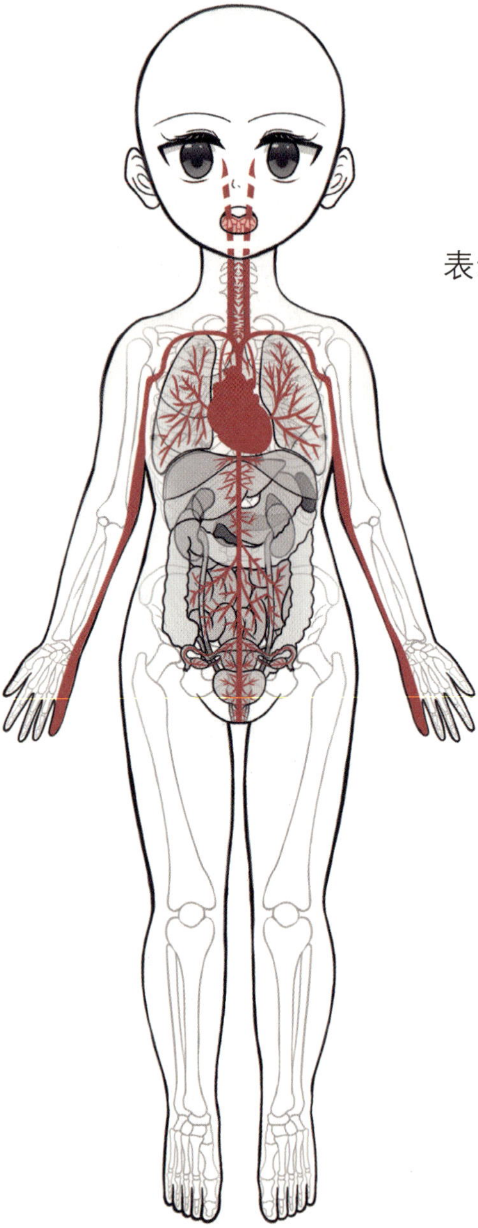

5. 手少阴心经

心在五行属火，是阴火，现用红色表示心经经络的循行（图 16、图 17）。

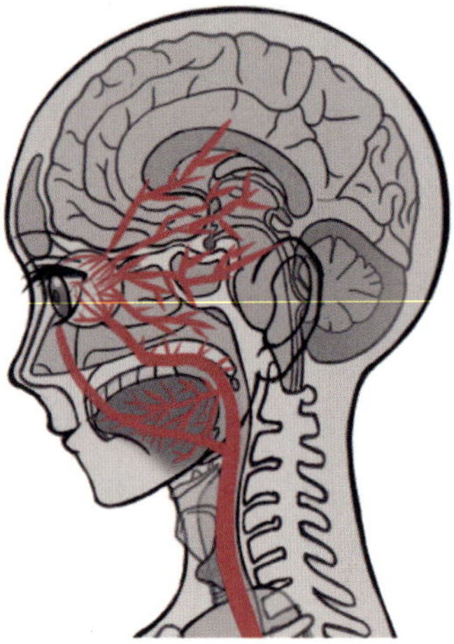

图17　心经经络循行示意图（头颈部）

图16　心经经络循行示意图（正面）

心经经络循行所过的脏腑组织器官：

胸颈头面支：心脏、食管、胸腺、咽喉、甲状腺、舌、上颚、眼眶、眼球后、大脑等。

腹腔支：膈肌、胃、胰腺、小肠等。

上肢支：锁骨、肋骨、内侧腋下、上臂、前臂、手掌、小指等。

6. 手太阳小肠经

小肠在五行属火，是阳火，现用红色表示小肠经经络的循行（图18、图19）。

小肠经经络循行所过的脏腑组织器官：

上肢肩背颈头面支：小指、腕关节、前臂、肘关节、上臂、肩后、肩胛骨、后颈部两侧、耳后、耳中、耳郭、耳前、脸颊、上颌窦、鼻两侧、内眼角、外眼角等。

胸腹下肢支：颈部两侧、锁骨、食管、胸腺、心脏、膈肌、胃、胰腺、小肠、双腿前侧等。

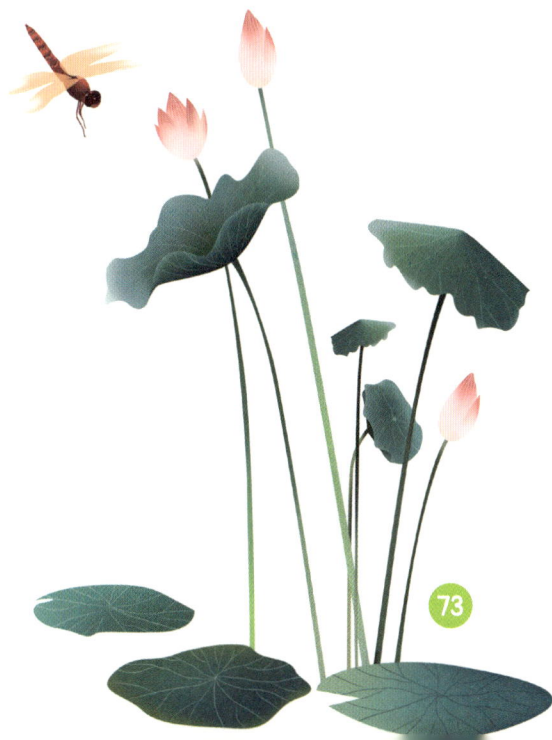

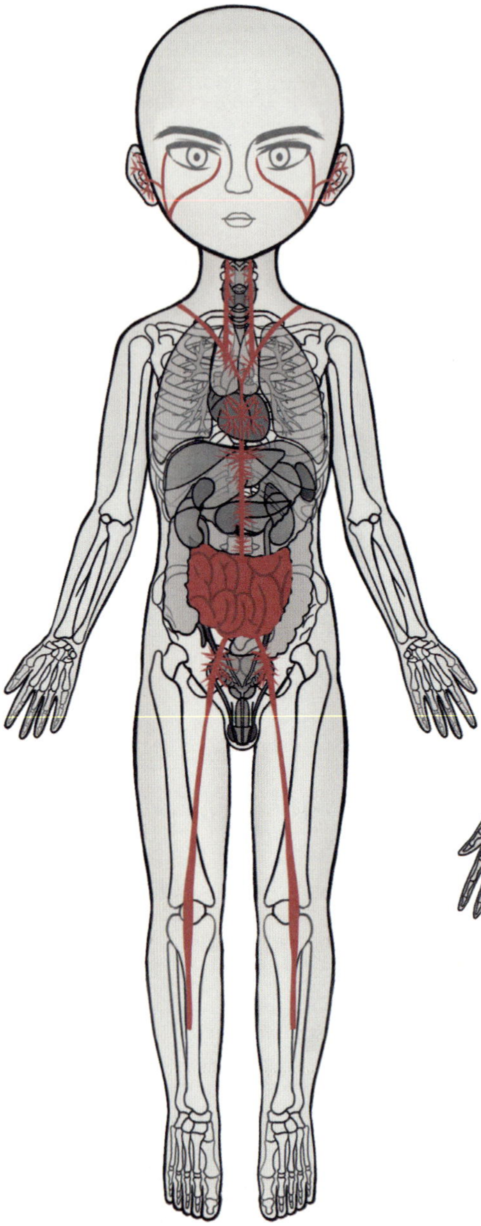

图18　小肠经经络循行示意图（正面）

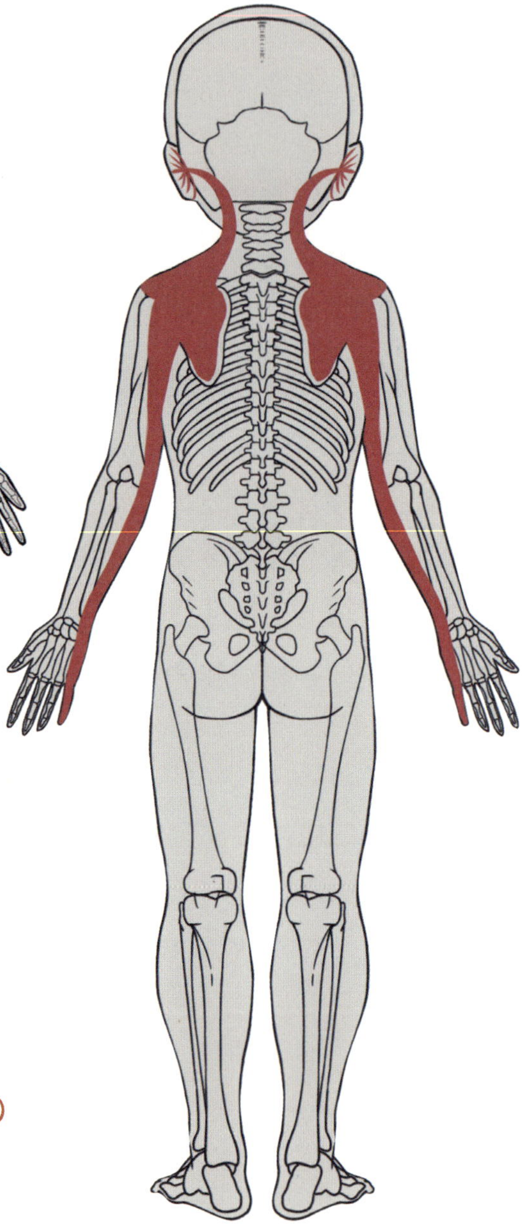

图19　小肠经经络循行示意图（背面）

7. 足太阳膀胱经

膀胱在五行属水，是阳水，现用黑色表示膀胱经经络的循行（图20、图21、图22）。

膀胱经经络循行所过的脏腑组织器官：

头面颈肩背胸椎腰椎骶椎臀部下肢支：内眼角，鼻部，筛窦，额窦，前额，耳，大脑，丘脑，脑干，小脑，后颈椎，咽喉，舌，肩胛骨，背部肋骨，胸椎、腰椎、骶骨及两侧，臀部，双腿后外侧，脚踝后外侧，脚后跟部，脚外侧，小脚趾。

腹腔生殖器支：肾、肾上腺、输尿管、膀胱、男性生殖器、女性生殖器。

下肢腹腔脊柱内侧胸腔支：双腿腘窝、肛周、膀胱、输尿管、肾、脊柱内侧、膈肌、心脏、肺、颈椎、胸椎等。

8. 足少阴肾经

肾在五行属水，是阴水，现用黑色表示肾经经络的循行（图23、图24、图25）。

肾经经络循行所过的脏腑组织器官：

下肢腹腔胸腔颈头面主干支：小脚趾、脚掌、第一脚趾、脚内侧、足跟内侧、踝关节后侧、双腿后内侧、男性生殖器、女性生殖器、双肾、双输尿管、膀胱、肾上腺、肝、膈肌、心脏、肺、气管、胸腺、前胸肋骨、颈部、喉、咽、舌、咽鼓管、耳郭、耳内、耳下等。

腹壁胸壁皮肤支：耻骨、胸腹中线两侧皮肤、两乳房内侧皮肤、锁骨下、颈部等。

腹腔脊柱脑支：生殖器、脊柱内侧、脑、舌等。

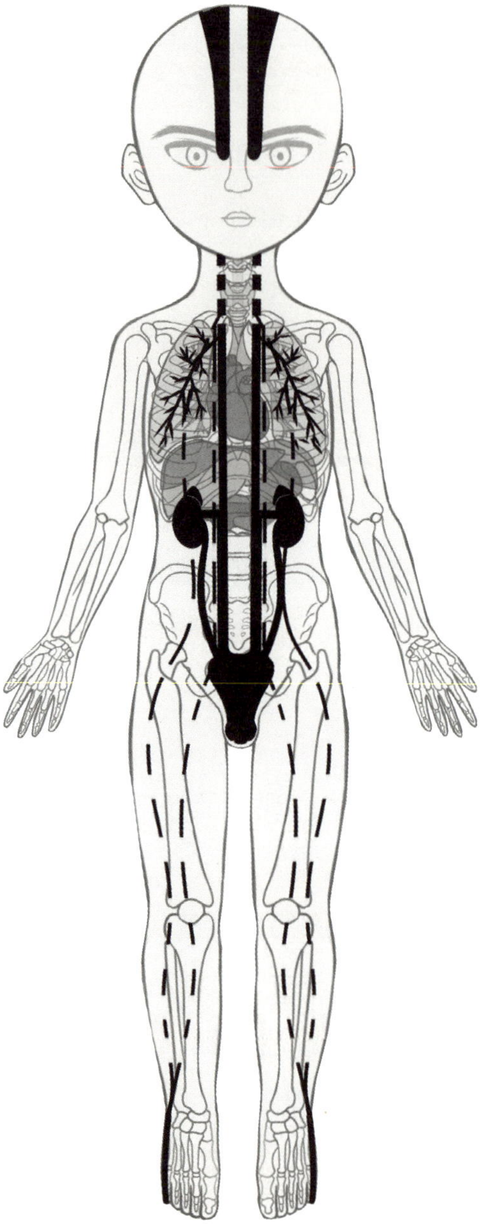

图20　膀胱经经络循行示意图（正面）

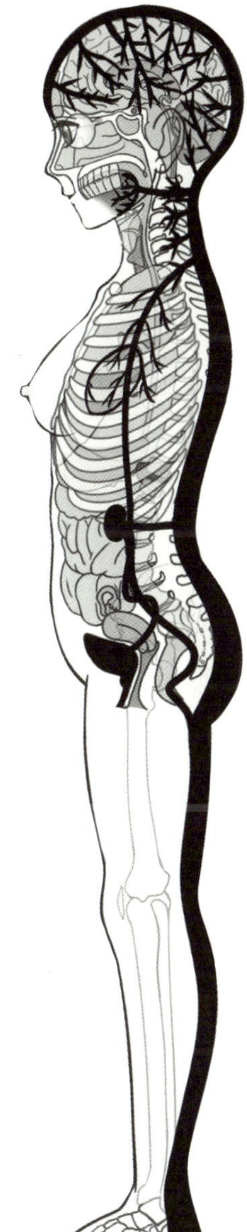

图21 膀胱经经络循行示意图（侧面）

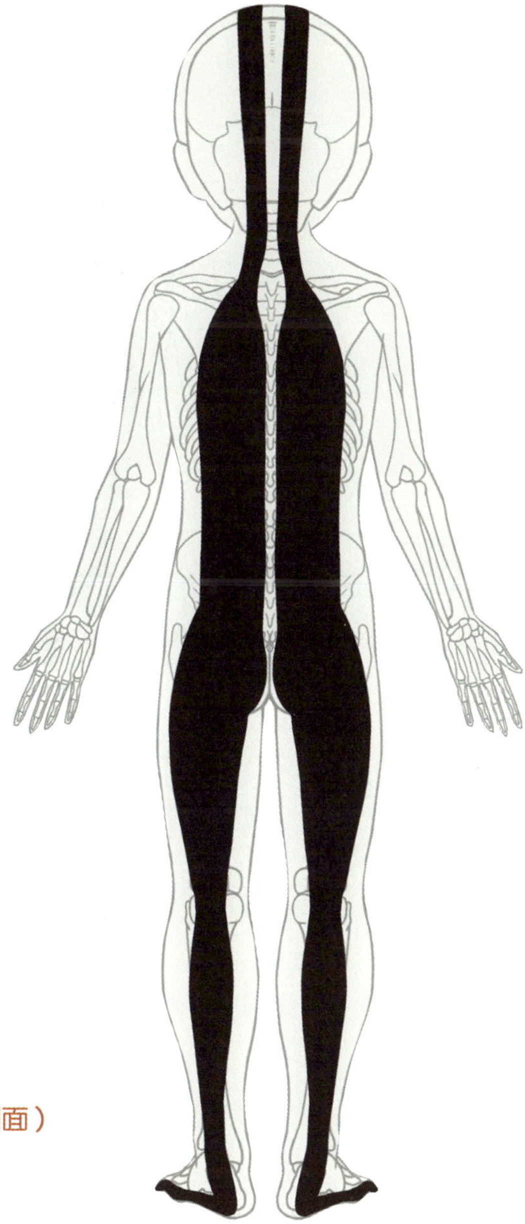

图22 膀胱经经络循行示意图（背面）

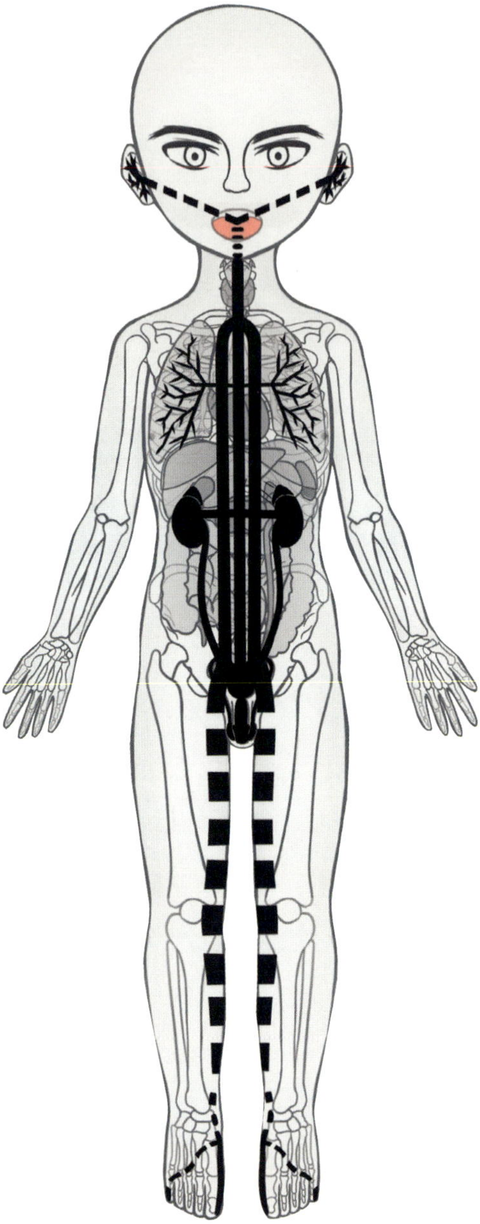

图23　肾经经络循行示意图（正面）

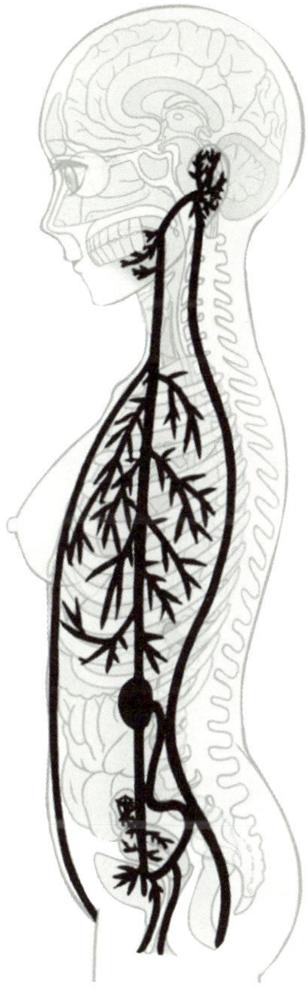

图24　肾经经络循行示意图（侧面）

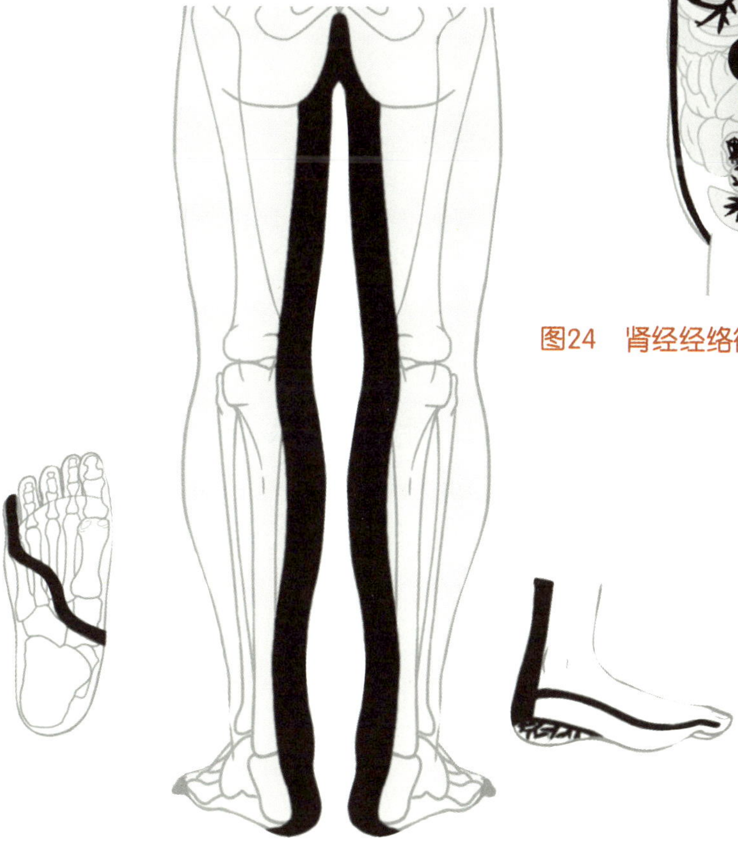

图25　肾经经络循行示意图（下肢部）

9. 手厥阴心包经

心包在五行属火，是阴火，现用粉色表示心包经经络的循行（图 26）。

心包经经络循行所过的脏腑组织器官：

胸腹支：心脏、心包、气管、肺、胸腺、胸膜、胸骨、膈肌、胃、脾、胰腺、小肠、大肠、膀胱、男性生殖器、腹膜等。

上肢支：心包、腋下、肋骨、上臂、前臂、肘关节、腕关节、手掌第三和第四掌骨及指骨尖等。

10. 手少阳三焦经

三焦在五行属火，是阳火，现用粉色表示三焦经经络的循行（图 27、图 28、图 29）。

三焦经经络循行所过的脏腑组织器官：

上肢肩背颈面支：中指、无名指、第二和第三掌骨、腕关节、前臂、肘关节、上臂、肩部、颈部、耳中、耳前、外眼角、太阳穴、颧骨、下眼睑等。

胸腹下肢支：气管、胸腺、肺、心脏、心包、胸膜、胸骨、膈肌、胃、脾、肝、胆、胰腺、小肠、大肠、肾、肾上腺、膀胱、男性生殖器、女性生殖器、腹膜、大腿、腘窝等。

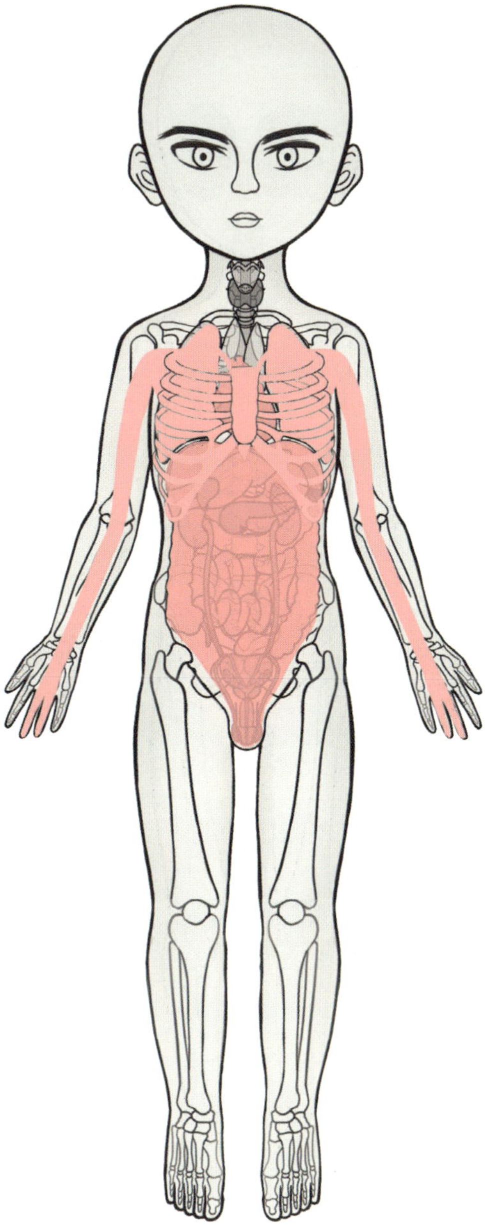

图26 心包经经络循行示意图（正面）

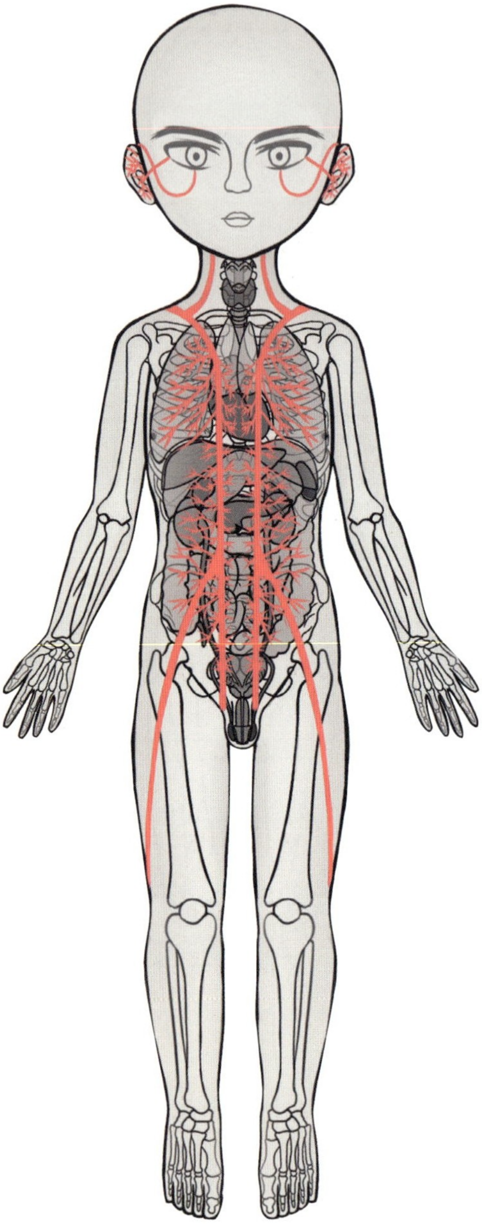

图27　三焦经经络循行示意图（正面）

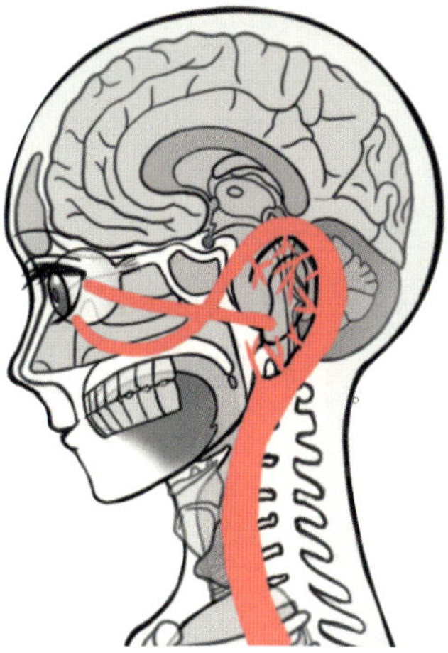

图28　三焦经经络循行示意图（头颈部）

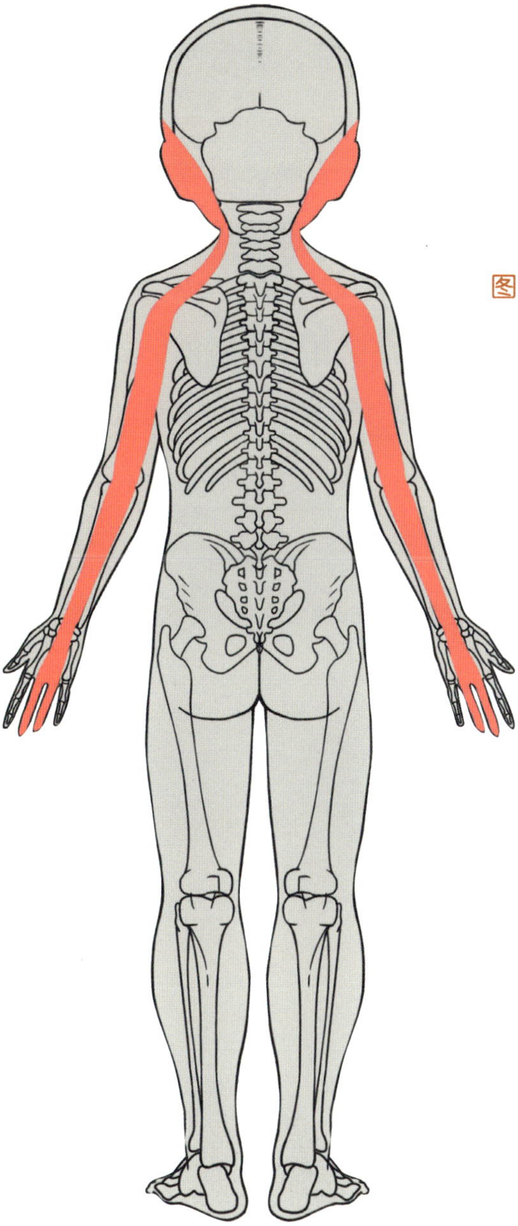

图29　三焦经经络循行示意图（背面）

11. 足少阳胆经

胆在五行属木，是阳木，现用绿色表示胆经经络的循行（图 30、图 31、图 32 ）。

胆经经络循行所过的脏腑组织器官：

头面颈肩支：眼、眼眶、脑颞部、前额头顶、脑后两侧、颈椎两侧、颈部、肩膀、锁骨、脸前等。

头颈肩背胁肋侧腰骨盆下肢支：头、颈、肩膀、肩关节、部分肩胛骨、背部胁肋、侧腰、骨盆、骶骨、大腿和小腿外侧、外踝关节、脚背第四趾和第一趾等。

头面颈胸胁肋侧腰骨盆下肢支：外眼角、耳、鼻两侧、口周、下颏、牙齿、牙龈、舌、颧骨、咽喉、气管、锁骨、肺、心脏、膈肌、肝、胆、脾、肩关节、腋下、肋骨、侧腰、髋关节、腹股沟、男性外生殖器、女性外生殖器、大腿外侧、脚等。

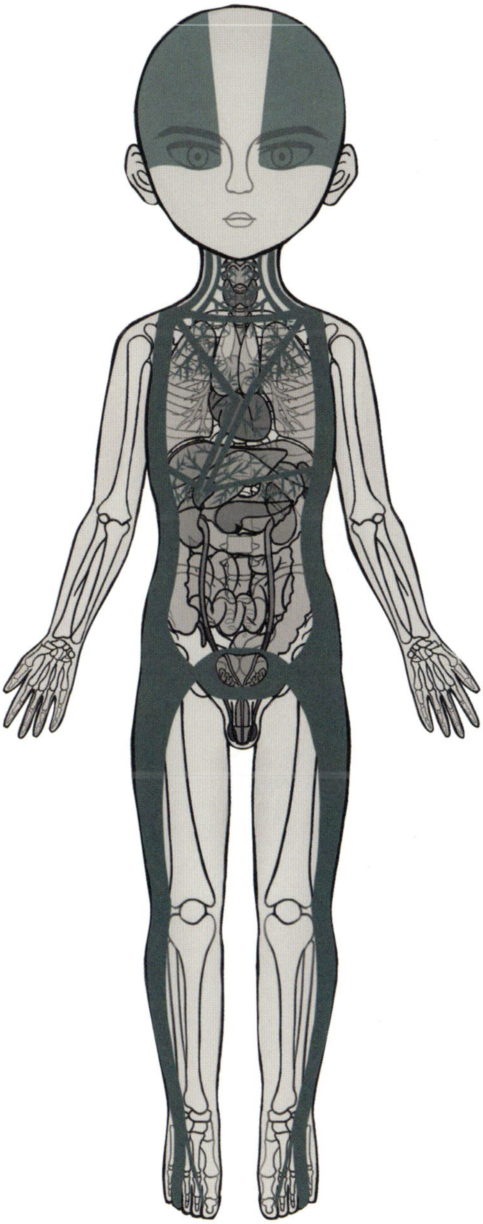

图30　胆经经络循行示意图（正面）

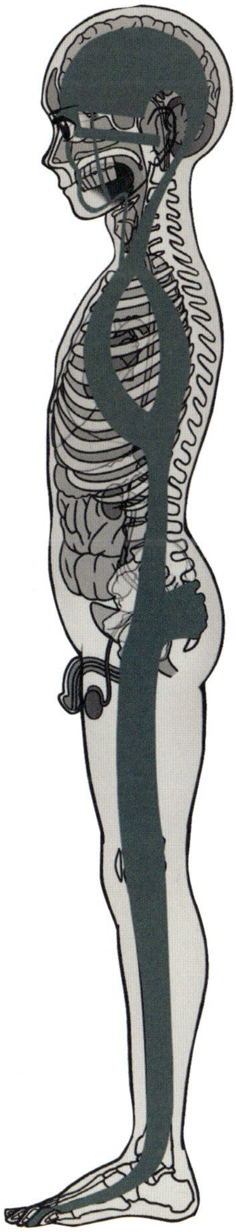

图31　胆经经络循行示意图（侧面）

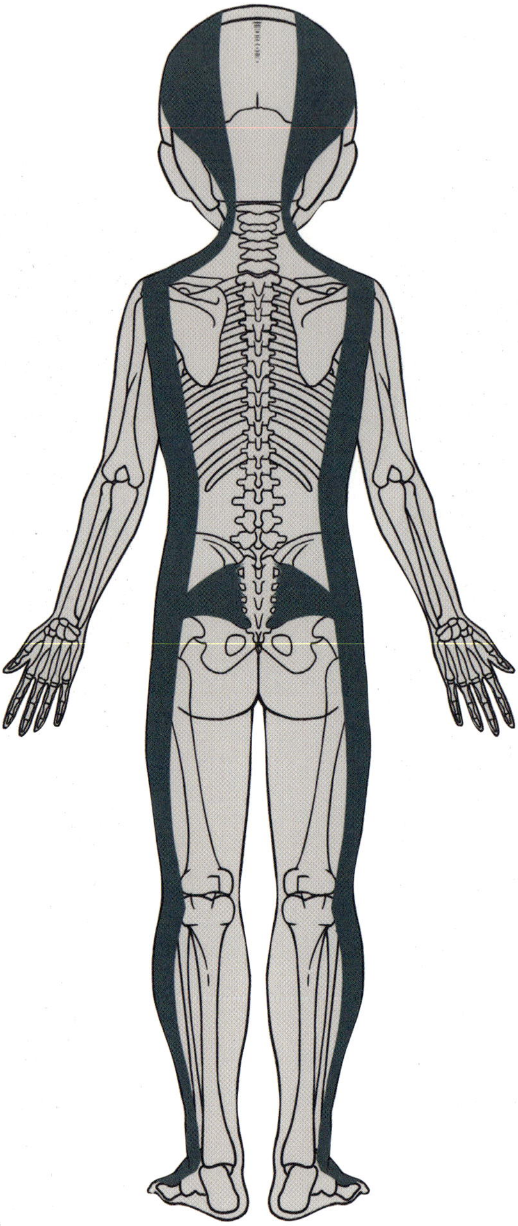

图32　胆经经络循行示意图（背面）

12. 足厥阴肝经

肝在五行属木，是阴木，现用绿色表示肝经经络的循行（图33、图34）。

肝经经络循行所过的脏腑组织器官：

下肢腹腔胸腔颈部头面支：双脚蹈趾、第一和第二脚趾、楔骨、足舟骨、脚踝、胫骨内侧、小腿内侧、膝关节内侧、股骨内侧、腹股沟、男性外生殖器、女性外生殖器、耻骨、男性内生殖器、女性内生殖器、膀胱、腹膜、小肠、胃、胰腺、脾、肝、胆、膈肌、心脏、双肺、气管、胸腺、乳房、肋骨、食管、咽喉、双侧下颌骨、脸颊、颧骨、眼球、嘴唇周围、颞骨、前额骨、顶骨、大脑两侧、大脑前部、大脑顶部、大脑中部等。

腹壁腹腔胸腔支：腹股沟、小腹两侧、第11肋、肝、胆、脾、心脏等。

立夏

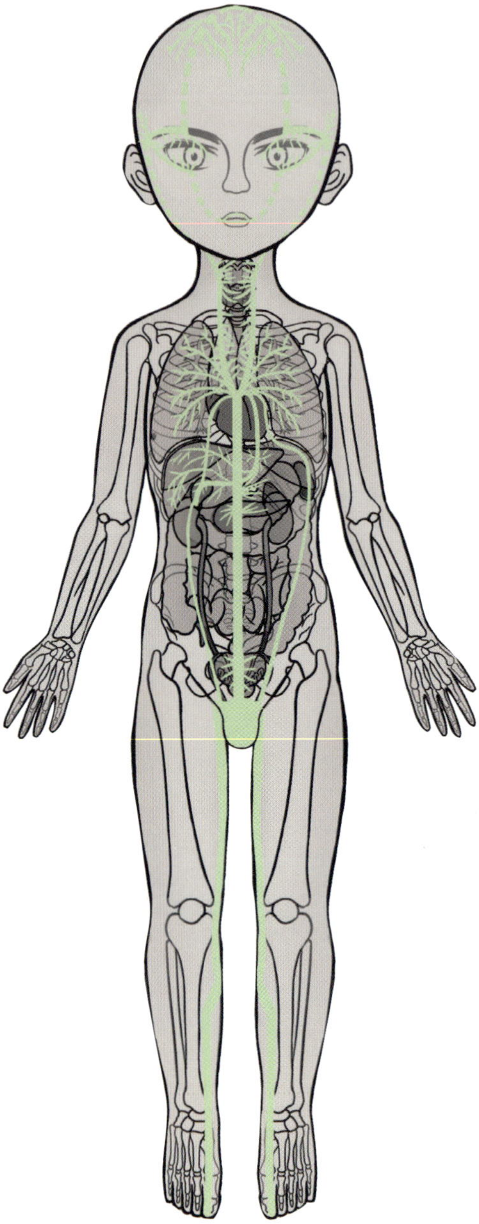

图33　肝经经络循行示意图（正面）

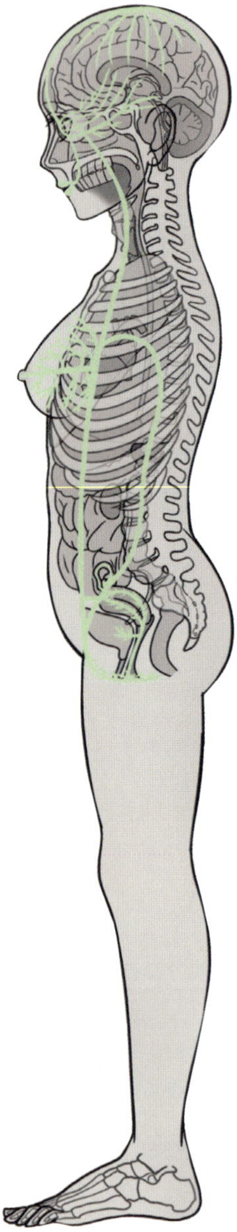

图34　肝经经络循行示意图（侧面）

☀ 了解任脉和督脉

任脉和督脉归属奇经八脉。奇经八脉是人体经络系统的重要组成部分，它们与十二经脉相互结合，相互补充，在人体经络系统中发挥着统率、联系、调节等重要作用。

1. 任脉

任脉属阴脉，现用蓝色表示任脉及其络脉的循行（图35、图36、图37）。

任脉与阴经交汇，统帅全身阴经的气血，接纳自然界的阴气。

任脉及其络脉循行所过的脏腑组织器官：

生殖器腹壁腹腔胸壁胸腔颈面支：女性的子宫、输卵管、卵巢、阴道、外阴，男性的睾丸、阴茎、耻骨，腹壁正中，胸壁正中，颈部正中，大肠，胃，膈肌，心脏，气管，咽喉，舌，下颌，嘴唇，人中等。

面部分支：两侧嘴角、上颌窦、下眼眶、眼球、脑部。

腰椎胸椎分支：腰椎及胸椎内侧。

2. 督脉

督脉属阳脉，现用紫色表示督脉及其络脉的循行（图38、图39、图40、图41）。

督脉与阳经交汇，统帅全身阳经的气血，接纳自然界的阳气。

督脉及其络脉循行所过的脏腑组织器官：

生殖器脊柱脑面支：男性生殖器、女性生殖器、整个骶骨、腰椎、胸椎、颈椎、颅骨、大脑、前额、额窦、鼻梁骨、人中等。

腹腔支：肛门、脊柱内侧、双肾、双侧肾上腺。

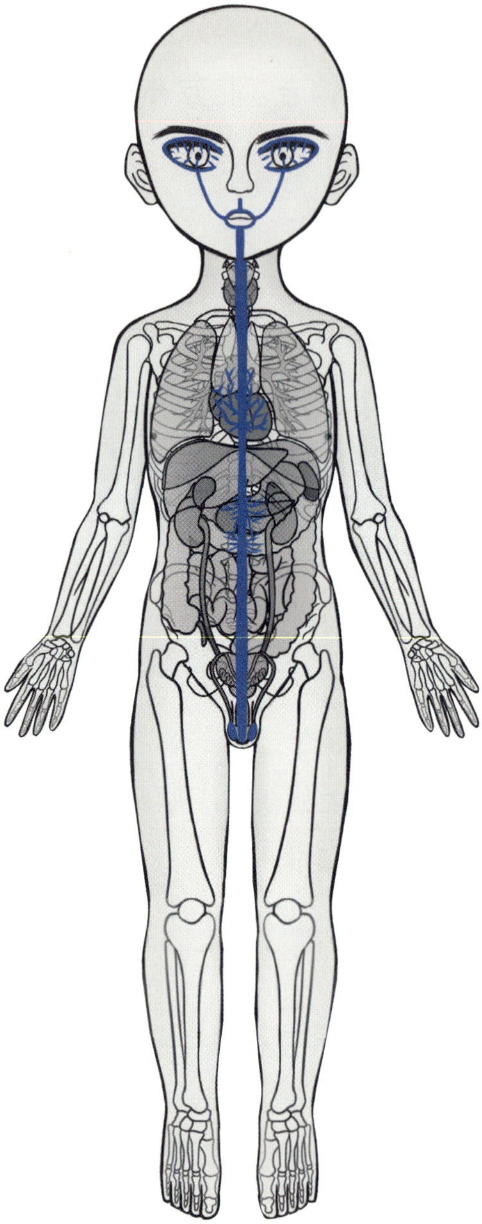

图35　任脉及其络脉循行示意图（男士正面）

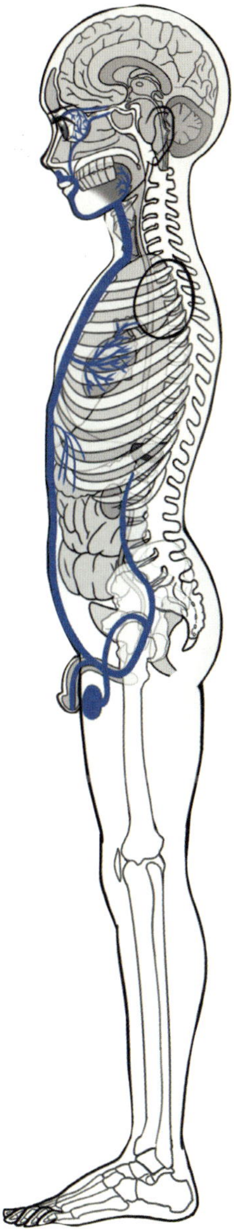

图36　任脉及其络脉循行示意图（男士侧面）

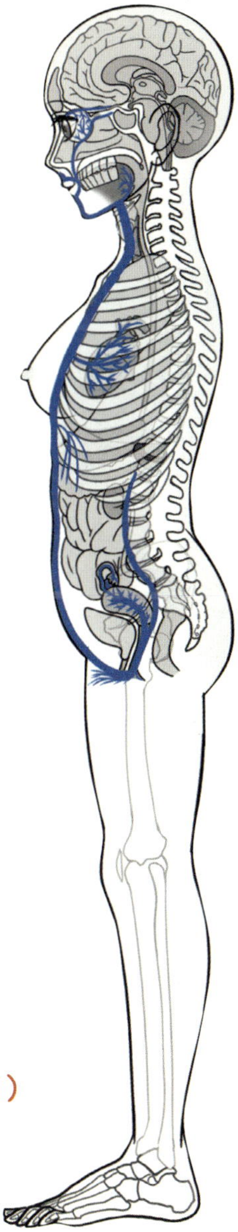

图37　任脉及其络脉循行示意图（女士侧面）

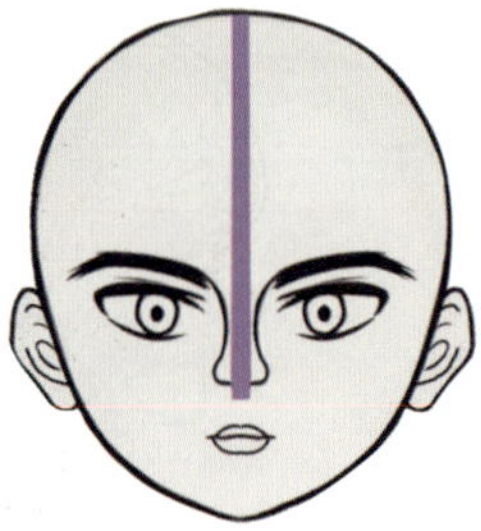

图38　督脉及其络脉循行示意图（头部）

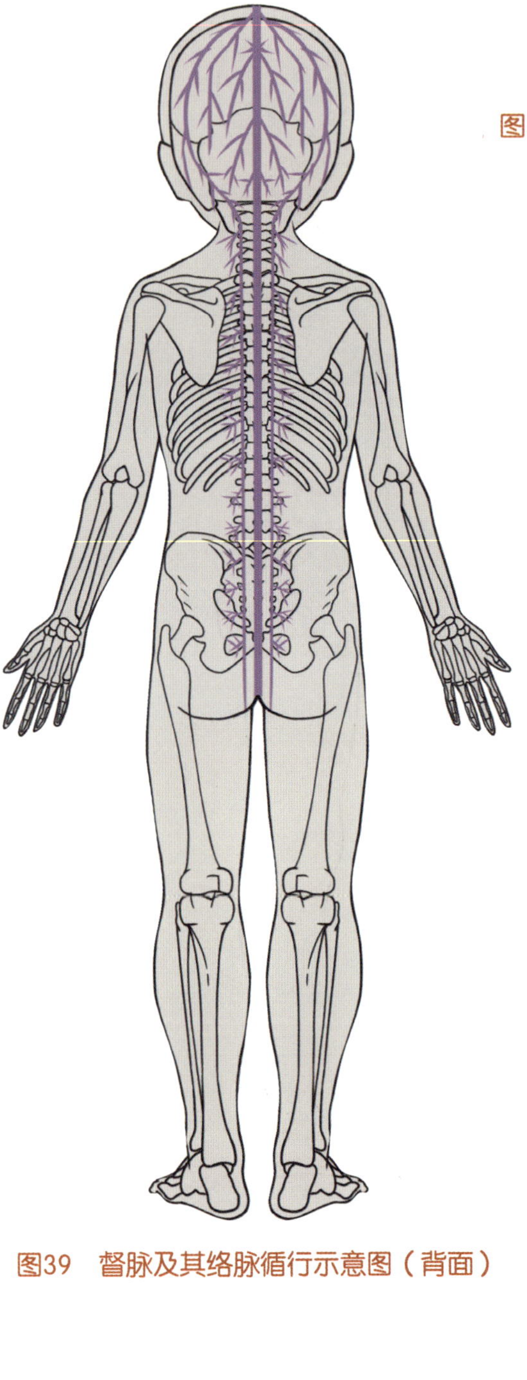

图39　督脉及其络脉循行示意图（背面）

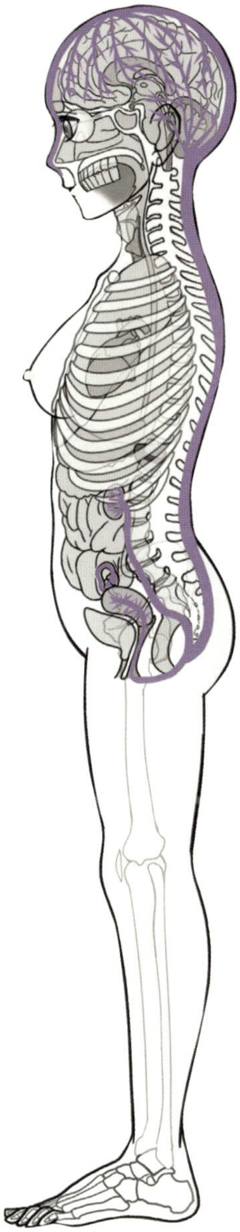

图40 督脉及其络脉循行示意图（女士侧面）

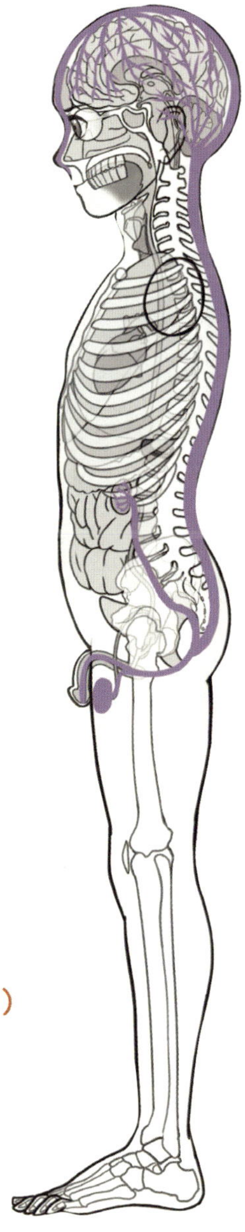

图41 督脉及其络脉循行示意图（男士侧面）

❋ 如何辨证及辨病

　　经络不通，人体出现了各种不适，如何辨其是热证还是寒证，要结合疾病本身的寒热表现，还要综合分析其他的细节，如舌质和舌苔情况 *、大小便情况、睡眠情况、饮食起居、是否有情绪问题、是否有外邪入侵等。如果是给小儿诊病，还要问其是否受到过惊吓，若是母乳喂养还要问妈妈的饮食情况。想要维持身体健康，保养好经络，以上细节必须做对。

　　经络的异常表现，有的只出现一个症状，有的多个症状同时出现，有的是一条经络有问题，有的是几条甚至全部经络都有问题。首先要判断这些问题是由寒引起的还是由热引起的，切断致病因素，再根据辨证选用适合的穴位进行纠偏（寒证用热穴、热证用寒穴）。病位浅，调理时间短；病位深，调理时间长。

　　推拿疗法，主要是根据某一经或某一脏腑的病变，在病变的邻近部位或经络循行的远隔部位上取穴，通过推拿手法，以调整经络气血的功能活动，达到治疗的目的。而穴位的选取，必须按经络学说进行辨证，判定疾病属于何经后，根据经络的循行分布路线和联系范围来取穴，这就是"循经取穴"。下面重点介绍十二经脉、任脉、督脉出问题时，如何正确辨证及辨病，以指导临床诊断和治疗。

---

* 　注：关于舌象辨证，本人在《一推就好 2：成人篇》《一推就好 3：儿童篇》中有详解。

十二经脉[*]

1. 手太阴肺经

（1）肺经辨证

肺经热证：舌质红，舌苔黄或厚，舌面干，大便干或腹泻，小便黄，手脚热，脸红，耳朵红，咳嗽或喘，咳黄痰，咳血，咽喉肿痛，怕热，精力旺盛等。

肺经寒证：舌质胖，舌质颜色淡，舌面水多，脸色苍白，大便不成形，小便清长，手脚凉，遇冷打喷嚏、流鼻涕，咳嗽或喘，咳白痰，痰液清稀，怕冷，无力等。

（2）肺经不通的相关疾病

肺经不通，可出现肺的相关疾病及肺经循行所过部位疾病。例如，肺经起始部位的相关疾病（胃、十二指肠、胰腺部位疾病），肺经下络大肠部位的疾病，肺经穿过膈肌部位的疾病，肺经穿过气管、支气管及喉咙等部位的疾病，双侧腋前方及上肢内侧前缘循经所过部位病症，拇指疾病等。

2. 手阳明大肠经

（1）大肠经辨证

大肠经热证：舌质红，舌苔黄或厚，舌面干，脸红，眼屎发黄，便秘或腹泻，便血，小便黄或少，腹硬，咳嗽，怕热，手心热，精力旺盛等。

大肠经寒证：舌质淡，舌胖，舌面水多，遇凉腹泻或腹痛，腹胀，手脚凉，怕冷，便秘或腹泻，乏力等。

---

[*] 注：此部分内容根据十二经脉的循行顺序依次阐述。

（2）大肠经不通的相关疾病

大肠经不通，可出现大肠的相关疾病及大肠经循行所过部位疾病。例如，食指疾病，双侧上肢伸侧（外侧）前缘至肩循经所过部位病症，循经所过颈部、下齿、上嘴唇、鼻翼两侧疾病，大肠经进入胸腔络肺的部位疾病，大肠经穿过膈肌部位的疾病等。

3. 足阳明胃经

（1）胃经辨证

胃经热证：舌质红，舌无苔或厚苔，舌面干，舌裂，舌痛，舌出血，口渴喜凉饮，感觉胃灼热，反酸，胃溃疡，小便黄热，大便干硬，手脚热，脾气暴躁，多动，睡眠不好，话多等。

胃经寒证：舌质淡，舌胖，舌面水湿，感觉舌凉，遇冷胃痛，感觉胃凉，小便清，便溏，大便次数多，不喜欢喝水，喜欢吃热食，手脚凉，安静，话少等。

（2）胃经不通的相关疾病

胃经不通，可出现胃的相关疾病及胃经循行所过部位疾病。例如，循经所过鼻子、眼睛、上齿、口周、下颌骨、耳朵、发际线等处疾病，咽喉、扁桃体、气管、胸腺、食管等处疾病，缺盆及锁骨两侧到乳房部位疾病，膈肌、脾、胃、胰腺、腹股沟等处疾病，循经所过胸腹部的肌肉、皮肤、血管、神经、淋巴等部位疾病，循经所过双侧大腿前面—小腿前面—踝关节前面及足大趾内侧端、足第二趾外侧端、足中趾外侧端等部位疾病。

4. 足太阴脾经

（1）脾经辨证

脾经热证：舌质红，舌苔厚白或黄，口臭，唇红干焦，眼红，眼屎发黄，小便黄、混浊，大便干，手心热，怕热喜冷，暴躁易怒等。

脾经寒证：舌质淡，舌苔厚白而水，口唇苍白，小便清长，便溏，手脚凉，遇冷腹痛，怕冷喜热等。

（2）脾经不通的相关疾病

脾经不通，可出现脾的相关疾病及脾经循行所过部位疾病。例如，循经所过双侧足大趾内侧端—足背—踝关节内侧—小腿内侧—大腿内侧等处疾病，大肠、小肠、胰腺、胃、脾、膈肌等循经所过胸腹部及腋下方疾病，心、食道、舌咽等部位疾病。

5. 手少阴心经

（1）心经辨证

心经热证：舌红，苔黄或厚腻，脸红，口渴喜冷饮，口苦，大便干或腹泻，小便黄少、刺痛，睡眠不好，手心热，眼屎发黄，暴躁易怒，心率快，血压高等。

心经寒证：舌胖，舌色淡，苔白厚或无苔，舌面水多，脸苍白，不喜欢喝水，睡眠不好，怕冷，喜热，手脚凉，心率慢，血压低等。

（2）心经不通的相关疾病

心经不通，可出现心的相关疾病及心经循行所过部位疾病。例如，循经所过锁骨、肋骨、腋下、上肢内侧、手掌、小指等处疾病，心经穿过膈肌络小肠等部位疾病，食道、咽喉、舌、上颚、眼眶、眼球后等处疾病。

6. 手太阳小肠经

（1）小肠经辨证

小肠经热证：舌质红，苔黄或无苔，感觉舌热，舌面有溃疡，小便黄少，或小便不通，大便干或腹泻，睡眠不好，手心热，烦躁易怒，脸红，腹痛等。

小肠经寒证：舌质淡，舌胖，舌面水多，感觉舌凉，唇白，腹痛，腹泻，小便清长，或小便失禁，肚脐凉，手凉，乏力等。

（2）小肠经不通的相关疾病

小肠经不通，可出现小肠的相关疾病及小肠经循行所过部位疾病。例如，循经所过小指外侧端—手背—上肢外侧后缘—肩胛部—缺盆等处疾病，食道、心、膈肌、胃、小肠等部位疾病，颈部、下颌、面颊、耳朵、外眼角、内眼角等处疾病。

7. 足太阳膀胱经

（1）膀胱经辨证

膀胱经热证：舌质红，苔少或伴有红点，口干舌燥，急躁易怒，小便黄少，大便干，脱肛，痔疮，声音嘶哑，前胸、后背、手脚心烦热等。

膀胱经寒证：舌质淡，舌胖大，苔白厚，舌面水润，感觉舌凉，手脚凉，腰腿痛，发育迟缓，小便清长，或小便失禁，感觉腹部凉等。

（2）膀胱经不通的相关疾病

膀胱经不通，可出现膀胱的相关疾病及膀胱经循行所过部位疾病。例如，循经所过内眼角、额部、头顶部、耳、大脑、丘脑、脑干、小脑、肩胛骨、颈椎、胸椎、腰椎、骶骨、臀部、双腿、脚踝、脚后跟、脚外侧、小脚趾、肾、肾上腺、输尿管、膀胱、男女内外生殖器、肛周等部位疾病，以及这些部位所关联的淋巴、骨骼、骨髓、神经、肌肉、脂肪、皮肤、血管等处疾病。

8. 足少阴肾经

（1）肾经辨证

肾经热证：舌红瘦或黑，舌面干，苔黑，口腔干燥，唇干焦，心烦意乱，手脚心热，骨骼痛，失眠健忘，全身燥热，小便黄或赤，排尿困难，大便干等。

肾经寒证：舌胖大，舌色淡，唇色淡白，脸白，咳喘，怕冷，骨软无力，手脚冷，女子宫寒，男子阳痿，小便清长，或小便失禁，便溏等。

（2）肾经不通的相关疾病

肾经不通，可出现肾的相关疾病及肾经循行所过部位疾病。例如，循经所过足心—内踝—小腿内侧后缘—大腿内侧后缘—胸腹部所关联的神经、肌肉、脂肪、血管、皮肤等处疾病，男女内外生殖器、脊柱、肾、肾上腺、膀胱、输尿管、肝、膈肌、心、肺、喉咙、舌根等处疾病。

9. 手厥阴心包经

（1）心包经辨证

心包经热证：舌质红，舌苔黄，舌面干，脸红，眼红或黄，易怒，手心热或手掌痛，睡眠不好，心率快，精力旺盛，怕热等。

心包经寒证：舌质淡，舌体胖大，心率缓慢，心脏搏动无力，四肢凉，困倦多眠，大便稀，大便次数多，怕凉等。

（2）心包经不通的相关疾病

心包经不通，可出现心包的相关疾病及心包经循行所过部位疾病。例如，循经所过心、心包、胸腺、胸膜、胸骨、膈肌及上、中、下三焦等部位疾病，腋下、上肢内侧中线、肘、腕、掌中、中指桡侧端、无名指尺侧端等处疾病。

10. 手少阳三焦经

（1）三焦经辨证

三焦经热证：舌质红带刺，舌苔黄，舌面干，便秘，小便困难，口臭，口渴，心烦，觉少，盗汗，精力旺盛，手脚热等。

三焦经寒证：舌质淡，苔白厚，舌面水多，腹胀，遇凉则大便稀，小便次数多，不喜喝水，水肿，四肢冷等。

（2）三焦经不通的相关疾病

三焦经不通，可出现三焦的相关疾病及三焦经循行所过部位疾病。例如，循经所过无名指尺侧端—手腕背面—前臂外侧—肘—上臂外侧—肩部—缺盆等部位疾病，心、心包、膈肌及上、中、下三焦等部位疾病，项部、面颊、耳后、耳中、耳前、外眼角、目眶下等部位疾病。

11. 足少阳胆经

（1）胆经辨证

胆经热证：舌质红或瘦，舌苔黄或光亮，口苦，唇红，口臭，黄疸，烦躁易怒，好动，怕热，眼红、痒，小便黄，大便干，失眠，手脚干热等。

胆经寒证：舌质淡，舌面水多，黄疸，胆区痛，唇色淡，腰腿痛，小便清，便溏，怕冷，女子宫寒，男子阳痿，不愿意活动等。

（2）胆经不通的相关疾病

胆经不通，可出现胆的相关疾病及胆经循行所过部位疾病。例如，循经所过外眼角、头角、耳、额部、眉上、目眶下、后脑部、颈部、肩部、下颌部、面颊、缺盆等部位疾病，胸腔、膈肌、肝、胆、髋关节、男女外生殖器等处疾病，腋下、侧胸、侧腹、大腿外侧、膝关节外缘、腓骨前面、外踝、足背、足第四趾外侧端、足大趾等处病症。

12. 足厥阴肝经

（1）肝经辨证

肝经热证：舌红瘦，无苔或舌面光亮，唇红，眼红，眼屎多，脸红，手热，小便黄少，大便硬或成球状，急躁易怒，手足抽搐等。

肝经寒证：舌质淡，舌面水多，唇色淡，眼睑发白，小腹冷痛，阳痿，手脚凉，抽筋，小便清，大便稀，大便次数多等。

（2）肝经不通的相关疾病

肝经不通，可出现肝的相关疾病及肝经循行所过部位疾病。例如，循经所过足大趾、足背、内踝、胫骨内缘、膝内侧、大腿内侧中线、腹股沟、男女内外生殖器、小腹、胃、肝、胆、膈肌、胁肋部、肺及所关联的肌肉、神经、脂肪、血管、皮肤等处疾病，喉咙、鼻咽部、眼部、头顶部、嘴唇内部及周围等部位疾病。

任、督二脉

1. 任脉

（1）任脉辨证

任脉热证：舌质红，苔黄，手心热，烦躁，睡眠不好，小便黄，大便干硬等。

任脉寒证：舌胖大，舌面水多，胸腹冷痛，手脚凉，怕冷，小便清，便溏等。

（2）任脉不通的相关疾病

女子胞〔女子的子宫、输卵管、卵巢、阴道、外阴等〕和精室〔男子的睾丸、阴茎、阴囊等〕的相关疾病，循经所过腹部和胸部正中线关联的肌肉、脂肪、血管、神经、皮肤等处疾病，咽喉、下颌部、口唇、面颊、目眶下等处疾病。

2. 督脉

（1）督脉辨证

督脉热证：舌质红，苔黄且有红点，手脚热，小便黄，大便干硬，怕热等。

督脉寒证：舌质淡胖，舌面湿润，小便清长，便溏，大便次数多等。

（2）督脉不通的相关疾病

男女内外生殖器、肾、骶骨、腰椎、胸椎、颈椎、脑、心、喉部、头顶、额部、鼻部、下颌部、口唇、两眼等部位疾病。

✏️ 十二经脉与时辰的关系

中医学认为，时间不同，人体气血会运行到不同的经脉，有一定的规律。哪个时间段出现症状，说明哪条经脉可能出了问题。知道经脉的运行时间，可以有针对性地保养相应的经脉。

子时（23：00～1：00）：此时足少阳胆经在运行。这个时间段出现病症说明胆经可能有问题。

丑时（1：00～3：00）：此时足厥阴肝经在运行。这个时间段出现病症说明肝经可能有问题。

寅时（3：00～5：00）：此时手太阴肺经在运行。这个时间段出现病症说明肺经可能有问题。

卯时（5：00～7：00）：此时手阳明大肠经在运行。这个时间段出现病症说明大肠经可能有问题。

辰时（7：00～9：00）：此时足阳明胃经在运行。这个时间段出现病症说明胃经可能有问题。

巳时（9：00～11：00）：此时足太阴脾经在运行。这个时间段出现病症说明脾经可能有问题。

午时（11：00～13：00）：此时手少阴心经在运行。这个时间段出现病症说明心经可能有问题。

未时（13：00～15：00）：此时手太阳小肠经在运行。这个时间段出现病症说明小肠经可能有问题。

申时（15：00～17：00）：此时足太阳膀胱经在运行。这个时间段出现病症说明膀胱经可能有问题。

酉时（17：00～19：00）：此时足少阴肾经在运行。这个时间段出现病症说明肾经可能有问题。

戌时（19：00～21：00）：此时手厥阴心包经在运行。这个时间段出现病症说明心包经可能有问题。

亥时（21：00～23：00）：此时手少阳三焦经在运行。这个时间段出现病症说明三焦经可能有问题。

✎ 认识人体的穴位

1. 穴位

穴位是脏腑经络之气输注出入的特殊部位，与经络有密切关系。穴位归于经络，经络属于脏腑，穴位与脏腑脉气相通。刺激穴位，可以把能量传导到全身，带动脏腑的气血流动，增强其功能。

热穴：具有祛寒通瘀等作用，适用于体内有寒瘀者。

寒穴：具有祛热消肿等作用，适用于体内有热者。

2. 穴位的类别

穴位的类别，一般有三种。归属于十四经系统（十二经脉、任脉、督脉）的称"经穴"，未归入十四经的补充穴称为"经外奇穴"，按压痛点取穴称为"阿是穴"。

穴位分布全身，有头部穴位、胸腹部穴位、背部穴位、四肢穴位等，其中手和前臂穴位是小儿推拿的常用穴，同样可以用于成人的治疗，效果也很好。本书介绍的推拿方法，选用的就是手和前臂穴位，可以解决很多儿童和成人的全身健康问题。

✎ 推拿的作用原理

推拿是如何让经络、脏腑、皮肤、组织、神经、韧带、肌肉、骨骼、器官的功能恢复正常的？推拿主要通过手法作用于人体体表的特定部位，对机体产生影响，具有疏通经络、行气活血、理筋整复、滑利关节、调整脏腑功能、增强抗病能力等作用。

卫阳之气主外、主动，也在体表行走。在体表相应的穴位上施用手法，可以推动阳气，给人体提供足够营养，增强身体各大系统功能，促进全身血液循环。人体没有了气血的瘀滞，就不容易生病。

✎ 手和前臂常用穴位及手法

　　大家可以参照本人已出版著作提供的方法自行配穴调理，尤其是《一推就好（第二版）》《一推就好 2：成人篇》《一推就好 3：儿童篇》这三本书包含了 291 套穴方，详细介绍了手和前臂常用穴位的作用和推拿时长，在此不重复介绍，仅以图片和视频的形式展示具体位置和手法。*

———————————

* 注：本人根据临床经验新创了部分穴位，加以"新"字，均在已出版《一推就好》系列著作中有详解。

夏至 XIAZHI

SUMMER

❋ 顺运内八卦穴（图 42）

　　从此图方向看过去，左手从蓝点（10点钟）位置开始，沿着蓝色箭头方向连续不停转圈，最后终止在红点（9点钟）位置；右手从2点钟位置开始，沿着红色箭头方向连续不停转圈，最后终止在3点钟位置。

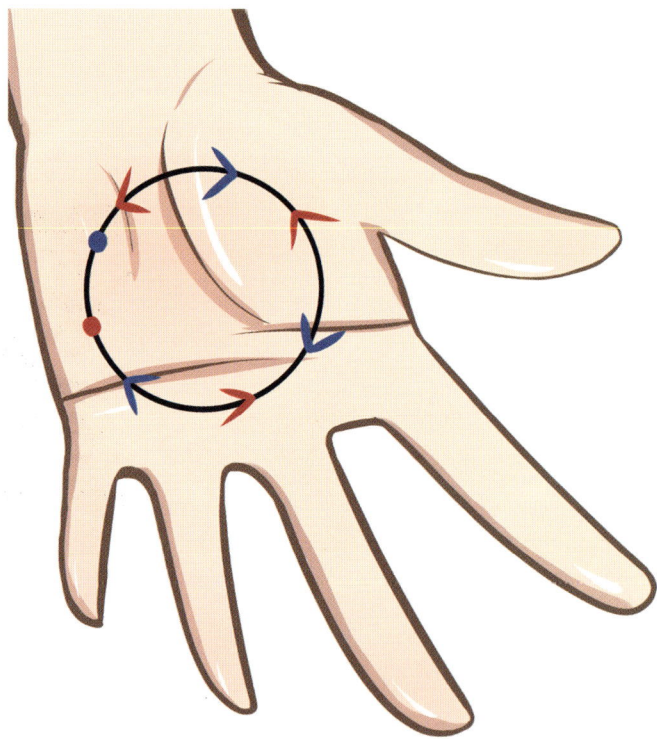

图42　顺运内八卦穴

扫码看视频
（顺运内八卦穴）

❋ 逆运内八卦穴（图43）

　　从此图方向看过去，左手从红点（9点钟）位置开始，沿着红色箭头方向连续不停转圈，最后停止在蓝点（10点钟）位置；右手从3点钟位置开始，沿着蓝色箭头方向连续不停转圈，最后停止在2点钟位置。

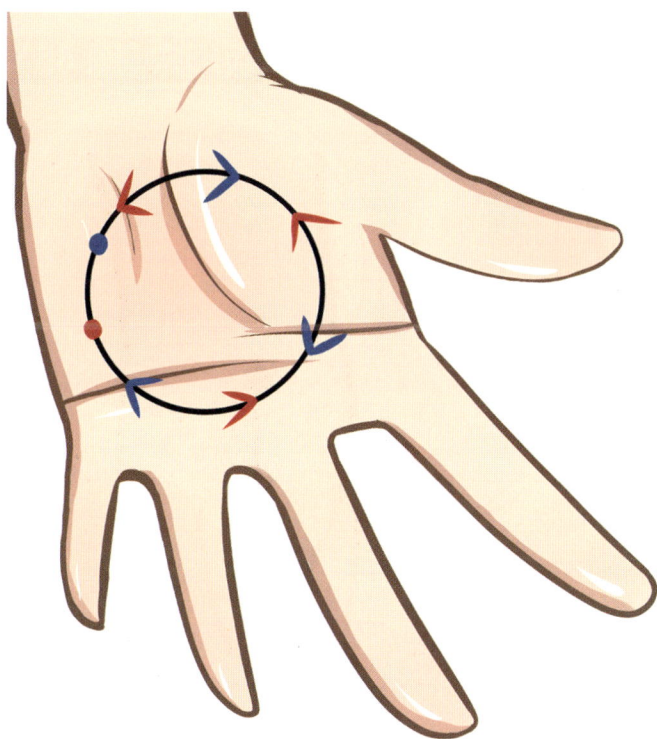

图43　逆运内八卦穴

扫码看视频
（逆运内八卦穴）

☀ 泻新板门穴（图44）

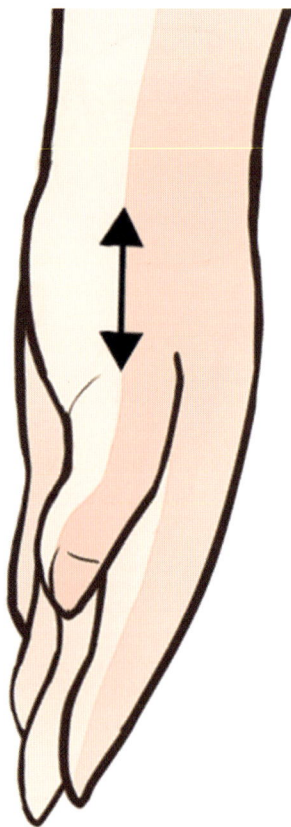

扫码看视频
（泻新板门穴）

☀ 双补新板门穴（图45）

图44 泻新板门穴

扫码看视频
（双补新板门穴）

图45 双补新板门穴

❋ 补新板门穴（图46）

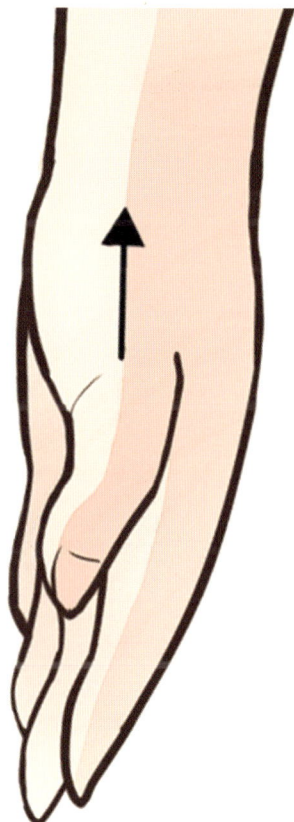

扫码看视频
（补新板门穴）

图46　补新板门穴

❋ 泻脾土穴（图47）

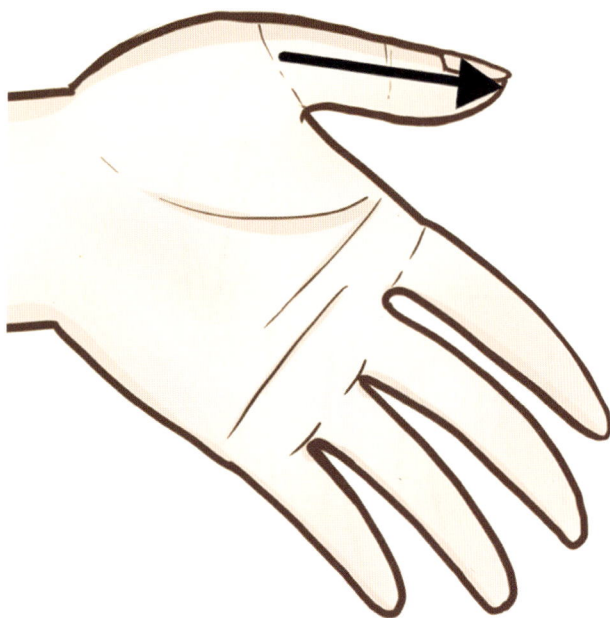

图47　泻脾土穴

扫码看视频
（泻脾土穴）

✳ 双补脾土穴（图48）

扫码看视频
（双补脾土穴）

✳ 补脾土穴（图49）

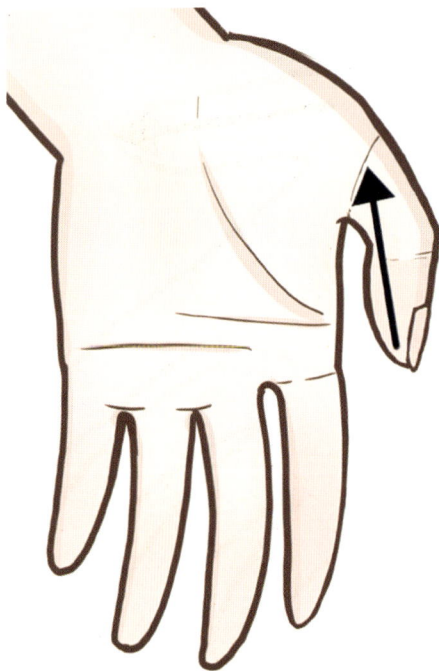

图48　双补脾土穴

图49　补脾土穴

扫码看视频
（补脾土穴）

✳ 泻肺金穴（图 50）

图50　泻肺金穴

✳ 双补肺金穴（图 51）

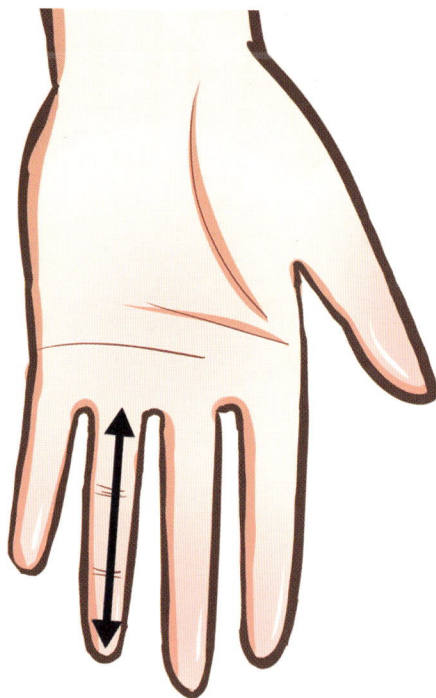

图51　双补肺金穴

❋ 补肺金穴（图52）

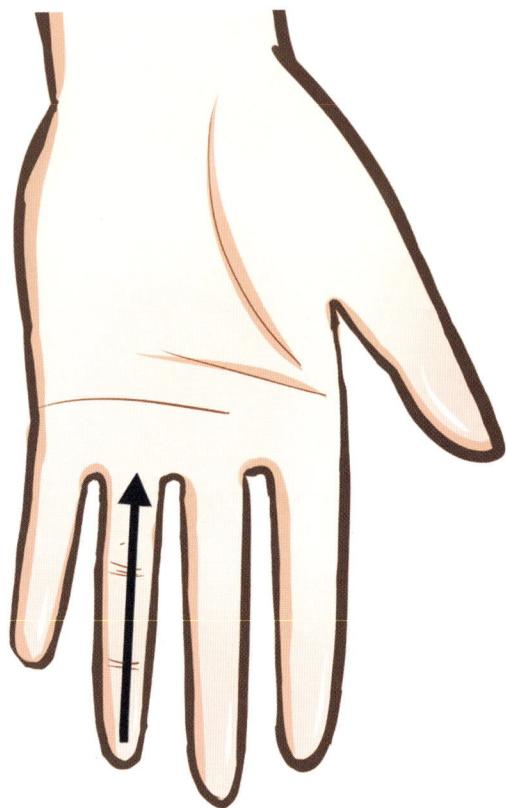

扫码看视频
（补肺金穴）

图52　补肺金穴

❋ 泻大肠穴（图53）

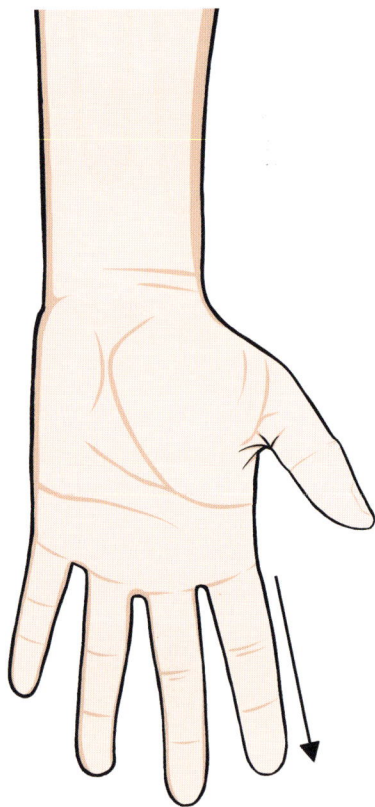

扫码看视频
（泻大肠穴）

图53　泻大肠穴

✳ 双补大肠穴（图 54）

扫码看视频
（双补大肠穴）

✳ 补大肠穴（图 55）

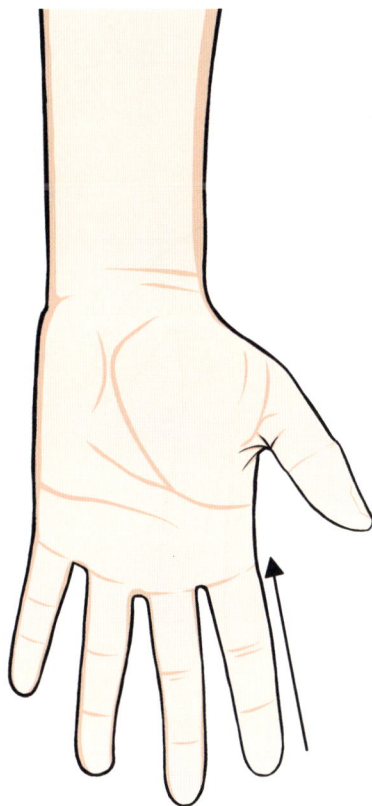

图54 双补大肠穴

图55 补大肠穴

扫码看视频
（补大肠穴）

✳ 下六腑穴（图56）

✳ 上六腑穴（图57）

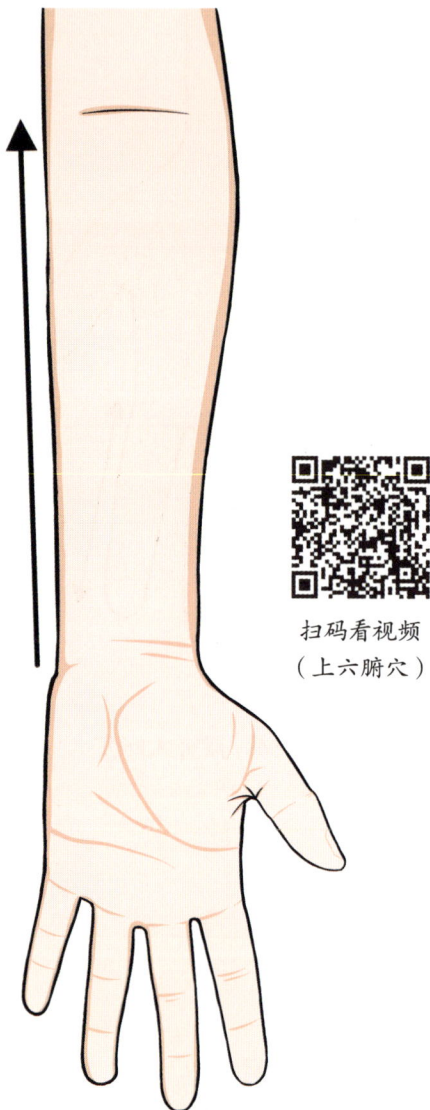

扫码看视频
（下六腑穴）

扫码看视频
（上六腑穴）

图56　下六腑穴

图57　上六腑穴

❋ 双补六腑穴（图58）

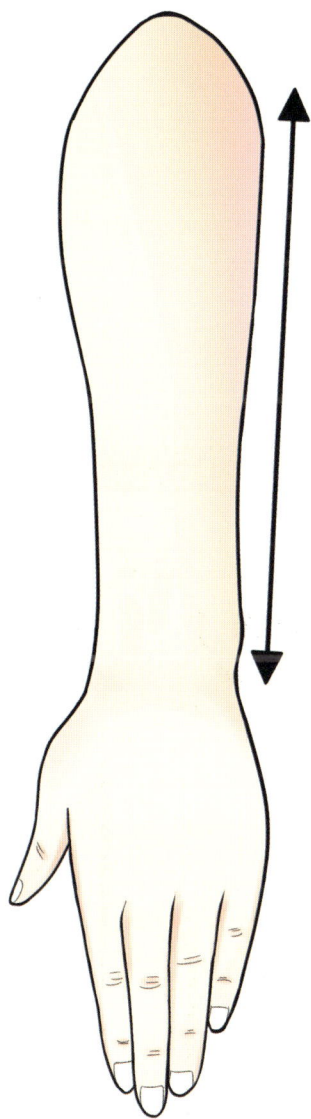

❋ 二扇门穴（图59）

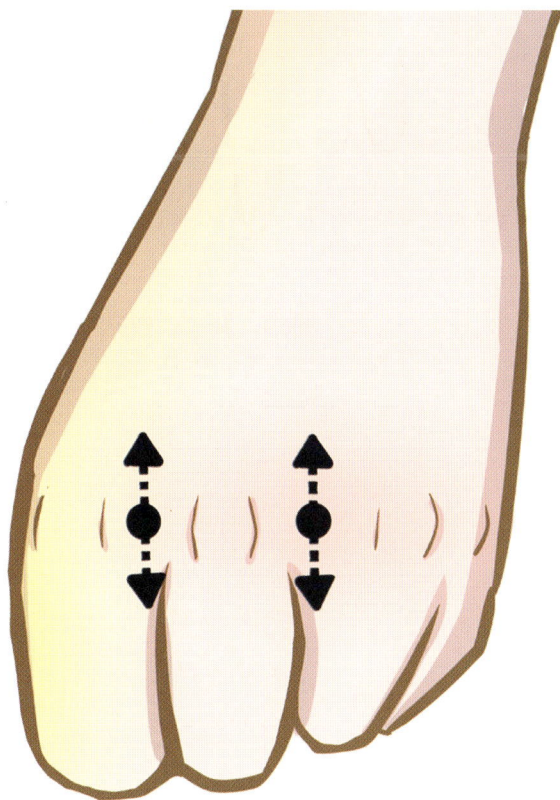

图58 双补六腑穴

图59 二扇门穴

✳ 新小横纹穴（图 60）

图60　新小横纹穴

✳ 小天心穴（图 61）

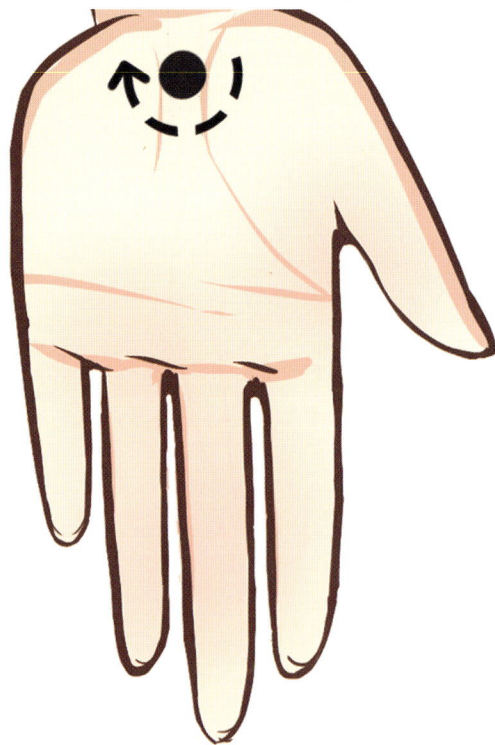

图61　小天心穴

✳ 合谷穴（图62）

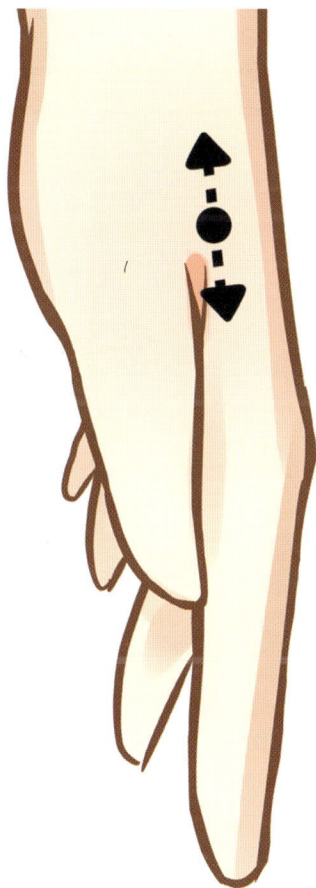

扫码看视频
（合谷穴）

图62　合谷穴

✳ 一窝风穴（图63）

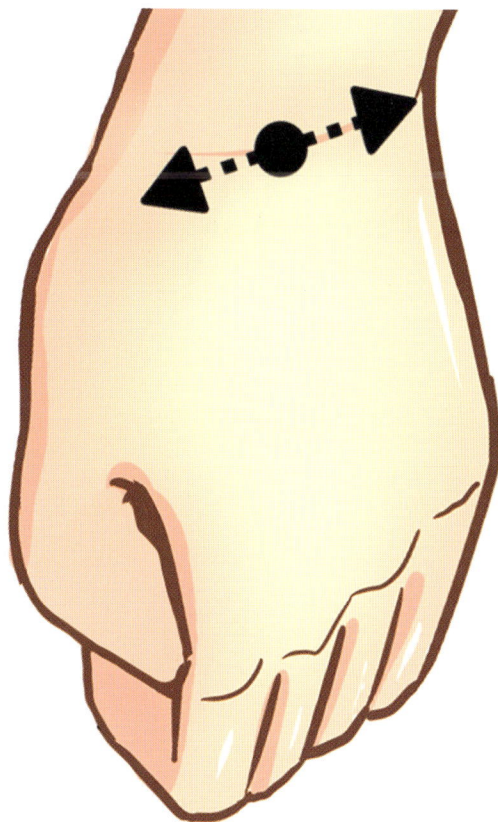

扫码看视频
（一窝风穴）

图63　一窝风穴

❁ 外劳宫穴（图 64）

❁ 上三关穴（图 65）

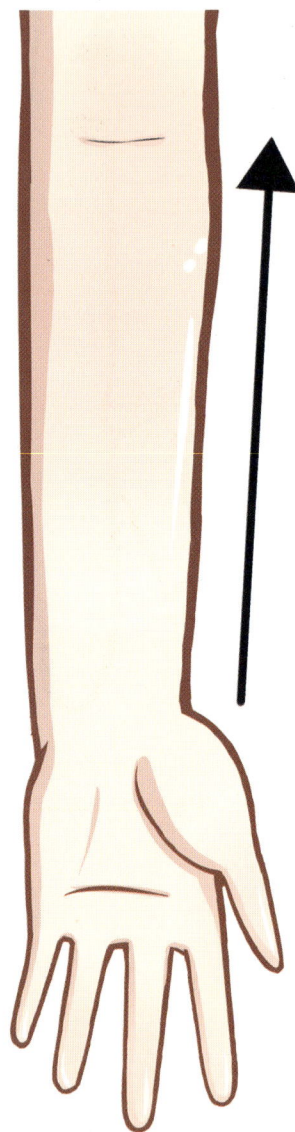

图64　外劳宫穴

图65　上三关穴

✳ **下三关穴（图66）**　　✳ **双补三关穴（图67）**

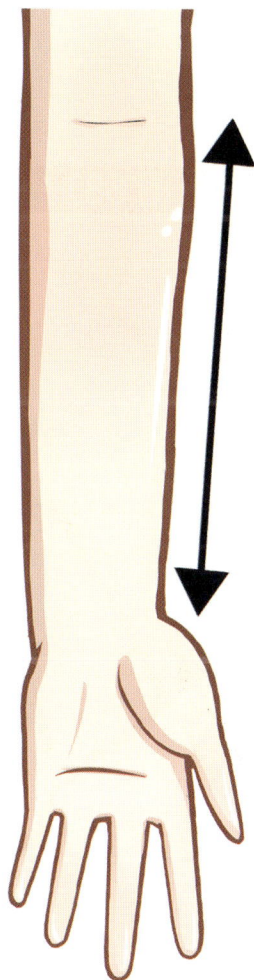

图66　下三关穴　　　　　图67　双补三关穴

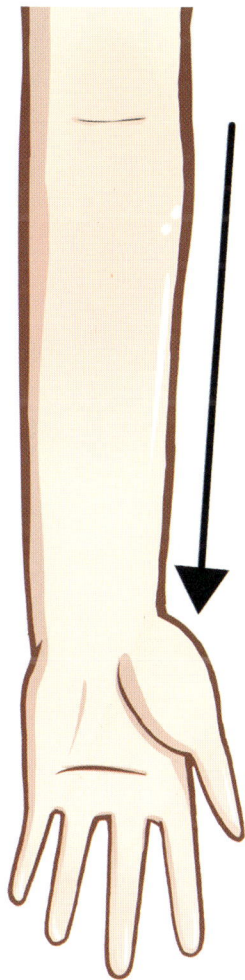

扫码看视频　　　　　　　扫码看视频
（下三关穴）　　　　　　（双补三关穴）

✳ 补肾水穴（图68）

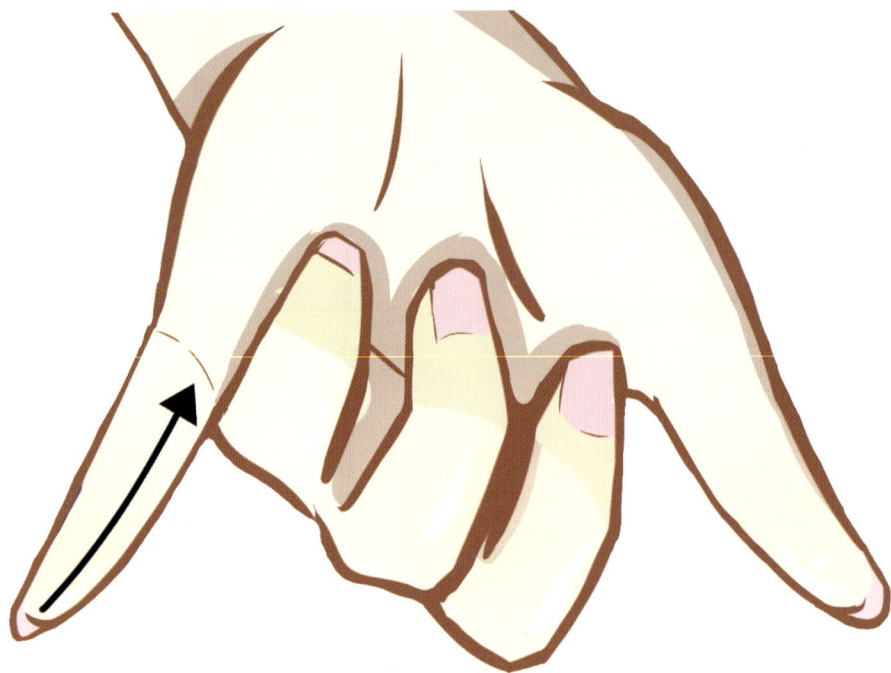

图68　补肾水穴

扫码看视频
（补肾水穴）

✳ 双补肾水穴（图 69）

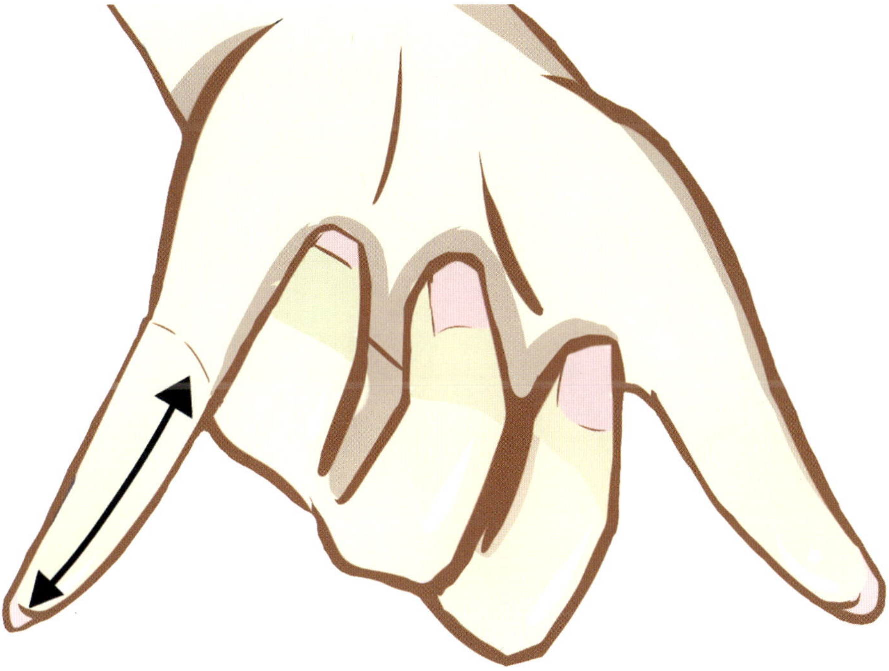

图69 双补肾水穴

扫码看视频
（双补肾水穴）

✳ 泻肾水穴（图 70）

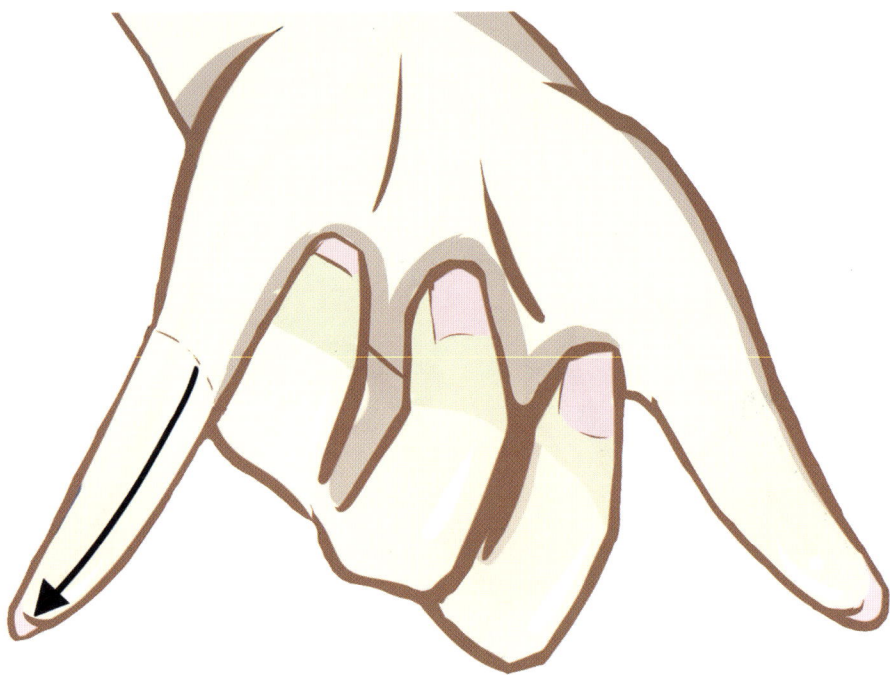

图70　泻肾水穴

✳ 泻天河水穴（图71）

图71　泻天河水穴

扫码看视频
（泻天河水穴）

✳ 清天河水穴（图72）

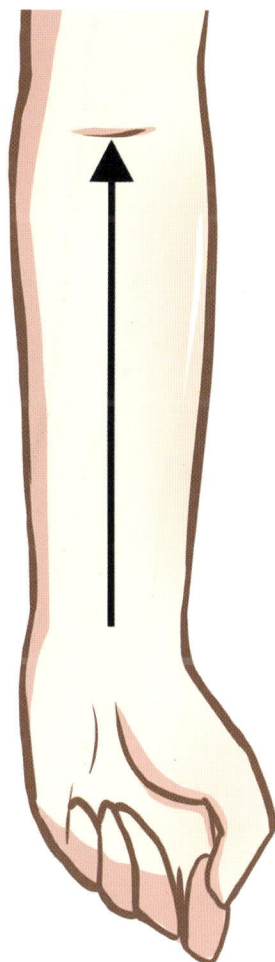

图72　清天河水穴

扫码看视频
（清天河水穴）

✳ 二人上马穴（图 73）

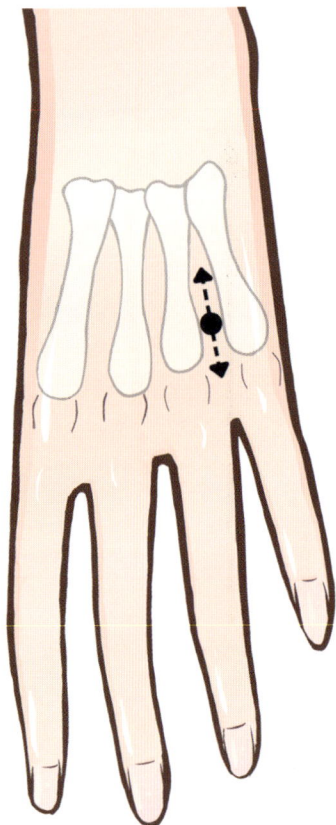

扫码看视频
（二人上马穴）

图73　二人上马穴

✳ 新肾顶穴（图 74）

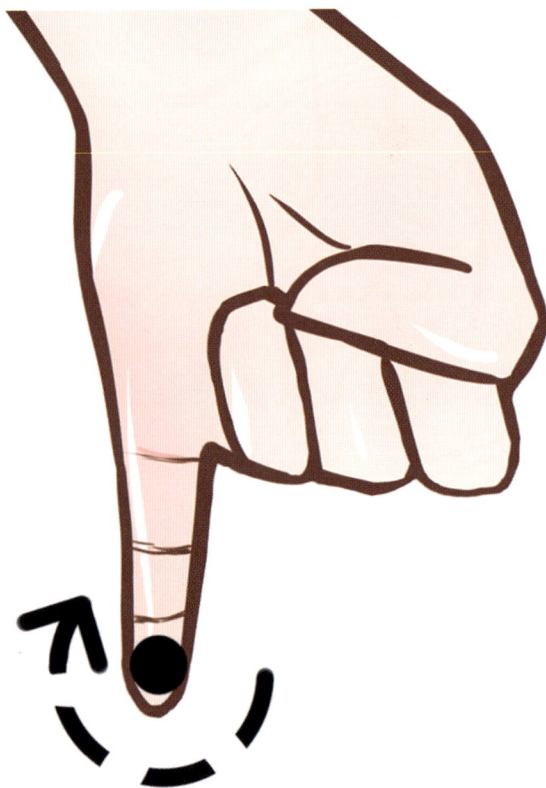

扫码看视频
（新肾顶穴）

图74　新肾顶穴

✳ 泻肝木穴（图75）

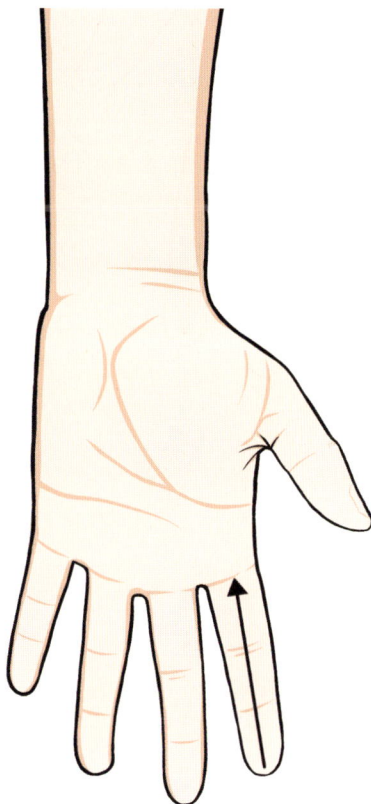

扫码看视频
（泻肝木穴）

✳ 补肝木穴（图76）

图75　泻肝木穴

扫码看视频
（补肝木穴）

图76　补肝木穴

✳ 双补肝木穴（图 77）

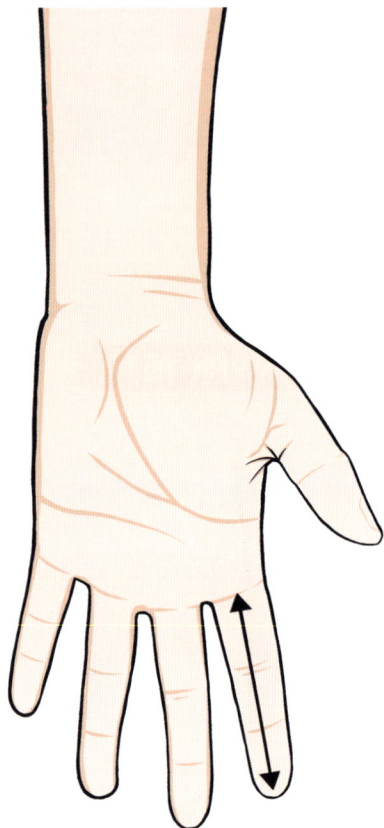

✳ 泻三焦穴（图 78）

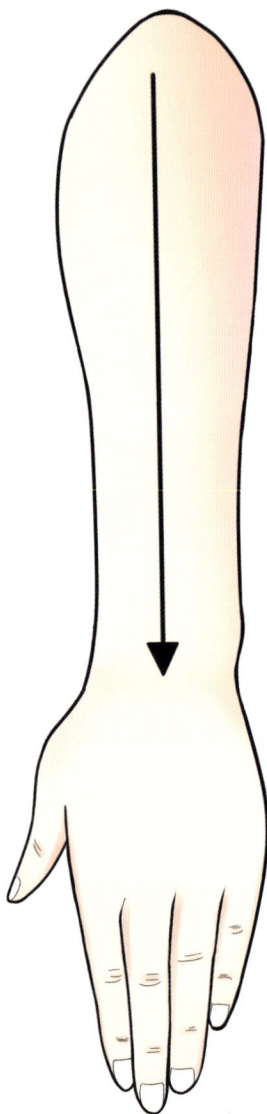

图77　双补肝木穴

扫码看视频
（双补肝木穴）

扫码看视频
（泻三焦穴）

图78　泻三焦穴

扫码看视频
（补三焦穴）

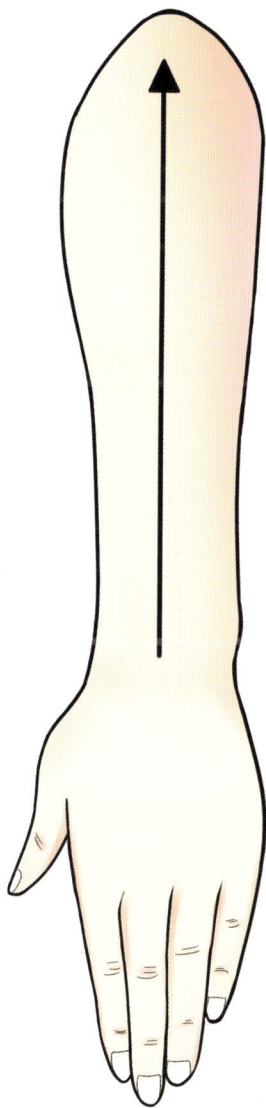

☀ 补三焦穴（图 79）

☀ 双补三焦穴（图 80）

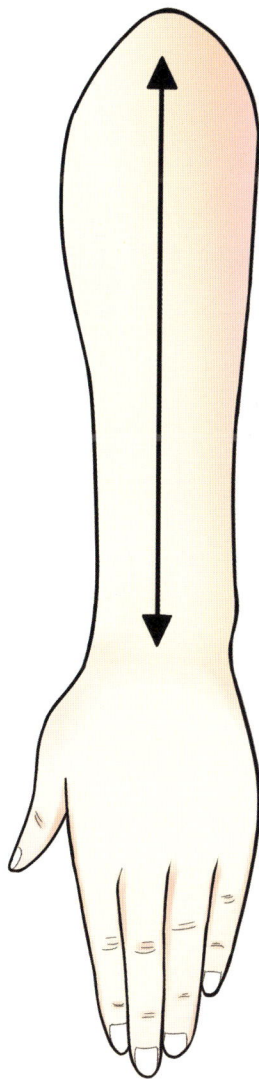

图79　补三焦穴

扫码看视频
（双补三焦穴）

图80　双补三焦穴

✳ 泻小肠穴（图 81）

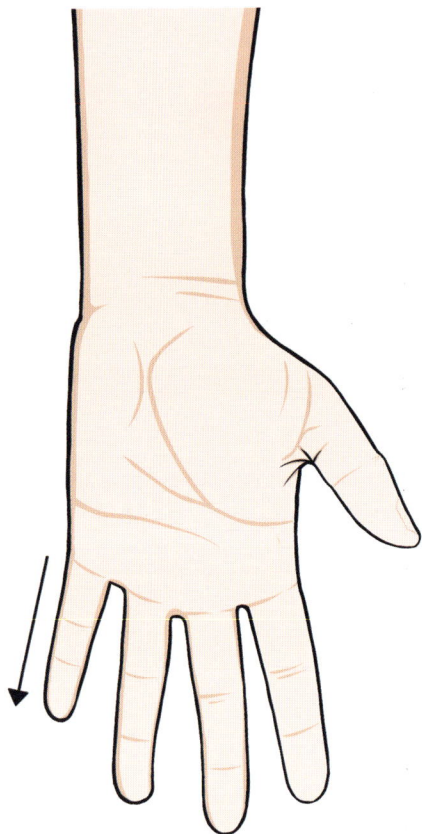

扫码看视频
（泻小肠穴）

图81　泻小肠穴

✳ 双补小肠穴（图 82）

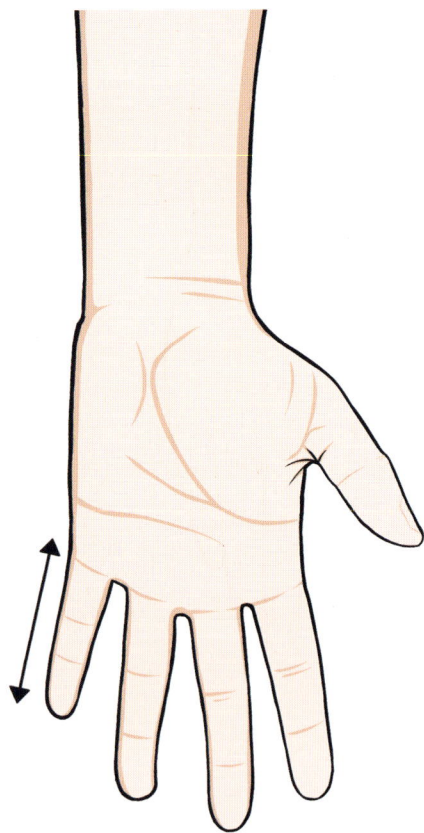

扫码看视频
（双补小肠穴）

图82　双补小肠穴

✳ 补小肠穴（图83）

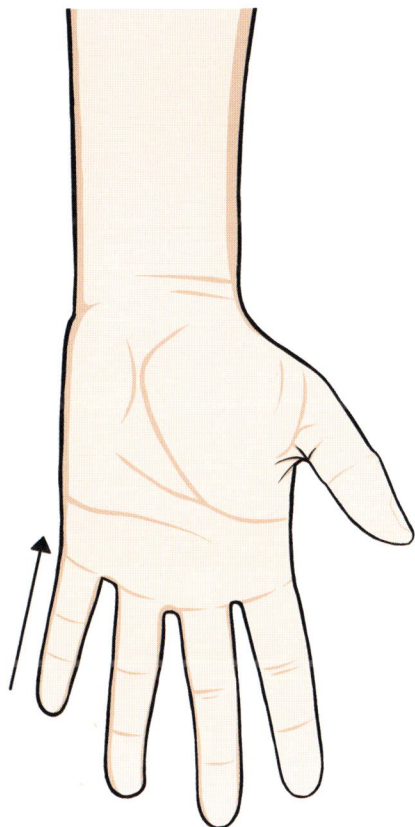

扫码看视频
（补小肠穴）

图83 补小肠穴

✳ 精宁穴（图84）

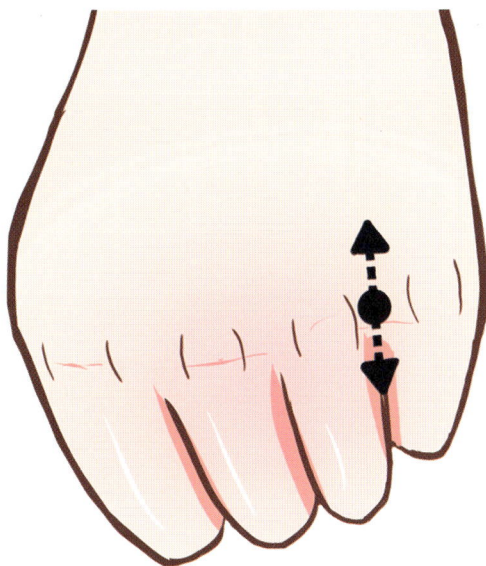

扫码看视频
（精宁穴）

图84 精宁穴

✳ 肾纹穴（图 85）

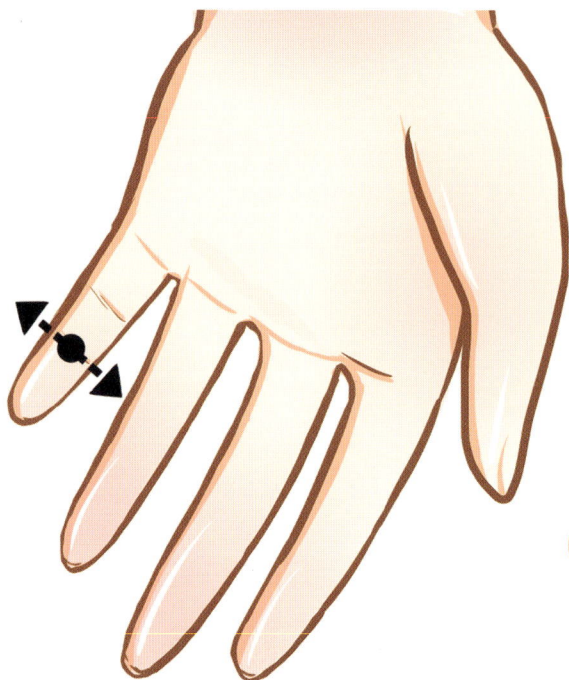

扫码看视频
（肾纹穴）

图85　肾纹穴

✳ 泻心火穴（图 86）

扫码看视频
（泻心火穴）

图86　泻心火穴

❋ 补心火穴（图87）

图87 补心火穴

❋ 双补心火穴（图88）

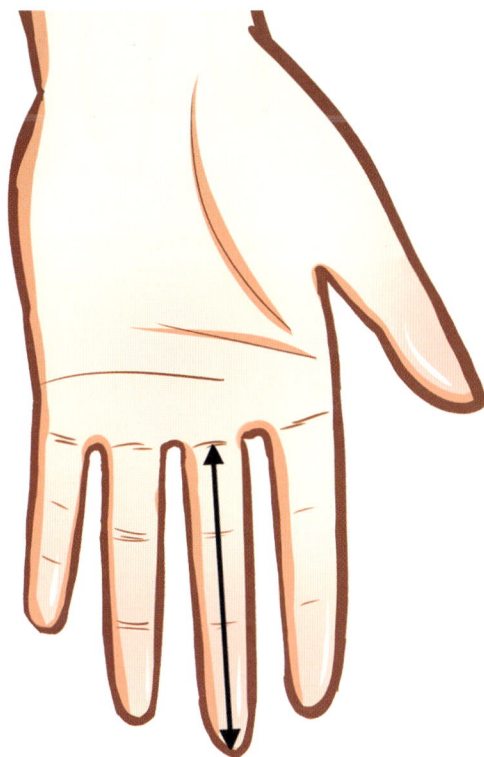

图88 双补心火穴

❋ 双补新四横纹穴（图 89）

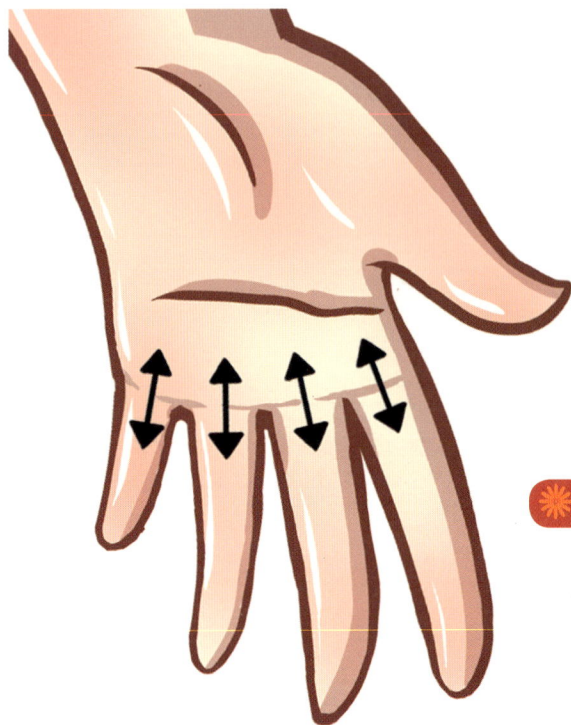

扫码看视频
（双补新四横纹穴）

图89 双补新四横纹穴

❋ 泻新四横纹穴（图 90）

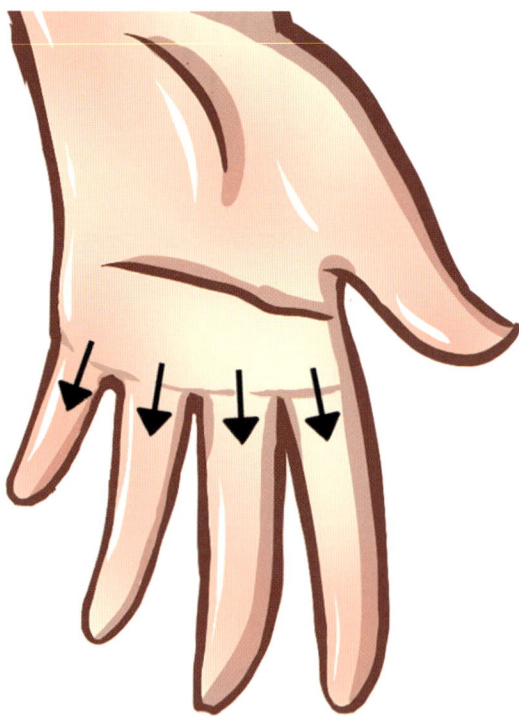

扫码看视频
（泻新四横纹穴）

图90 泻新四横纹穴

❋ 总筋穴（图91）

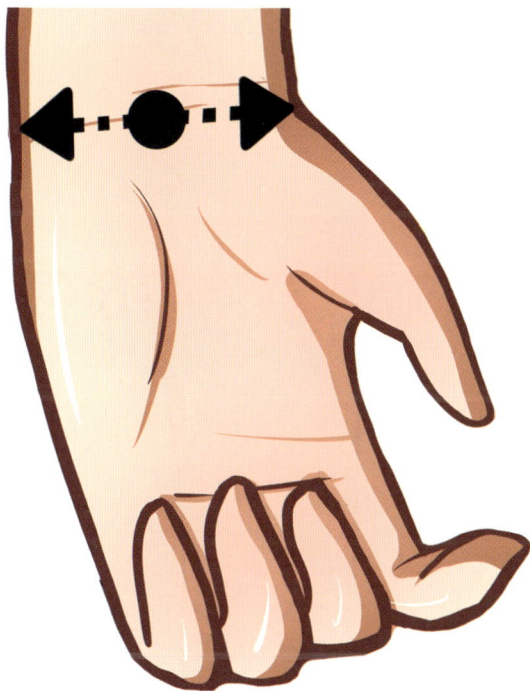

图91　总筋穴

❋ 新阳池穴（图92、图93）

　　新阳池穴的取法：腕横纹向前臂方向量起，中指中间指节长度处。

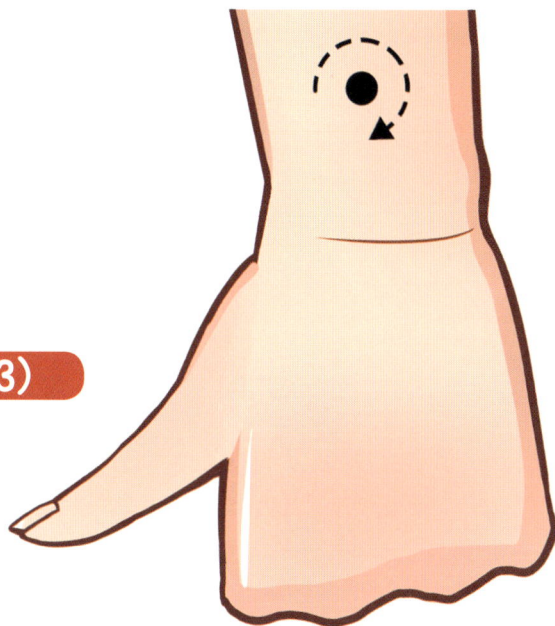

图92　新阳池穴

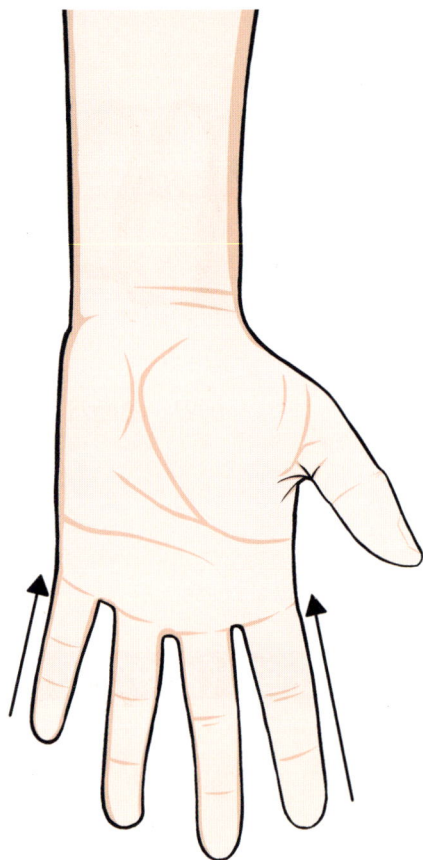

图93　新阳池穴的取法

☀ 同时补大肠、小肠穴（图94）

图94　同时补大肠、小肠穴

❋ 同时泻大肠、小肠穴（图 95）

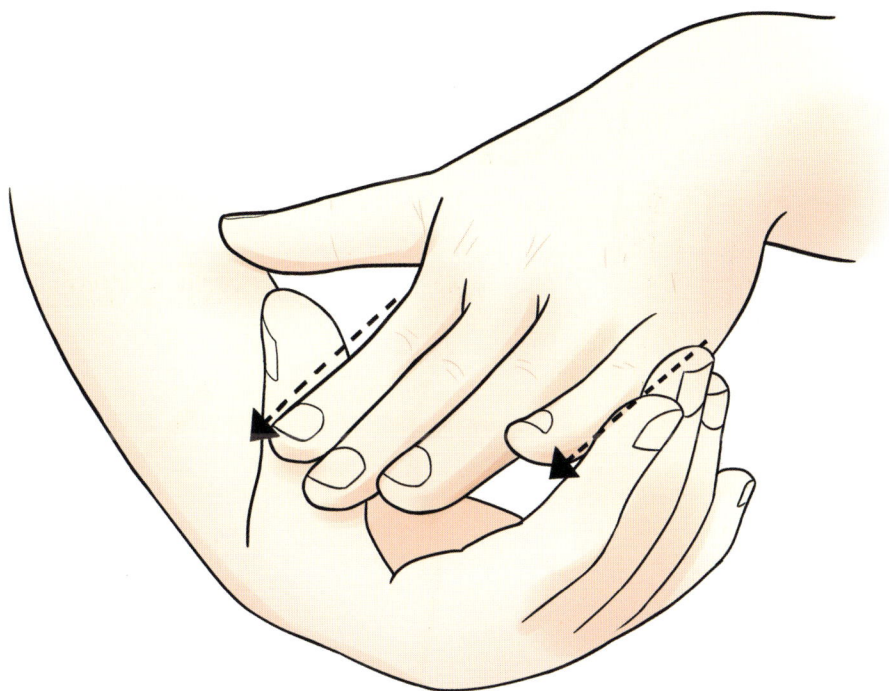

图95　同时泻大肠、小肠穴

扫码看视频
（同时泻大肠、小肠穴）

✳ 同时补肝木、心火穴（图 96）

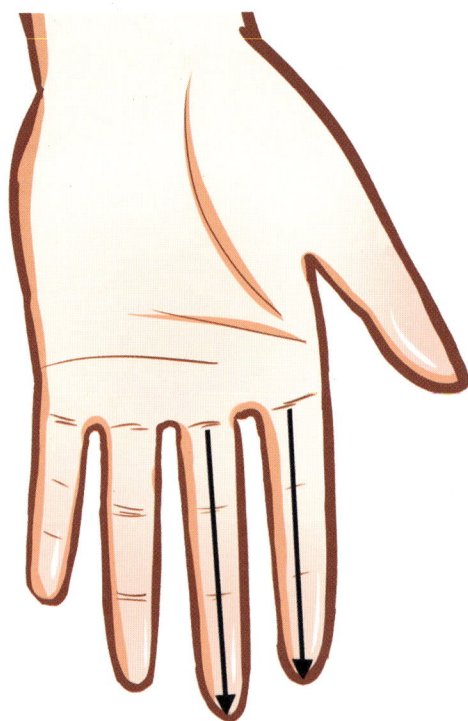

扫码看视频
（同时补肝木、心火穴）

图96　同时补肝木、心火穴

✳ 同时泻肝木、心火穴（图 97）

扫码看视频
（同时泻肝木、心火穴）

图97　同时泻肝木、心火穴

❋ 同时补肝木、心火、肺金、肾水穴（图98）

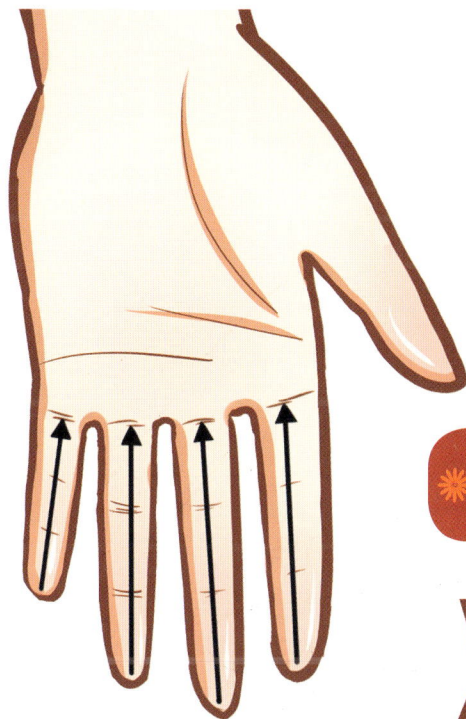

扫码看视频
（同时补肝木、心火、
肺金、肾水穴）

图98 同时补肝木、心火、
肺金、肾水穴

❋ 同时泻肝木、心火、肺金、肾水穴（图99、图100）

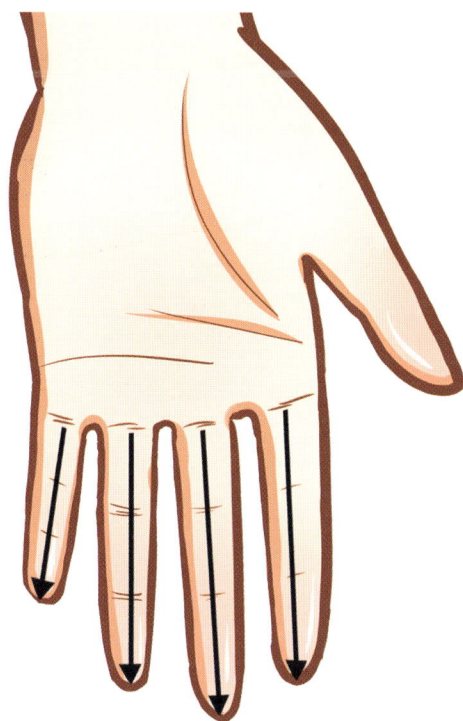

图99 同时泻肝木、心火、肺金、肾水穴

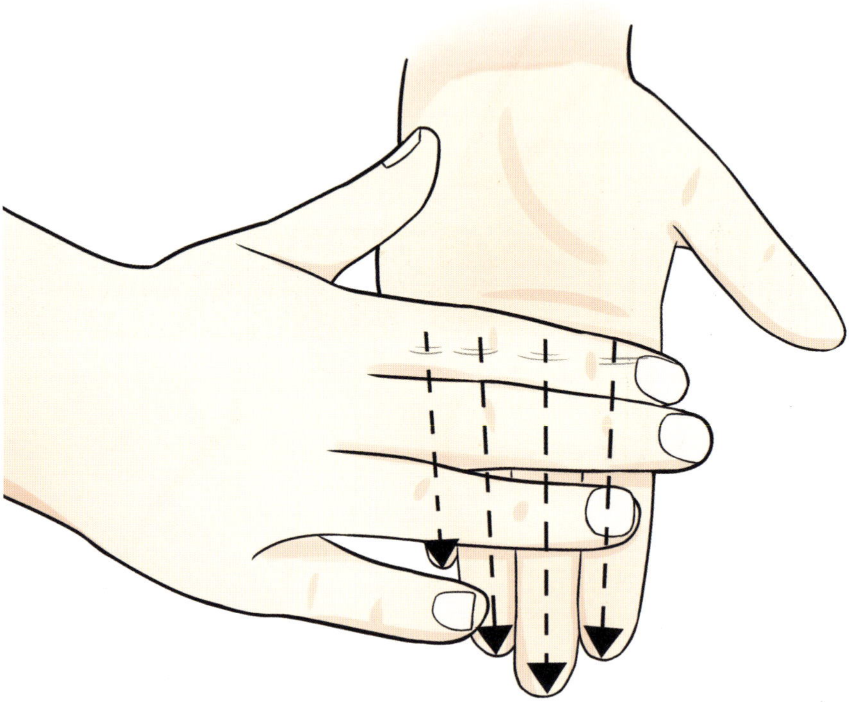

图100　同时泻肝木、心火、肺金、肾水穴的手法

扫码看视频
（同时泻肝木、心火、
肺金、肾水穴的手法）

❋ 同时泻新四横纹、肝木、心火、肺金、肾水穴（图101）

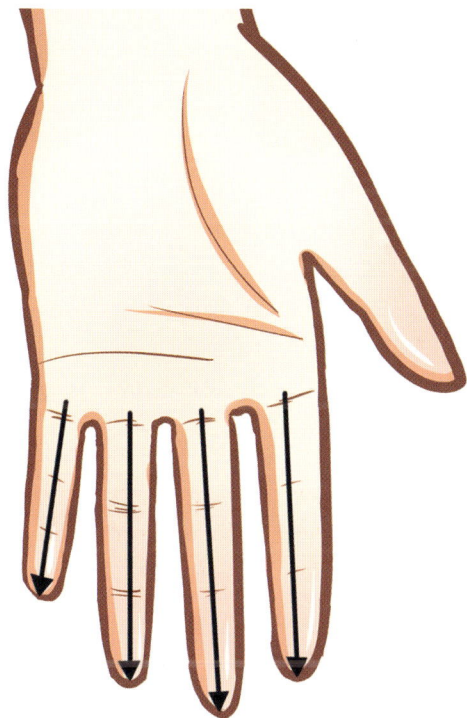

扫码看视频
（同时泻新四横纹、肝木、
心火、肺金、肾水穴）

❋ 同时泻肝木、心火、肺金穴（图102）

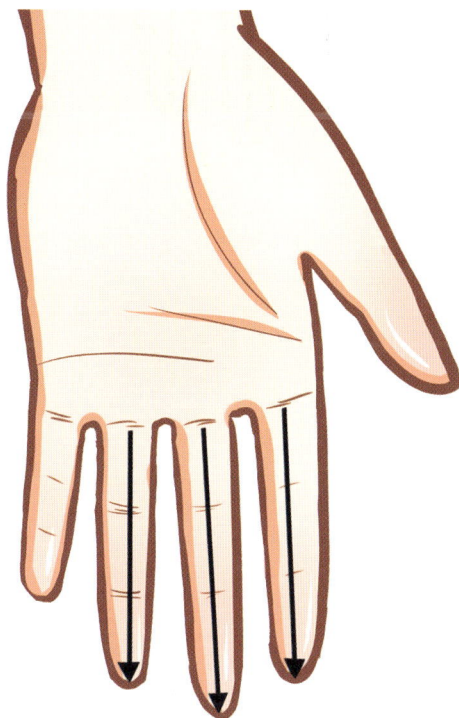

图101　同时泻新四横纹、肝木、
心火、肺金、肾水穴

扫码看视频
（同时泻肝木、
心火、肺金穴）

图102　同时泻肝木、心火、
肺金穴

✳ 同时补肝木、心火、肺金穴（图103）

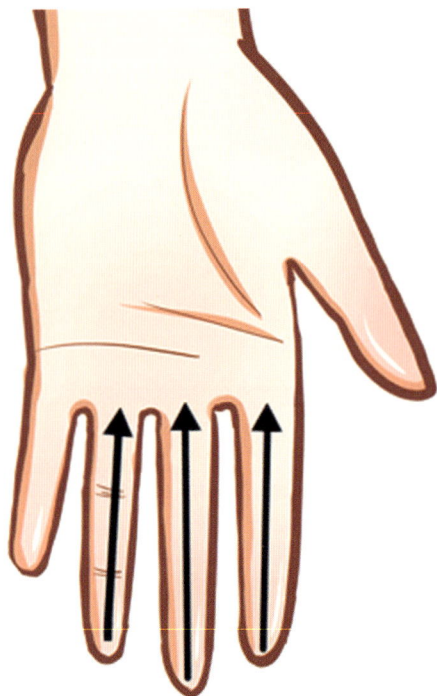

扫码看视频
（同时补肝木、心火、肺金穴）

图103　同时补肝木、心火、肺金穴

✳ 同时补肾水、肺金穴（图104）

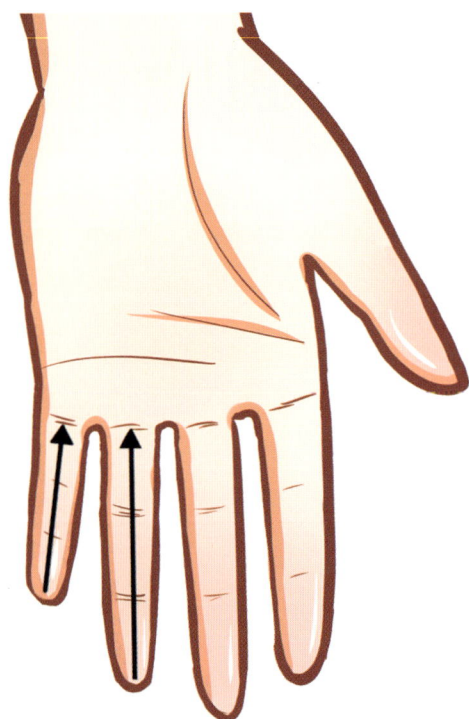

扫码看视频
（同时补肾水、肺金穴）

图104　同时补肾水、肺金穴

✳ 同时泻肾水、肺金穴（图105）

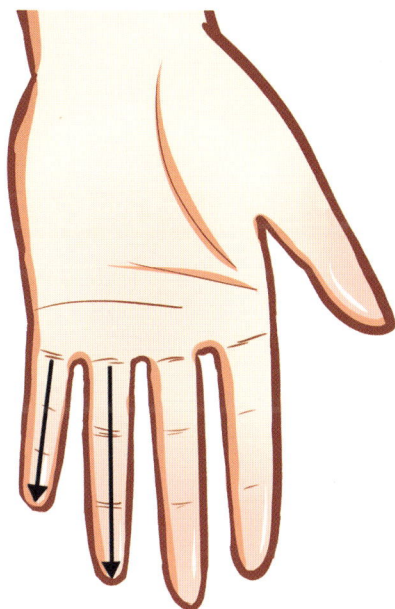

扫码看视频
（同时泻肾水、肺金穴）

✳ 同时泻三焦、下三关穴（图106）

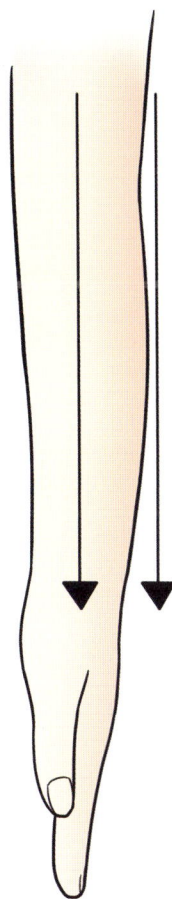

图105　同时泻肾水、肺金穴

扫码看视频
（同时泻三焦、下三关穴）

图106　同时泻三焦、下三关穴

❋ 同时补三焦、上三关穴（图107）

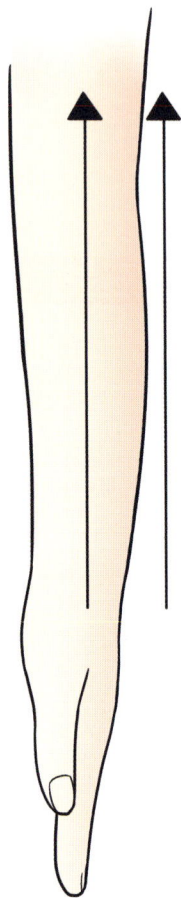

❋ 同时泻三焦、下六腑穴（图108）

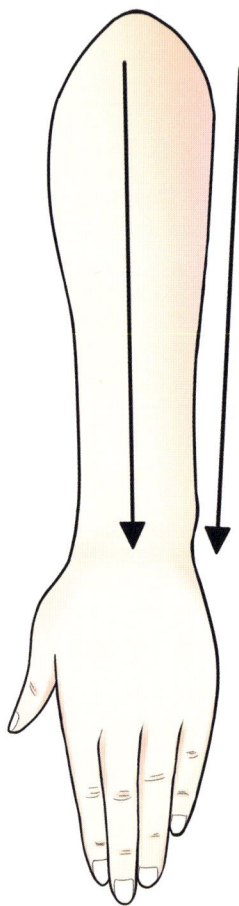

图107　同时补三焦、上三关穴

图108　同时泻三焦、下六腑穴

扫码看视频
（同时补三焦、上三关穴）

扫码看视频
（同时泻三焦、下六腑穴）

✳ 同时泻下六腑、天河水穴（图109）

✳ 同时泻三焦、下六腑、天河水穴（图110）

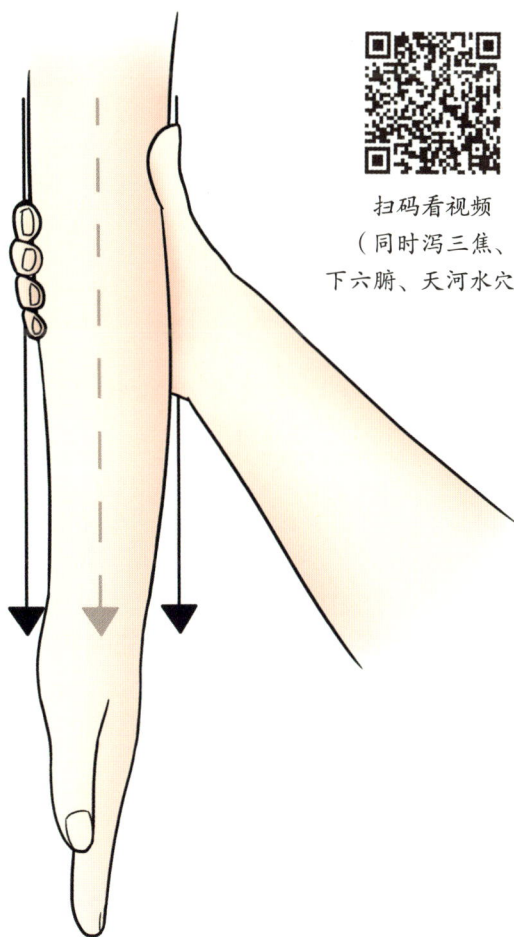

扫码看视频
（同时泻三焦、
下六腑、天河水穴）

图109 同时泻下六腑、
天河水穴

扫码看视频
（同时泻下六腑、天河水穴）

图110 同时泻三焦、下六腑、天河水穴

❋ 同时泻三焦、下六腑、下三关穴（图 111）

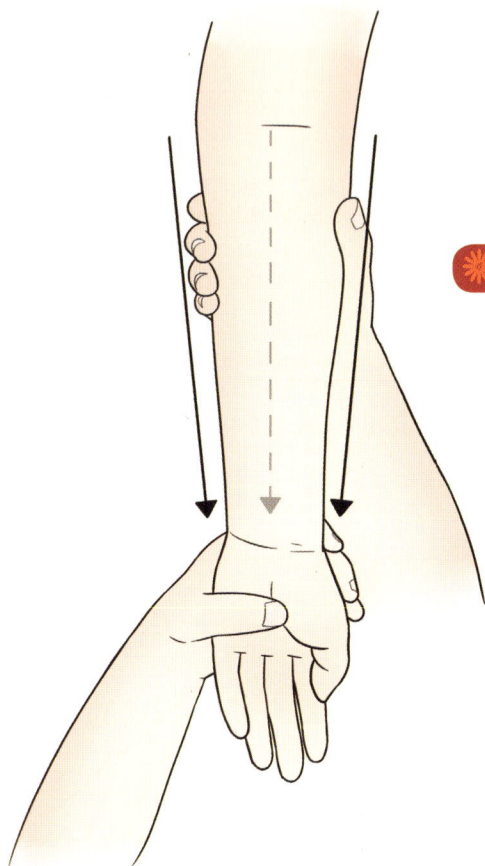

扫码看视频
（同时泻三焦、下六腑、下三关穴）

❋ 同时泻三焦、下三关、天河水穴（图 112）

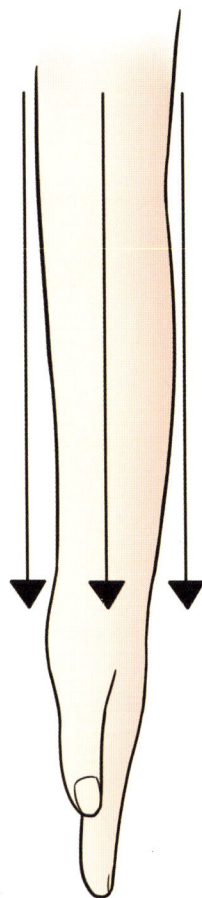

图111　同时泻三焦、下六腑、下三关穴

扫码看视频
（同时泻三焦、下三关、天河水穴）

图112　同时泻三焦、下三关、天河水穴

✹ 同时补肾水、脾土穴（图113）

扫码看视频
（同时补肾水、脾土穴）

✹ 同时泻脾土、肾水穴（图114）

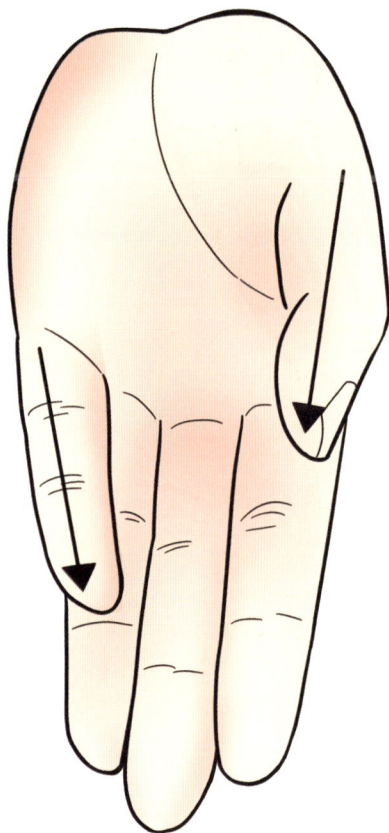

图113 同时补肾水、脾土穴

扫码看视频
（同时泻脾土、肾水穴）

图114 同时泻脾土、肾水穴

✳ 同时补新板门、脾土穴（图115）

扫码看视频

（同时补新板门、脾土穴）

✳ 同时泻新板门、脾土穴（图116）

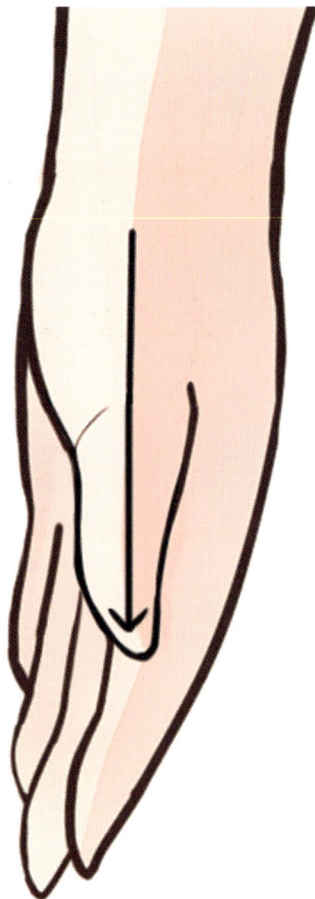

图115　同时补新板门、脾土穴

扫码看视频

（同时泻新板门、脾土穴）

图116　同时泻新板门、脾土穴

✳ 同时泻新板门、脾土、大肠穴（图 117）

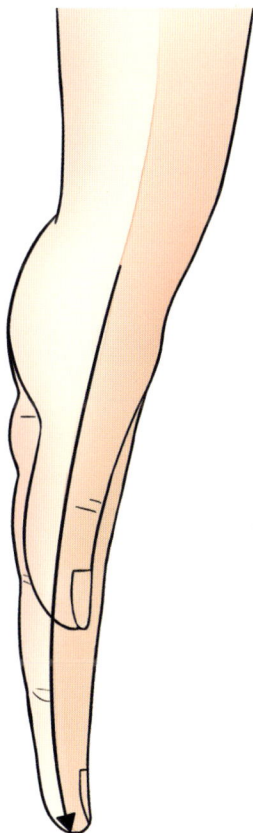

扫码看视频
（同时泻新板门、脾土、大肠穴）

✳ 同时泻三焦、下三关、新板门、脾土、大肠穴（图 118）

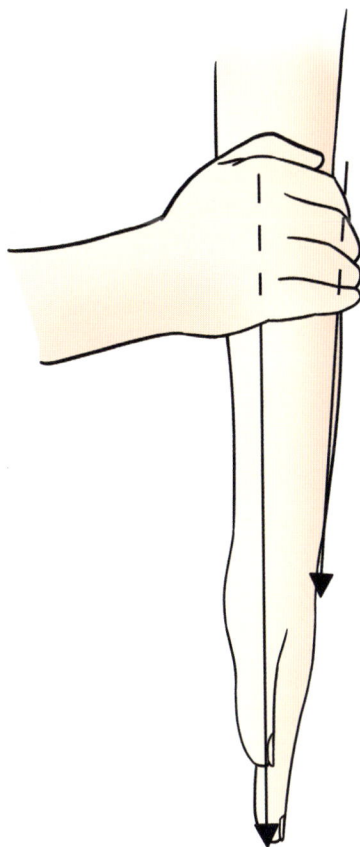

图117　同时泻新板门、
　　　　脾土、大肠穴

扫码看视频
（同时泻三焦、下三关、新板门、
脾土、大肠穴）

图118　同时泻三焦、下三关、新板门、脾土、大肠穴

✳ 同时泻新板门、脾土、大肠、新四横纹、肝木、心火、肺金、肾水、小肠穴（图119）

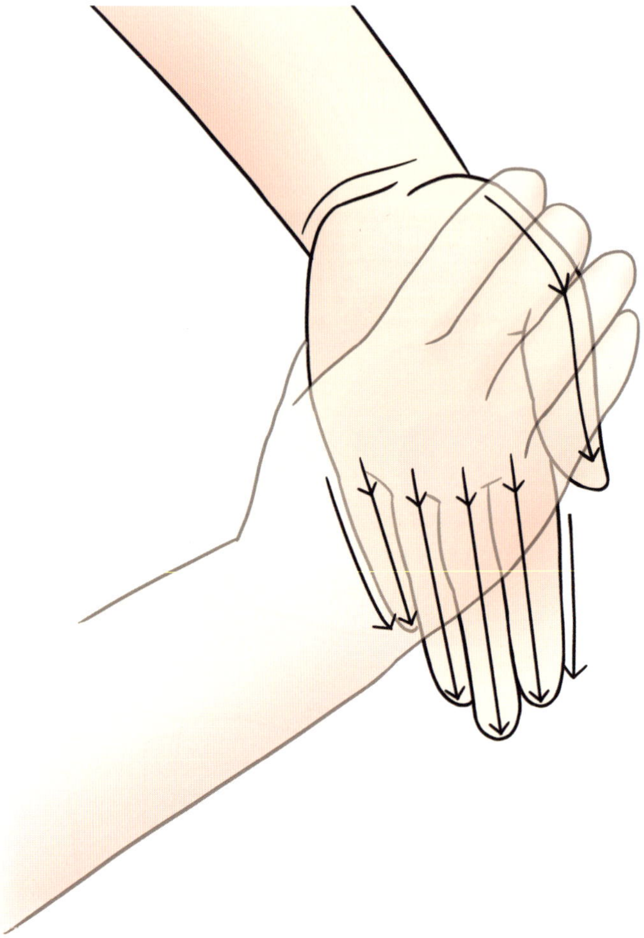

图119　同时泻新板门、脾土、大肠、新四横纹、
　　　　肝木、心火、肺金、肾水、小肠穴

扫码看视频
（同时泻新板门、脾土、大肠、新四横纹、
肝木、心火、肺金、肾水、小肠穴）

✳ **同时泻下三关、天河水、下六腑、新板门、脾土、大肠、新四横纹、肝木、心火、肺金、肾水、小肠穴（图120）**

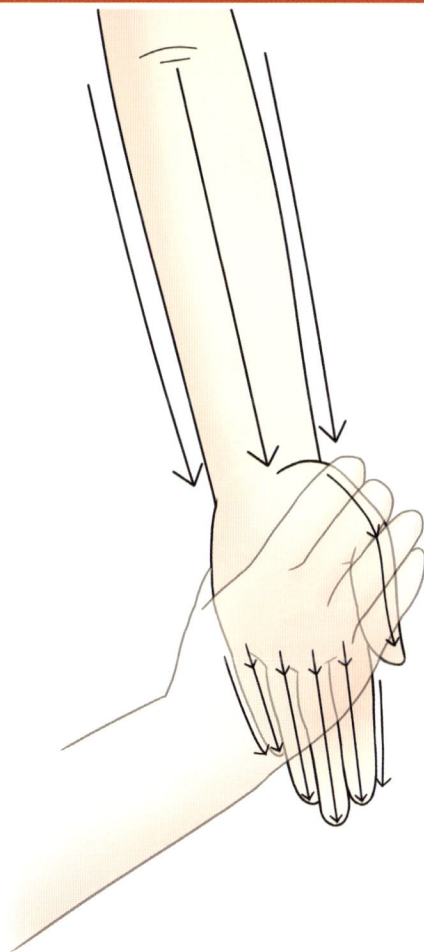

图120 同时泻下三关、天河水、下六腑、新板门、脾土、大肠、
新四横纹、肝木、心火、肺金、肾水、小肠穴

扫码看视频
（同时泻下三关、天河水、下六腑、新板门、脾土、大肠、
新四横纹、肝木、心火、肺金、肾水、小肠穴）

✏ 手和前臂穴位入经汇总

☀ 入脾经、胃经的穴位

1. 解决脾经、胃经有热的穴位

泻板门穴：用于胃或胃经有热所致的不适或病症。

泻脾土穴：用于脾或脾经有热所致的不适或病症。

逆运内八卦穴：用于五脏六腑、奇恒之腑、十二经脉、奇经八脉的气逆上冲之证；脾胃运化功能差、积食、脘腹胀痛、食欲差等症。

合谷穴：用于脾、胃、大肠经之热证；脾、胃、大肠经所属的头痛、牙痛、腹痛、感冒症状、排便异常等问题。

2. 解决脾经、胃经有寒的穴位

补板门穴：用于胃或胃经有寒或阳气不足所致的不适或病症。

补脾土穴：用于脾或脾经有寒或阳气不足所致的不适或病症。

顺运内八卦穴：用于五脏六腑、奇恒之腑、十二经脉、奇经八脉的气陷、阳气不升之证。

上三关穴：用于五脏六腑、奇恒之腑、十二经脉、奇经八脉因寒或阳气不足引起的怕冷、血流缓慢、结聚之证。

补三焦穴：用于三焦经所到之处因热引起的各种不适或病症。

☀ 入肺经、大肠经的穴位

1. 解决肺经、大肠经有热的穴位

泻肺金穴：用于肺及肺经所到之处因热引起的各种不适或病症。

泻大肠穴：用于大肠及大肠经所到之处因热引起的各种不适或病症。

下六腑穴：用于全身经络因热引起的各种不适或病症，如发热、炎症、肿痛、水肿、肿瘤等。

二扇门穴：用于热邪入侵肺、大肠、三焦经而引起的发热、无汗、咳喘等症。

新小横纹穴：用于肺、大肠经因热或生气引起的气滞疼痛、咳嗽或喘等症。

小天心穴：用于全身经络不通、有热之证，还可镇静安神。

合谷穴：用于大肠及大肠经所到之处的热性病症。

泻板门穴：用于因胃经热病引起的肺、大肠及其相应经脉的不适或病症。

泻脾土穴：用于因脾经热病引起的肺、大肠及其相应经脉的不适或病症。

2. 解决肺经、大肠经有寒的穴位

补肺金穴：用于肺及肺经阳气不足、受到寒邪侵袭而引起的不适或病症。

补大肠穴：用于大肠及大肠经阳气不足、受到寒邪侵袭而引起的不适或病症。

一窝风穴：用于肺及肺经受到寒邪侵袭而引起的感冒、发热等症。

外劳宫穴：用于大肠受寒引起的不适或病症。

补脾土穴：用于因脾经寒病引起的肺、大肠及其相应经脉的不适或病症。

顺运内八卦穴：用于因阳气虚而引起的肺、大肠及其相应经脉的

不适或病症。

补三焦穴：用于因三焦经受寒引起的肺、大肠及其相应经脉的不适或病症。

上三关穴：用于肺、大肠及其相应经脉因阳虚气弱、血寒而引起的不适或病症。

✳ 入肾经、膀胱经的穴位

1. 解决肾经、膀胱经有热的穴位

泻肾水穴：用于肾、膀胱及其相应经脉有热而引起的不适或病症。泻肾水穴可凉水祛热补阴血。（注：本人在曾经出版的著作中提到"肾水穴只能补不能泻"，只是延承前人的说法，临床上发现很多患者用了补肾水的手法后有"上火"表现，故通常配以泻热穴位制约，近些年把补法改为泻法，效果非常好。现将此心得跟广大读者分享，希望更多的人可以受益。）

泻天河水穴：用于肾、膀胱及其相应经脉有热而引起的不适或病症，同时累及肝经或心经热盛者。

泻三焦穴：用于三焦经有热而引起的不适或病症。

泻肺金穴：用于因肺经有热而引起的肾、膀胱及其相应经脉的不适或病症。

二人上马穴：用于肾、膀胱及其相应经脉有热而引起的水液代谢失常等症。

下六腑穴：用于肾、膀胱及其相应经脉的热病。

2. 解决肾经、膀胱经有寒的穴位

补肾水穴：用于肾、膀胱及其相应经脉有寒而引起的不适或病症。

外劳宫穴：用于因肠寒引起的肾经或膀胱经的寒证。

肾顶穴：用于肾、膀胱及其相应经脉阳气不足而引起的瞳孔大、汗出不止等症。

补肺金穴：用于因肺阳气不足而引起的肾、膀胱及其相应经脉的不适或病症。

顺运内八卦穴：用于肾、膀胱及其相应经脉有寒而引起的不适或病症。此法可以提振下焦之阳气。

上三关穴：用于肾、膀胱及其相应经脉有寒而引起的不适或病症，尤其是下焦之虚寒病证。此法可以打通三焦之气血。

补三焦穴：用于因三焦经受寒而引起的肾、膀胱及其相应经脉的不适或病症。

补脾土穴：用于因脾寒不能化湿而引起的肾、膀胱及其相应经脉的寒证。

☀ 入肝经、胆经的穴位

1. 解决肝经、胆经有热的穴位

泻肝木穴：用于肝、胆及其相应经脉的实火病证。

泻肾水穴：用于因肾、膀胱及其相应经脉有热而引起的肝、胆部位疾病。

泻心火穴：用于因心火旺盛而引起的肝、胆部位疾病。

肾纹穴：用于肝胆有热而引起的眼部炎症。

精宁穴：用于肝胆有热而引起的眼部不适或病症。

泻天河水穴：用于肝、胆及其相应经脉有热而引起的不适或病症。

下六腑穴：用于消化系统热证。

泻三焦穴：用于三焦经有热而引起的不适或病症。

小天心穴：用于三焦经不通而引起的瘀证。

新小横纹穴：用于因情志不畅而引起的肝、胆部位气滞疼痛等。

2. 解决肝经、胆经有寒的穴位

补肝木穴：用于肝、胆及其相应经脉的寒凝血瘀之证。

外劳宫穴：用于因下焦虚寒而引起的肝、胆及其相应经脉的寒证。

上三关穴：用于上焦、中焦、下焦的虚寒证。

补脾土穴：用于脾过寒反过来欺侮肝胆而引起的寒证。

补三焦穴：用于三焦经受寒而引起的肝、胆及其相应经脉的不适或病症。

顺运内八卦穴：用于肝胆气弱之证。

补肾水穴：用于因肾、膀胱及其相应经脉受寒而引起的肝胆气血不足之证。

☀ 入心经、小肠经的穴位

1. 解决心经、小肠经有热的穴位

泻心火穴：用于心经有火而引起的不适或病症。

泻肝木穴：用于因肝经或胆经有热而引起的心经的不适或病症。

泻小肠穴：用于小肠经有热而引起的不适或病症。

总筋穴：用于因心包经有热而引起的心经或小肠经的不适或病症。

泻天河水穴：用于因心包经或肝经有热而引起的心或小肠部位的不适或病症。

下六腑穴：用于心经、小肠经有热而引起的不适或病症。此法可用于全身热证。

泻三焦穴：用于三焦经有热而引起的心或小肠的热病。

小天心穴：用于心经或小肠经有热而引起的烦躁、瘀阻不通等症。

2. 解决心经、小肠经有寒的穴位

补心火穴：用于心、小肠及其相应经脉有寒而引起的消化吸收不良、心阳不振之证。

补小肠穴：用于心经或小肠经有寒而引起的不适或病症。

外劳宫穴：用于小肠有寒而引起的不适或病症。

补脾土穴：用于因脾阳不振而引起的心、小肠及其相应经脉的寒证。

补三焦穴：用于因三焦经虚寒而引起的循经所过心或小肠部位的寒证。

顺运内八卦穴：用于因肠寒、心阳不振导致的脏腑下垂等。

上三关穴：用于寒湿病证。此法可增加心、小肠及其相应经脉的阳气。

上六腑穴：用于心、小肠有寒而引起的心率缓慢、腹痛、消化吸收不良等症。

✴ 入心包经、三焦经的穴位

1. 解决心包经、三焦经有热的穴位

泻心火穴：用于心包经有热而引起的不适或病症。

小天心穴：用于心包经、三焦经有热而引起的不适或病症。

泻三焦穴：用于心包、三焦及其相应经脉的热证。

下六腑穴：用于三焦之热证。

总筋穴：用于因心包经有热而引起的溃疡、炎症等。

阳池穴：用于因三焦及其相应经脉有热而引起的头部疾病。

2. 解决心包经、三焦经有寒的穴位

补脾土穴：用于心包经、三焦经的寒湿之证。

补三焦穴：用于祛除寒气、湿气。

顺运内八卦穴：用于三焦经的寒证。此法可提振三焦之阳气。

✳ 入任脉、冲脉、带脉（前面）、阴跷脉、阴维脉的穴位

入任脉、冲脉、带脉（前面）、阴跷脉、阴维脉的穴位，包括所有解决肺经、心包经、心经、脾经、肝经、肾经有热或有寒的穴位。

✳ 入督脉、带脉（后面）、阳跷脉、阳维脉的穴位

入督脉、带脉（后面）、阳跷脉、阳维脉的穴位，包括所有解决大肠经、三焦经、小肠经、胃经、胆经、膀胱经有热或有寒的穴位。

✳ 连推或一起推的穴位入什么经络

只要配穴时选用的几个穴位是挨着的，就可以连起来推，这样气血同时入经，起效快，又节省时间，还可以多推几遍。

1. 同时补脾土、板门穴

此法用于脾经、胃经同时阳虚寒大而引起的不适或病症。

2. 同时补脾土、肾水穴

此法用于脾经、胃经、肾经、膀胱经同时阳虚寒大而引起的不适或病症。

3. 同时补肾水、肺金穴

此法用于肾、膀胱、肺、大肠及其相应经脉同时阳气不足寒大而引起的不适或病症。

4. 同时补三焦、上三关穴

此法用于全身寒湿特别严重的人。

5. 同时补肝木、心火穴

此法用于肝、胆、心、小肠同时受寒而引起的不适或病症。

6. 同时补肝木、心火、肺金、肾水穴

此法用于肝、胆、心、小肠、肺、大肠、肾、膀胱及其相应经脉同时受寒而引起的不适或病症。

7. 同时补大肠、小肠穴

此法用于大肠、小肠及其相应经脉同时阳虚寒重而引起的不适或病症。

8. 同时泻肝木、心火穴

此法用于肝经、心经、心包经同时有热而引起的不适或病症。

9. 同时泻肝木、心火、肺金穴

此法用于肝经、心经、心包经、肺经同时有热而引起的不适或病症。

10. 同时泻肝木、心火、肺金、肾水穴

此法用于肝经、胆经、心经、小肠经、心包经、三焦经、肺经、大肠经、肾经、膀胱经同时有热而引起的不适或病症。

11. 同时泻肺金、肾水穴

此法用于肺、大肠、肾、膀胱及其相应经脉同时有热而引起的不适或病症。

12. 同时泻新板门、脾土穴

此法用于胃经、脾经同时有热而引起的不适或病症。

13. 同时泻新板门、脾土、大肠穴

此法用于胃经、脾经、大肠经同时有热而引起的不适或病症。

14. 同时泻大肠、小肠穴

此法用于大肠经、小肠经同时有热而引起的不适或病症。

15. 同时泻天河水、下六腑穴

此法用于心经、心包经、小肠经同时有热而引起的不适或病症。

16. 同时泻三焦、下六腑穴

此法用于三焦经、心经、小肠经同时有热而引起的不适或病症。

17. 同时泻三焦、天河水、下三关穴

此法用于三焦经、大肠经、肺经、心包经同时有热而引起的不适或病症。

18. 同时泻三焦、下三关穴

此法用于三焦经、大肠经、肺经同时有热而引起的不适或病症。

19. 同时泻三焦、天河水、下六腑穴

此法用于三焦经、心包经、心经、小肠经同时有热而引起的不适或病症，还可以用于全身经络同时有热而引起的各种病症。

20. 同时泻脾土、肾水穴

此法用于脾经、胃经、肾经、膀胱经同时有实火而引起的不适或病症。

21. 同时泻三焦、下六腑、下三关穴

此法用于三焦经、心经、小肠经、大肠经、肺经同时有热而引起的各种病症。

22. 同时泻三焦、三关、板门、脾土、大肠穴

此法用于三焦经、大肠经、肺经、胃经、脾经同时有热而引起的不适或病症。

23. 同时泻新板门、脾土、大肠、新四横纹、肝木、心火、肺金、肾水、小肠穴

此法用于胃经、脾经、大肠经、小肠经、肝经、心经、肺经、肾经同时有热而引起的各种病症。

24. 同时泻三关、天河水、下六腑、新板门、脾土、大肠、新四横纹、肝木、心火、肺金、肾水、小肠穴

此法用于肺经、大肠经、心包经、胃经、脾经、肝经、心经、肾经、小肠经同时有热而引起的不适或病症。

✎ 不能进行推拿调理的情况

　　不能进行推拿调理的情况：器官先天性畸形，急性中毒，严重骨质疏松，视网膜脱落，外伤*，急性心肌梗死，脱水性休克，失血性休克**，急性脑梗死，急性肺栓塞，急性下肢静脉栓塞，急性羊水栓塞，气管或肺卡异物，巨大肿瘤，寄生虫感染，严重梗阻病，疝气嵌顿，骨骼严重被吸收的情况，严重败血症，癌症晚期转移伴有疼痛的情况，严重精神病不能配合治疗的情况，已经停止呼吸和心跳的情况，需要操作的部位有新疤痕、大面积出血、烫伤、破损或水疱等。

---

* 外伤：如车祸导致的骨折、骨骼错位、需要缝合的情况、刀伤或被人打伤、严重动物咬伤或抓伤等。

** 失血性休克：如急性内脏血管破裂，急性大量鼻出血，急性大量子宫出血，急性心、肺、肠、胃出血休克等。

长空雁阵岭南飞　池水渐凉蝉唱稀　立秋　一叶知秋

下篇 疾病自查

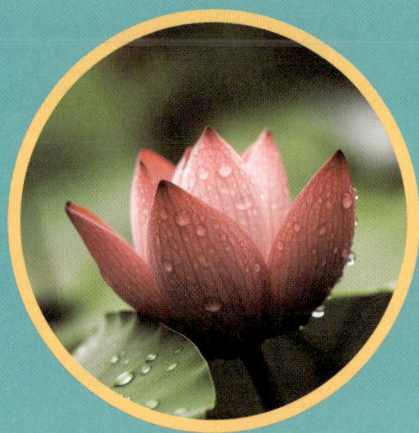

疾病与经络的关联

西医学对于疾病的命名，有的按解剖部位、功能等命名，有的按医生名字、病毒名字、细菌名字等命名。本篇的疾病自查部分，列出了上千种大家可能遇到的各种不适或疾病，包括中医病名、西医病名、不适症状。其中，"西医病名"后会括号注明其对应的中医病名，或是其他特殊说明。

运用好经络学说可以有效指导临床诊断和治疗。首先根据不适症状或疾病的位置，判断其归属于哪个脏、哪个腑、哪条经，然后观察这些脏腑和经络有什么样的证候表现，根据辨证分析其属寒证还是热证，最后选用对应的穴位进行推拿调理。体寒者用热性穴位，体热者用寒性穴位，纠正患者的寒热偏离状态，让身体恢复平衡，促进康复。

推拿前，一定要先判断病位，可以先用西医学的方法去检查疾病的位置、深浅及跟周边组织的关联（很多病必须先到医院查清楚，可以及时排除不适合推拿的危重人群），方便结合证候表现分析该病涉及人体哪些部位，这些部位都有哪些经络经过，包含了哪些脏、哪些腑。观察这些经络和脏腑受热了会有哪些表现，受寒了会有哪些表现。

在穴位分类方面，要判断这些穴位入哪些经、入哪些脏腑。哪些穴位是"管"热证的，哪些穴位是"管"寒证的。要了解五脏六腑的相生相克关系，是母病及子，还是子病及母；是因某脏腑克伐另一脏腑太过而引起病症，还是因某脏腑功能太弱，无力"管控"其他脏腑而引起病症；或者是被克制的脏腑功能过旺，反过来"欺负"克者而引起病症。

各脏腑及其相应经脉的功能过强或过弱，都会导致疾病的发生，所以找到原因很重要。从饮食、情志、环境、起居、外邪、外伤等因素中找到致病原因后，首先切断这个病因，不能让它继续伤害你，然后根据辨证配穴，运用推拿调理人体的这个紊乱状态，才能收到好的效果。日后想要病情不反复，必须继续保持良好的生活习惯。

✎ 如何使用穴位及穴方

　　身体每个部位的病症是如何跟经络和脏腑对应的，本书通过自制的经络走行图*来呈现，方便大家更为直观地学习和查询。

　　如何使用穴位及穴方？根据经络和穴位的寒热性质选穴纠偏，哪些经络有问题就选用相应经络的穴位，单用或套在一起使用。

　　如果你自己不会配穴，可以参看本人已出版的五本著作**，其中包含了多个知识点，如不同角度的分型辨证，针对各种症状的答疑，关于穴位使用的详尽介绍，如何根据体质选择食物，食物寒热属性汇总表，各种疾病的调养方法等。这五本著作所涵盖的知识点和侧重点各不相同，对于已经详细介绍过的内容，本书就不做赘述了。前五本著作中共有配好的穴方 303 套，一方多用，同病异方，大家可以对照本书的穴位入经原则，选择已经配好的穴方使用，简单、便捷、有效。不要看穴方是出现在哪个疾病里，要看这个方子是入哪个经络、哪个脏腑的。判断好病位在哪条经络或哪个脏腑，用对穴位或穴方就能解决你的问题。

　　实践证明，单纯的寒性病（因极低温度致病者除外）通过推拿手

---

*　注：根据古代医家的总结，结合本人的临床经验，编制了经络走行图（在本人的指导下由女儿绘制），同时按照部位尽可能展现出来。

**　已出版的五本著作：《孕妈必知》《育儿必知》《一推就好（第二版）》《一推就好 2：成人篇》《一推就好 3：儿童篇》。

法容易调好，单纯的热性病通过推拿手法也容易调好。但如果是热到起"火"了或产生了毒火，累及所有经络，阴阳俱损，并且病位很深，这样的病推拿调理起来需要时间，急不得。

需要说明的是，致病的因素很多，疾病向愈的因素也很多，推拿疗法不能保证操作一次就可以立刻起效，也不能保证推拿过程中或日后不患其他疾病。

重要提醒：凡是重症、急症、危症患者请及时到医院就诊！

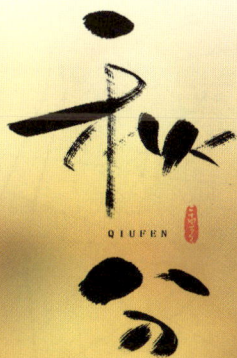

和
QIUFEN
分

✏ 认识我们的身体（图121、图122）

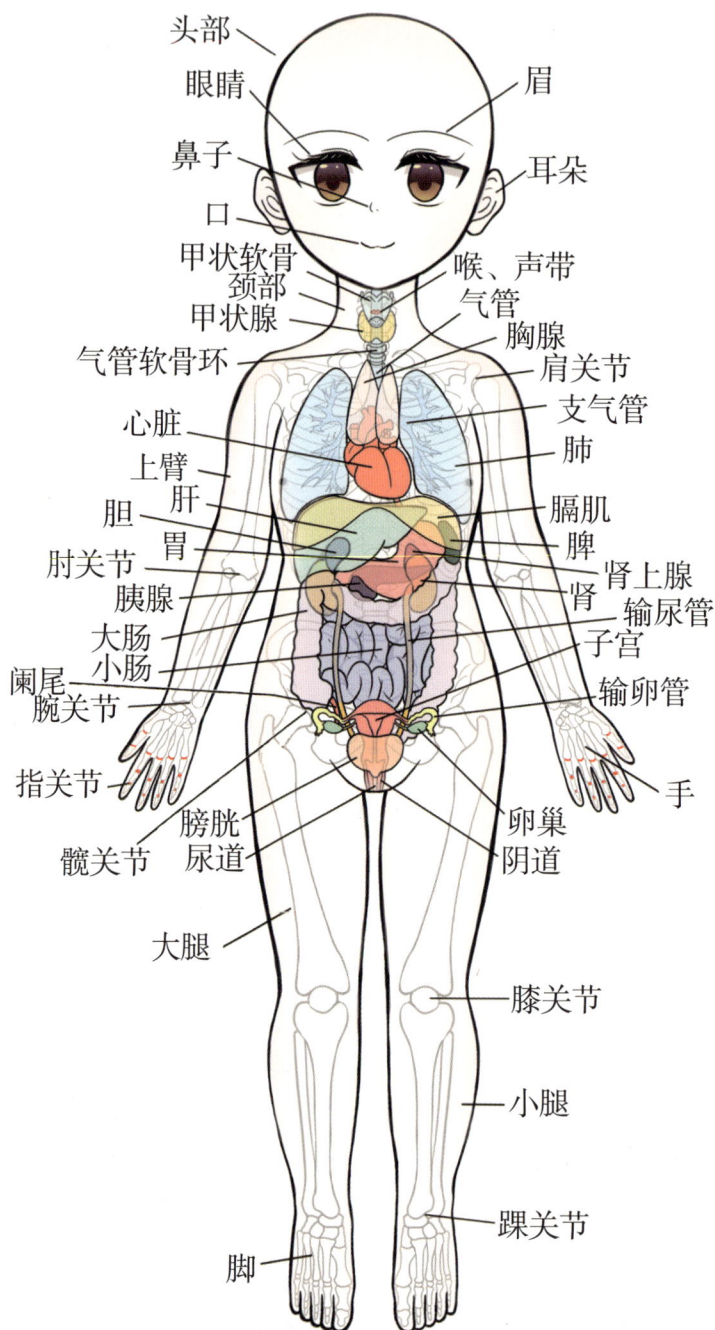

头部
眼睛
鼻子
口
甲状软骨
颈部
甲状腺
气管软骨环
心脏
上臂
胆
肝
胃
肘关节
胰腺
大肠
小肠
阑尾
腕关节
指关节
膀胱
髋关节
尿道
大腿
脚

眉
耳朵
喉、声带
气管
胸腺
肩关节
支气管
肺
膈肌
脾
肾上腺
肾
输尿管
子宫
输卵管
手
卵巢
阴道
膝关节
小腿
踝关节

图121　女性全身器官组织示意图

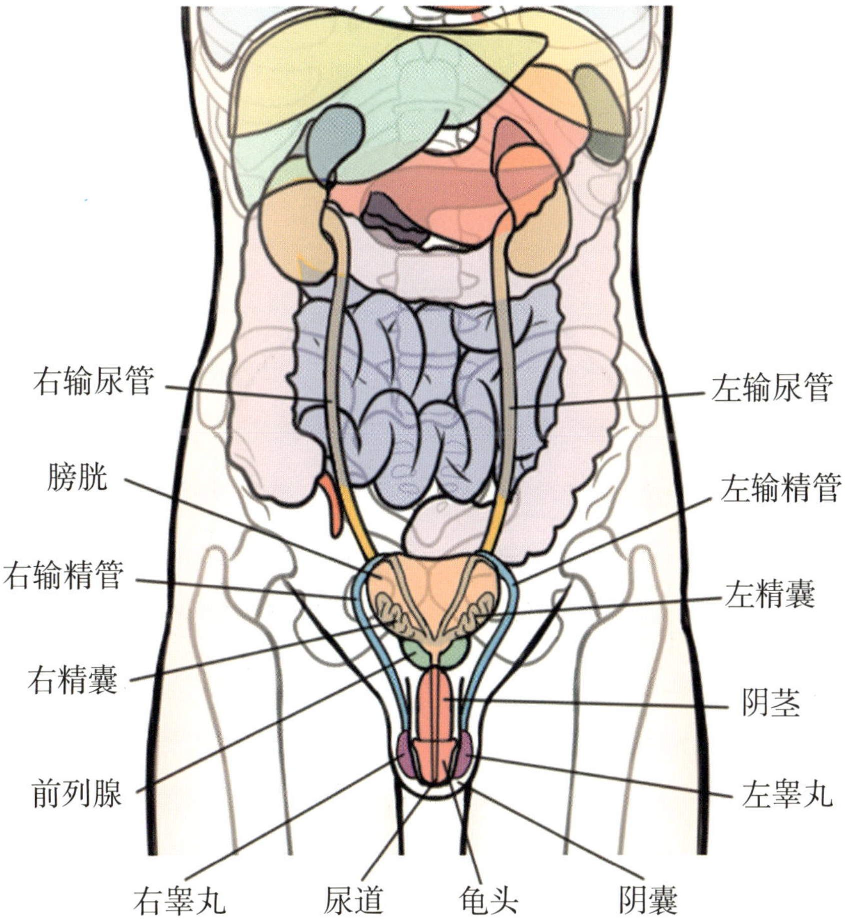

右输尿管

左输尿管

膀胱

左输精管

右输精管

左精囊

右精囊

阴茎

前列腺

左睾丸

右睾丸　　尿道　　龟头　　阴囊

图122　男性部分器官组织示意图

📝 头部疾病与经络如何对应

✳ 头部各组织器官

1. 头部组织器官示意图（图 123 ～图 125）

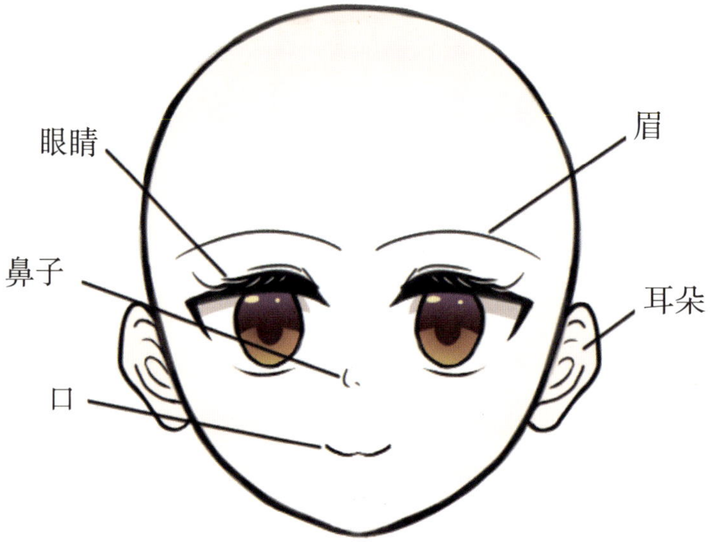

眼睛

眉

鼻子

耳朵

口

图123　头部器官（正面）

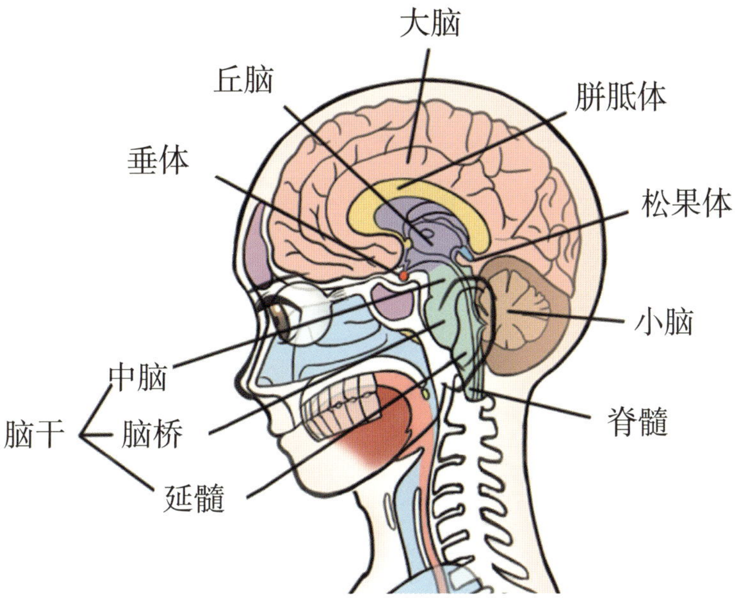

图124 脑部（侧面）

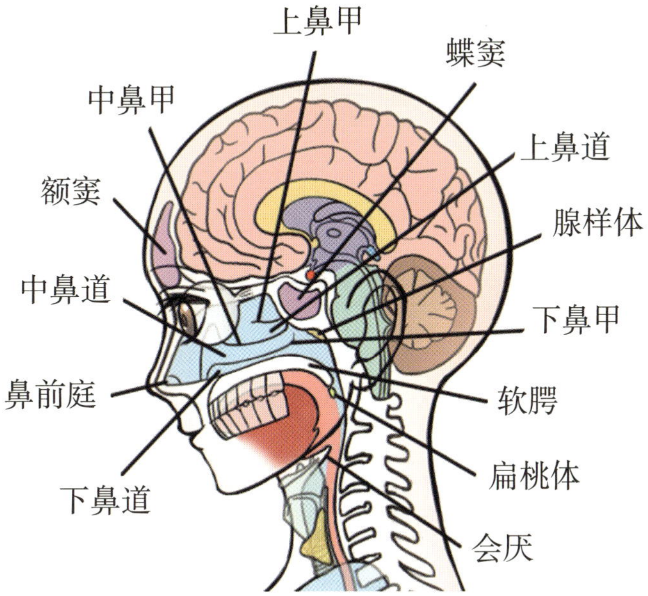

图125 头部器官（侧面）

2. 头部肌肉（图 126）

额肌、颅顶肌、枕下肌、眼轮匝肌、皱眉肌、降眉肌、颞肌、咬肌、咀嚼肌、翼内肌、翼外肌、颧大肌、颧小肌、笑颊肌、三角肌、颊肌、口轮匝肌、上唇方肌、下唇方肌、颏肌、鼻肌、下颌舌骨肌、头最长肌等。

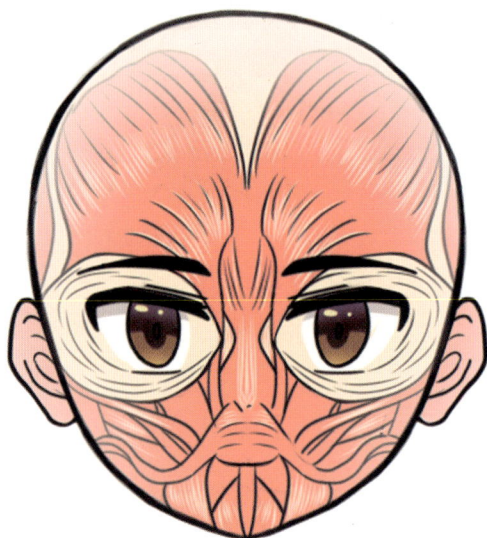

图126　头部肌肉图

3. 头部血管（图 127）

大脑前动脉、大脑前静脉、大脑中动脉、大脑中静脉、基底动脉、基底静脉、小脑后下动脉、小脑后下静脉、小脑前下动脉、小脑前下静脉、基底动脉脑桥分支、基底静脉脑桥分支、内听动脉、内听静脉、小脑上动脉、小脑上静脉、大脑后动脉、大脑后静脉、枕动脉、枕静脉、脑浅动脉、脑浅静脉、额深动脉、额深静脉、脑膜中动脉、脑膜中静脉、舌动脉、舌静脉、下唇动脉、下唇静脉、上唇动脉、上唇静脉、上牙槽动脉、上牙槽静脉、下牙槽动脉、下牙槽静脉、上颌动脉、上颌静脉、下颌后动脉、下颌后静脉、面横动脉、面横静脉、面动脉、面静脉、耳后动脉、耳后静脉、颞浅动脉、颞浅静脉、颞中动脉、颞中静脉、咬肌动脉、咬肌静脉、颊动脉、颊静脉、眼动脉、眼静脉、眶上动脉、眶上静脉、眶下动脉、眶下静脉、上眼睑动脉、上眼睑静脉、下眼睑动脉、下眼睑静脉、内眦动脉、内眦静脉、鼻背动脉、鼻背静脉、鼻外动脉、鼻外静脉、鼻中隔动脉、鼻中隔静脉、筛前动脉、筛前静脉、筛后动脉、筛后静脉、腭大动脉、腭大静脉、蝶腭动脉、蝶腭静脉、滑车上动脉、滑车上静脉、脊髓前动脉、脊髓前静脉、脊髓后动脉、脊髓后静脉等。

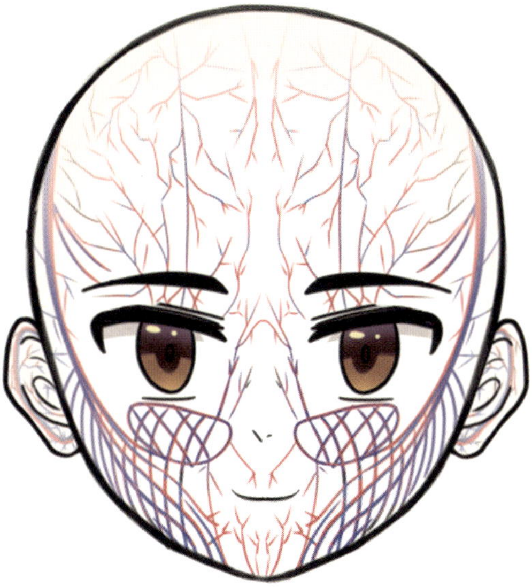

图127　头部血管图

4. 头部淋巴结（图 128）

枕后淋巴结、枕深淋巴结、耳前淋巴结、耳后淋巴结、耳下淋巴结、腮腺淋巴结、颧淋巴结、鼻唇淋巴结、颊淋巴结、颊下淋巴结、颏下淋巴结、颌下淋巴结、下颌下淋巴结等。

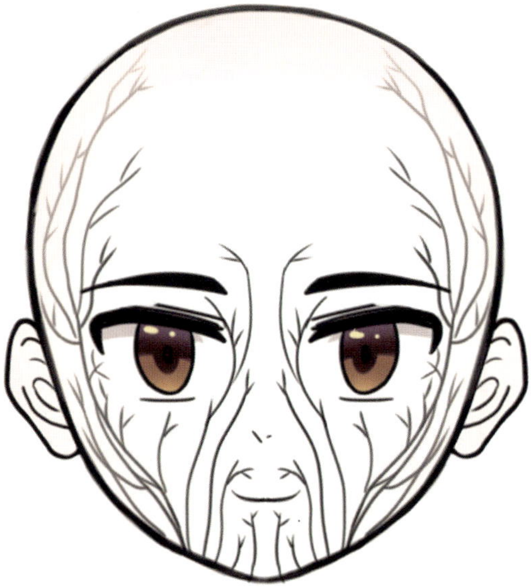

图128　头部淋巴图

5. 头部神经（图 129）

12 对脑神经：嗅神经、视神经、动眼神经、滑车神经、三叉神经、展神经、面神经、听神经、舌咽神经、迷走神经、副神经、舌下神经。

此外，还有额神经、泪腺神经、眶下神经、鼻睫神经、上颌神经、颧神经、颏神经、翼腭神经、下颌神经、下颌舌骨肌神经、上牙槽神经、下牙槽神经、舌神经、咀嚼肌神经、颊神经、耳颞神经、枕大神经等。

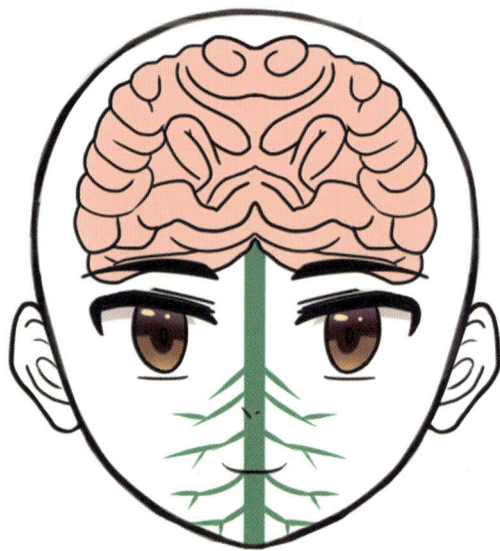

图129　头部神经图

6. 头部骨骼（图130）

脑颅骨8块：额骨1块，顶骨2块，枕骨1块，蝶骨1块，颞骨2块，筛骨1块。

面颅骨15块：颧骨2块，鼻骨2块，下鼻甲2块，泪骨2块，上颌骨2块，下颌骨1块，腭骨2块，犁骨1块，舌骨1块。

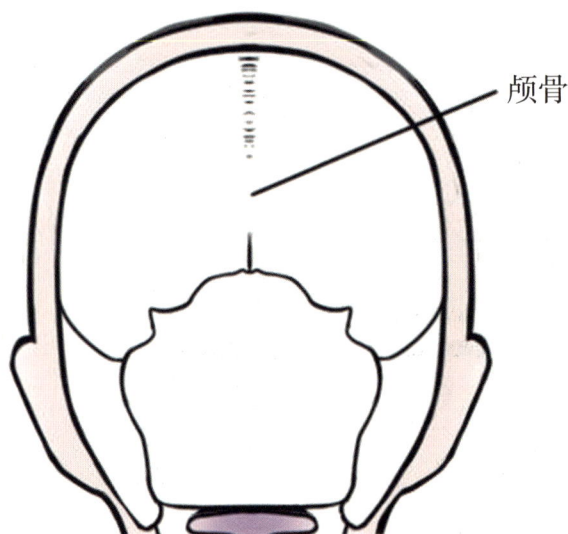

颅骨

图130　头部骨骼图

✳ 头部经络循行图

1. 头部正面经络循行图（图 131 ～ 图 141）

图131 心经经络头部循行图（正面）*

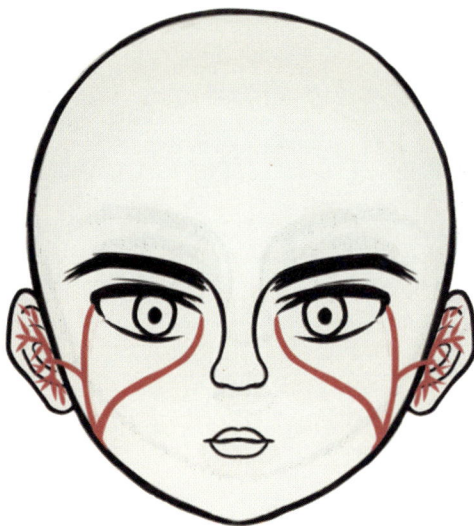

图132 小肠经经络头部循行图（正面）

* 注：此循行包含心经经脉、络脉、经筋、经别的循行。其他十二经脉循行图情况与此相同。

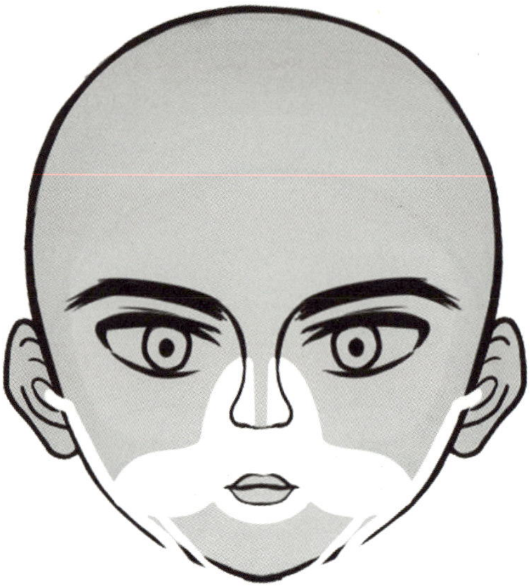

图133　大肠经经络头部循行图（正面）

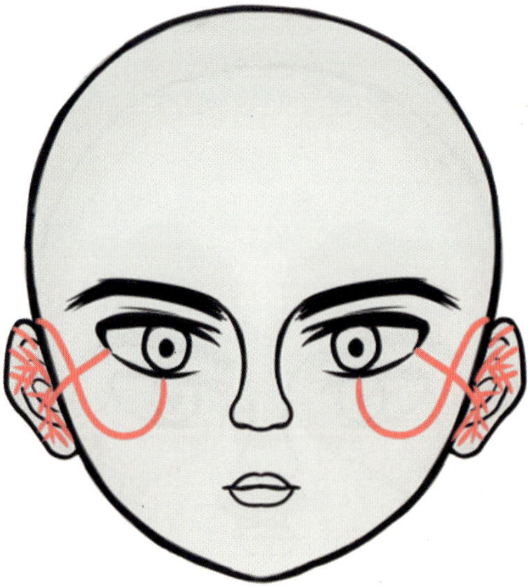

图134　三焦经经络头部循行图（正面）

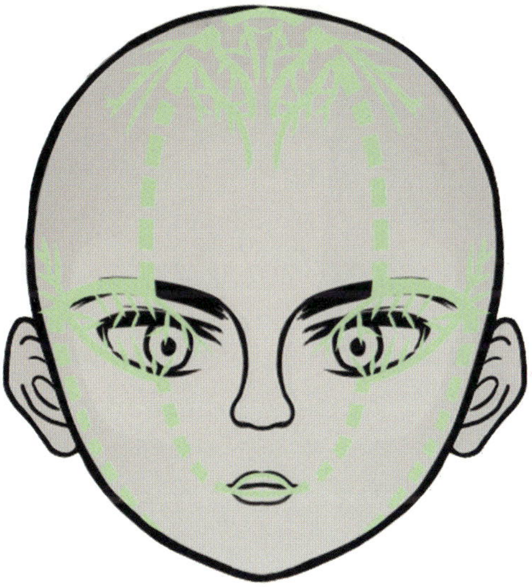

图135　肝经经络头部循行图（正面）

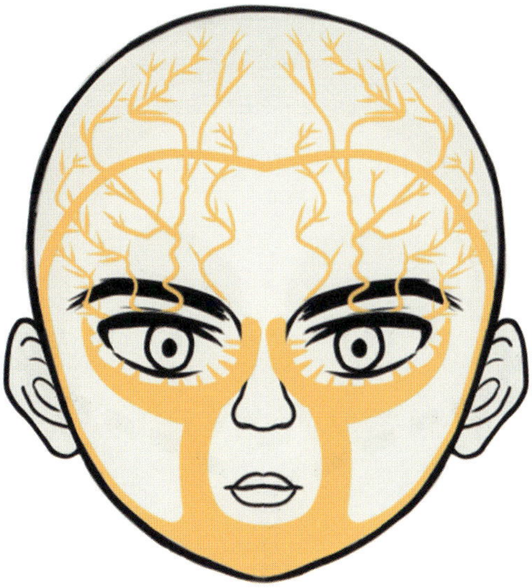

图136　胃经经络头部循行图（正面）

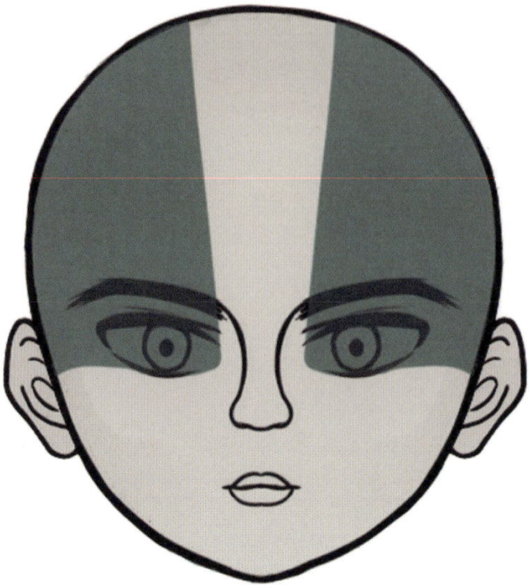

图137　胆经经络头部循行图（正面）

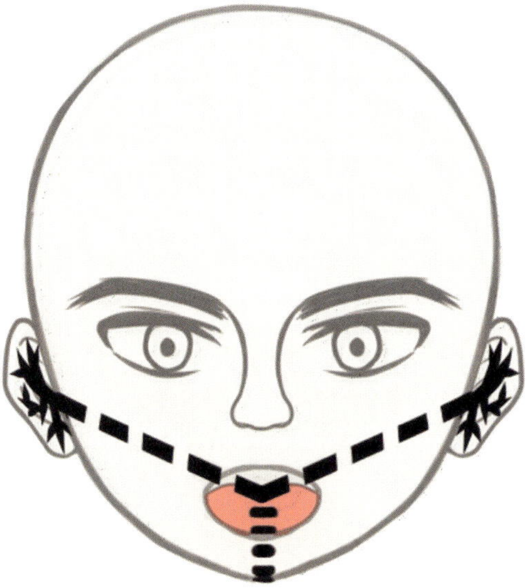

图138　肾经经络头部循行图（正面）

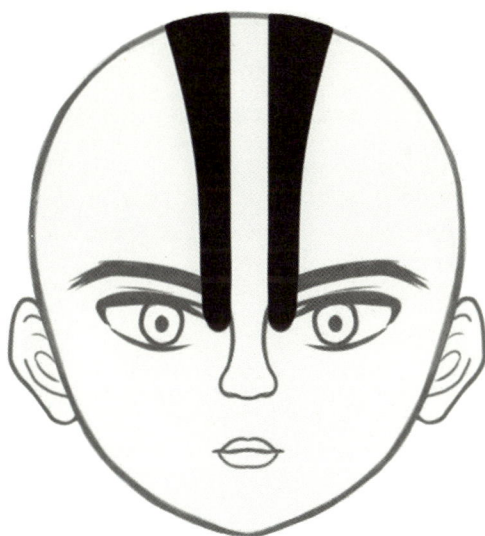

图139 膀胱经经络头部循行图（正面）

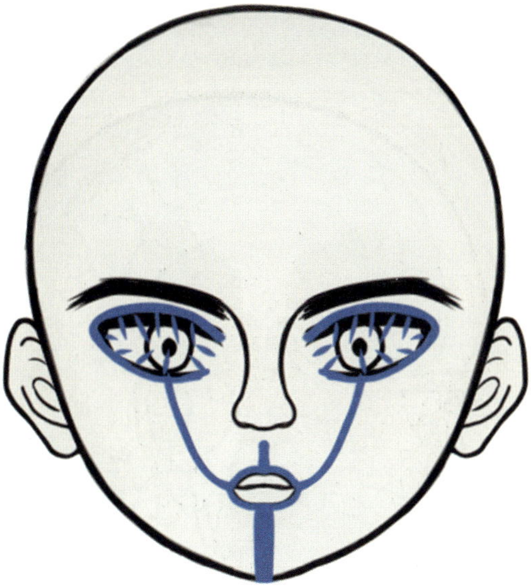

图140 任脉及其络脉头部循行图（正面）

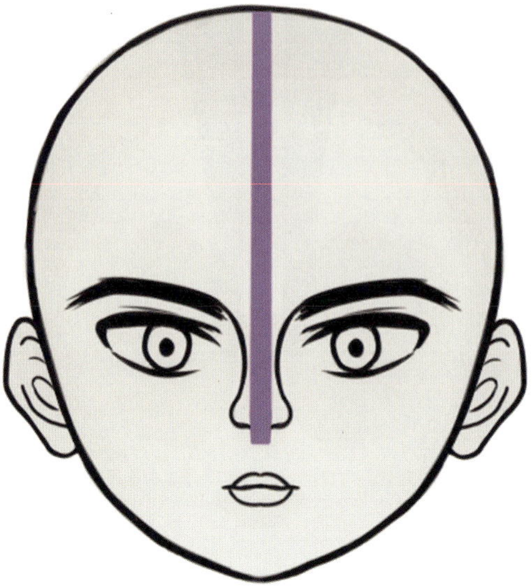

图141　督脉及其络脉头部循行图（正面）

2. 头部侧面经络循行图（图 142 ～图 152）

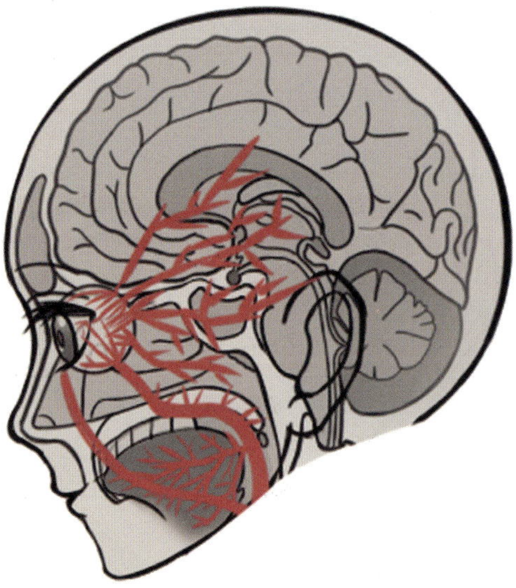

图142　心经经络头部循行图（侧面）

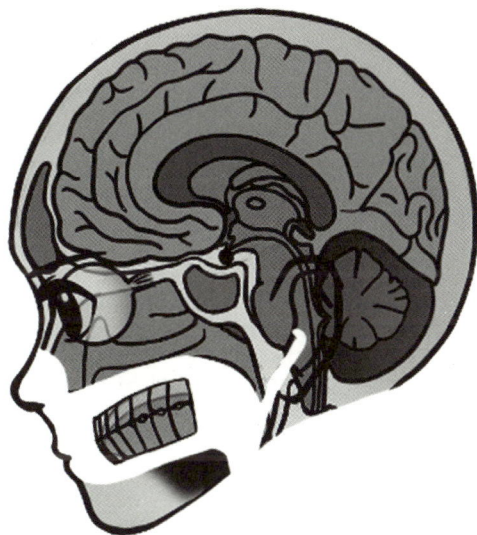

图143　大肠经经络头部循行图（侧面）

图144　三焦经经络头部循行图（侧面）

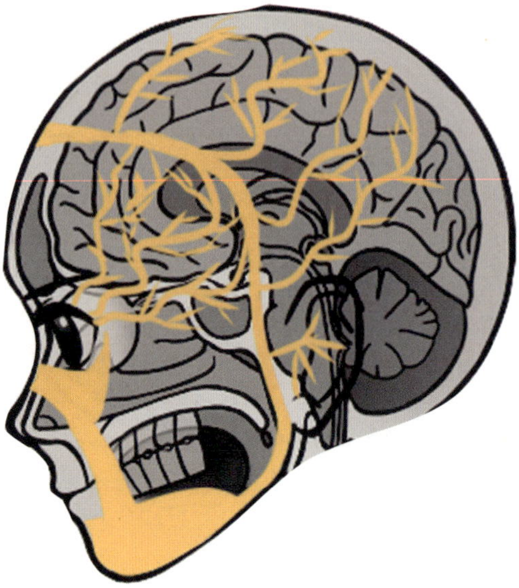

图145　胃经经络头部循行图（侧面）

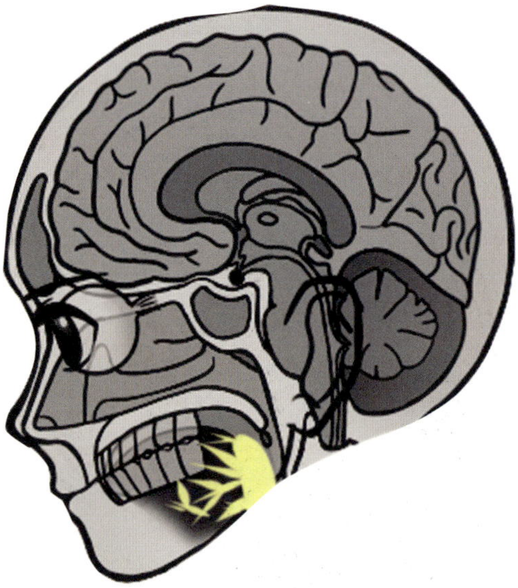

图146　脾经经络头部循行图（侧面）

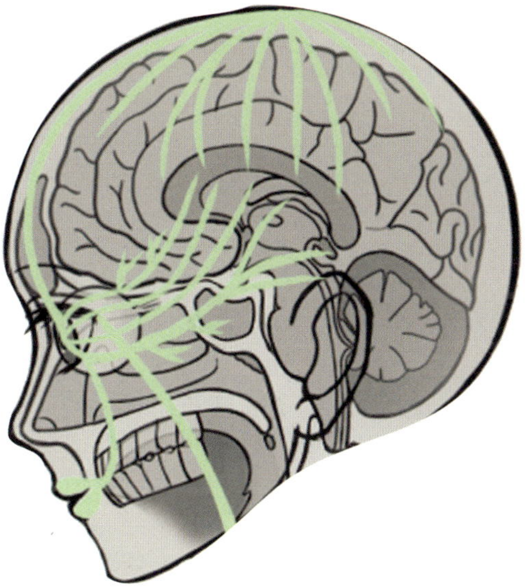

图147　肝经经络头部循行图（侧面）

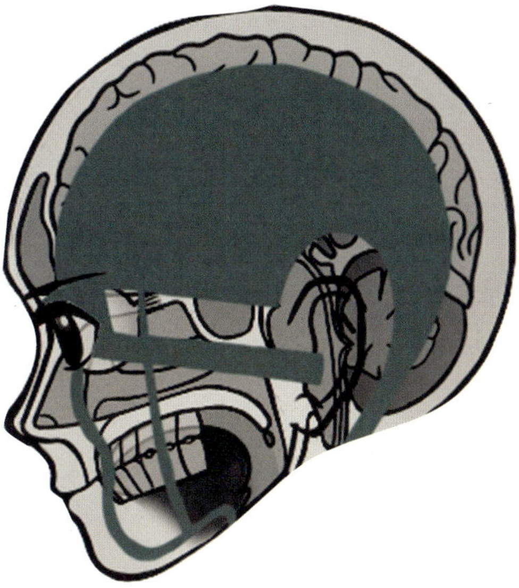

图148　胆经经络头部循行图（侧面）

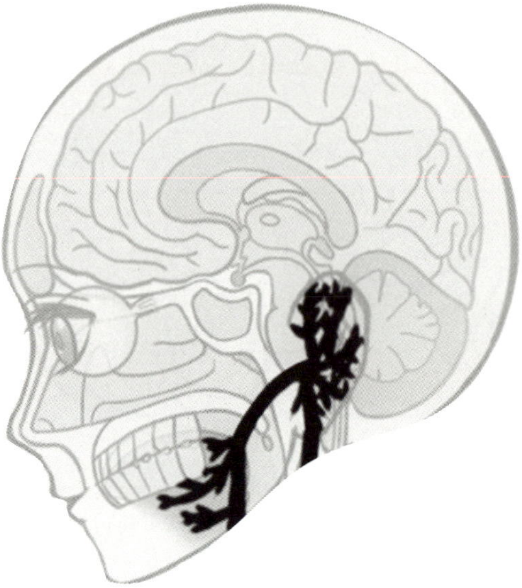

图149　肾经经络头部循行图（侧面）

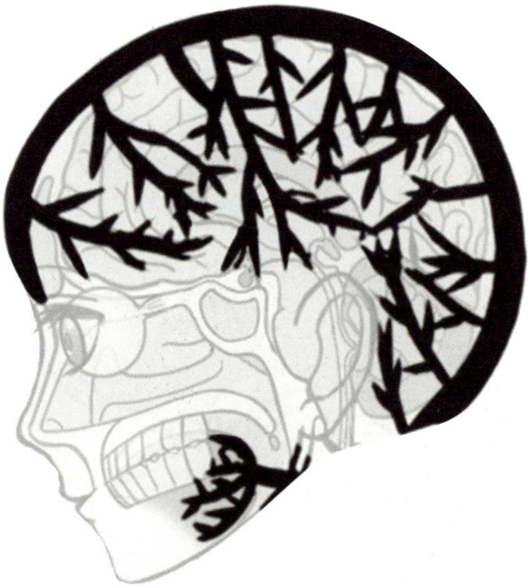

图150　膀胱经经络头部循行图（侧面）

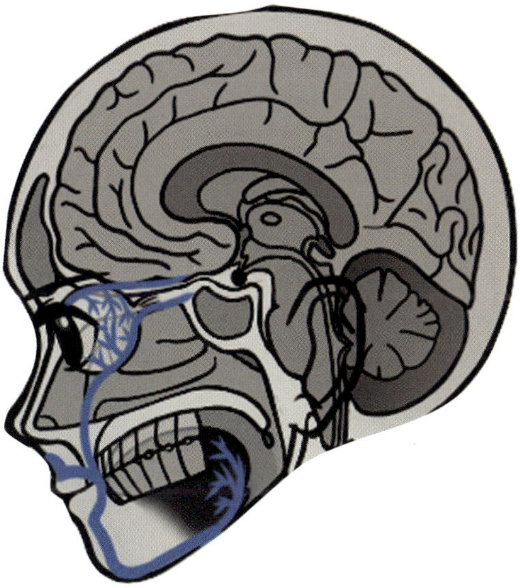

图151　任脉及其络脉头部循行图（侧面）

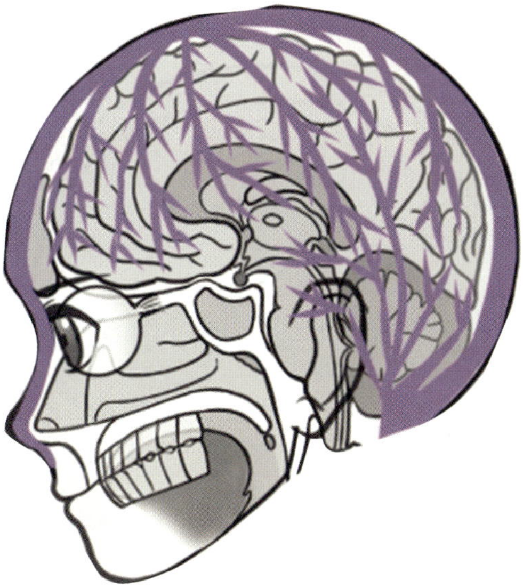

图152　督脉及其络脉头部循行图（侧面）

3. 头部背面经络循行图（图 153 ～图 157）

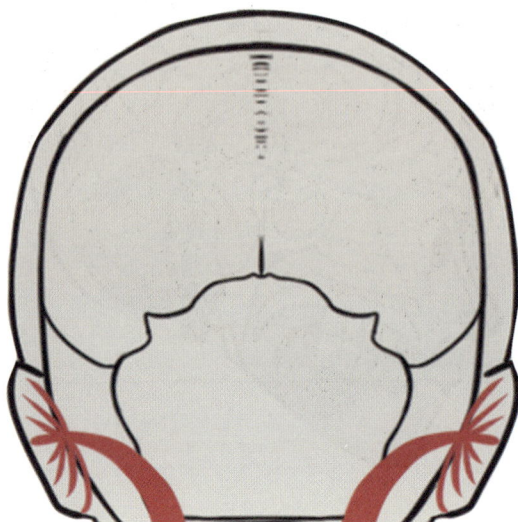

图153　小肠经经络头部循行图（背面）

图154　三焦经经络头部循行图（背面）

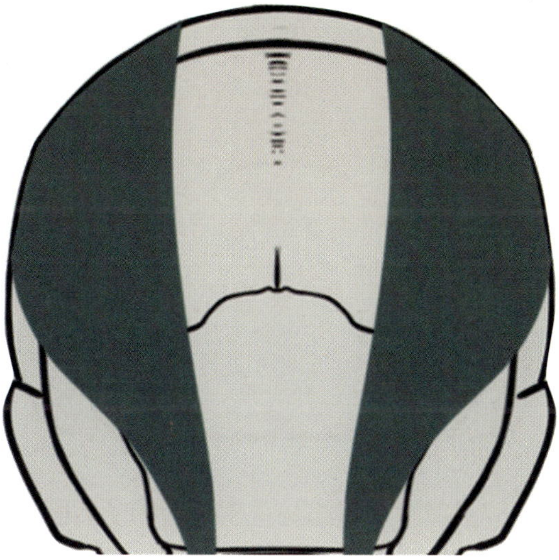

图155　胆经经络头部循行图（背面）

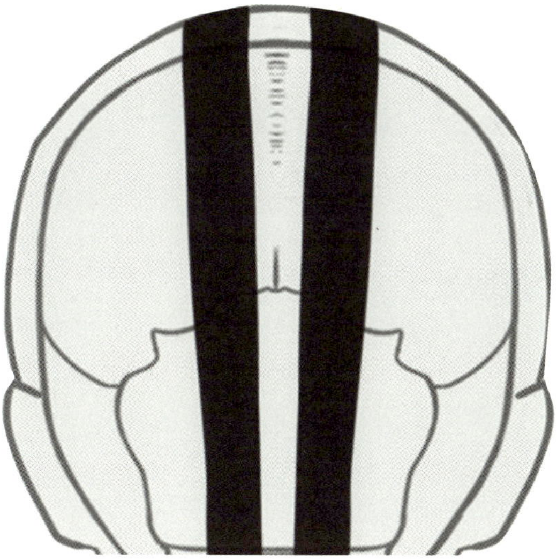

图156　膀胱经经络头部循行图（背面）

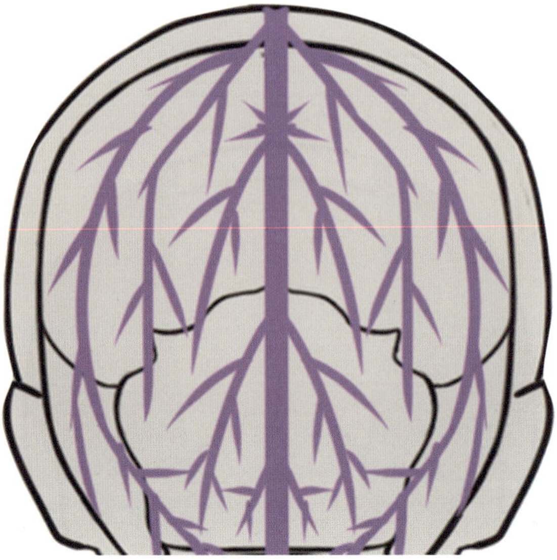

图157　督脉及其络脉头部循行图（背面）

✳ 头部疾病汇总（推拿适用）*

◇◇　　【头发及眉毛问题】　　◇◇

（1）脱发

（2）斑秃（油风脱发）

（3）发质焦枯断裂

（4）早白发

（5）发量少

---

* 注：为方便读者查询，此部分各部位问题归类，按疾病（或症状）出现的位置或发病原因划分，部分会有交叉重复。这些问题包括中医病名、西医病名、不适症状，其中"西医病名"后会括号注明其对应的中医病名，或是其他特殊说明。下同。

（6）眉毛掉落

◇◇【头皮及面部皮肤问题】◇◇

（1）干性湿疹或渗出性湿疹

（2）牛皮癣（银屑病）

（3）毛囊炎（疖）

（4）脓疱疹（黄水疮）

（5）头皮屑多

（6）头油多

（7）脂溢性皮炎（面油风）

（8）痤疮（粉刺）

（9）头皮血肿

（10）面部皮肤干燥（燥痹）

（11）面部皮肤出油

（12）日光性皮炎（日晒疮）

（13）面部出现白癜（白驳风）或黑癍（先天性除外）

（14）面色发黑、发青、发黄、发红、苍白

（15）系统性红斑狼疮（鬼脸疮）

（16）带状疱疹（蛇胆疮）

（17）天疱疮

（18）面部皮肤癌

（19）丹毒

（20）蜂窝织炎

（21）新生儿硬肿症

（22）药疹

（23）系统性硬化症

（24）囊肿

（25）脂肪瘤（痰核）

（26）血管瘤（血瘤）

（27）营养不良所致的皮肤松弛

（28）皮肤溃疡

（29）坏疽

（30）肌肉疼痛

（31）敏感性皮炎

（32）水痘

（33）麻疹

（34）风疹（风沙）

（35）幼儿急疹

（36）手足口病

（37）接触性皮炎

（38）荨麻疹（瘾疹）

（39）血管性水肿

（40）猩红热

（41）紫癜

（42）神经性皮炎

（43）痱子

（44）硬皮病（皮痹）

（45）皮肤小血管炎

（46）毛周角化病

（47）鱼鳞病（蛇皮癣）（先天性除外）

（48）皮肤淀粉样变（松皮癣）

（49）扁平疣（扁瘊）

（50）传染性软疣（水瘊）

（51）扁平苔藓（紫癜风）

（52）口鼻周围单纯性疱疹

（53）着色芽生菌病

（54）孢子丝菌病

（55）坏疽性脓皮病

（56）营养不良性水肿（脾水）

（57）继发性或原发性水肿

（58）皮肤脓肿（疔疮）

（59）单纯性疱疹（热疮）

（60）化妆品皮炎（粉花疮）

（61）黄癣（癞头疮）

（62）白癣（秃疮）

（63）黑点癣

（64）汗腺异常（多汗或汗闭）

【脑部问题】

（1）口吃

（2）失语

（3）口齿不清

（4）脑瘫（五迟、五软）

（5）脑发育不良

（6）脑损伤（可因缺氧、中暑、脑出血、脑血栓、脑肿瘤、脑外伤等引起）

（7）脑囊肿

（8）脑肿瘤（小的没破裂的血管瘤；弥漫性胶质瘤里的星形细胞瘤和少突胶质细胞瘤；脑膜瘤；蝶鞍区肿瘤，如垂体腺瘤、颅咽管瘤；前庭施万细胞瘤，又称"听神经瘤"；髓母细胞瘤；室管膜瘤；原发性中枢神经系统淋巴瘤；生殖细胞瘤；脑转移瘤；血管网织细胞瘤；侧颅底肿瘤）

（9）脑积水（解颅）

（10）脑出血（硬膜外出血、硬膜下出血、蛛网膜下腔出血、脑干出血、脑室内出血、脑实质出血、小脑出血）

（11）脑血栓（中风）

（12）脑震荡

（13）下丘脑疾病（可引起以下情况：发育障碍；甲状腺功能减退或亢进；肾上腺皮质功能减退；肢端肥大症或巨人症；促肾上腺皮质激素分泌过多；性腺功能减退；过多释放促性腺激素导致早熟；过少释放促性腺激素导致发育迟缓、闭经、性欲减退、生殖无能、嗅觉障碍；抗利尿激素分泌过多引起排尿不利；抗利尿激素分泌过少引起尿崩；催乳素分泌过多引起乳腺肿瘤、闭经－乳溢综合征、男士乳房发育等；催乳素分泌过少引起性功能减退、特发性抑郁症、哺乳时乳汁减少；嗜睡或失眠；多食而致肥胖或顽固性厌食而致消瘦；发热或体温低；精神障碍；催乳素瘤）

（14）颅内压增高

（15）肾上腺皮质功能过旺（皮质激素增多症）或肾上腺皮质功能减退

（16）偏盲或视野缺失

（17）血压忽高忽低

（18）垂体问题（垂体功能减退、生长激素缺乏、生长激素过旺、

垂体肿瘤、垂体胶样囊肿、垂体炎）

（19）腺垂体功能减退症

（20）颅咽鼓管瘤

（21）视神经胶质瘤

（22）松果体瘤

（23）球后视神经炎

（24）自身免疫性脑炎

（25）脑膜瘤

（26）感觉神经异常

（27）运动神经元病

（28）偏瘫

（29）横断性脊髓炎

（30）视神经多发性硬化性脊髓炎

（31）脑痴呆（呆病）

（32）注意力不集中

（33）精神病*（嗜睡；昏睡；意识模糊；谵语；妄想；幻听；幻视；幻嗅；失眠，中医称"不寐"；神经衰弱，中医称"神劳"；狂躁症，中医称"狂病"；抑郁症，中医称"郁病"；恐惧症；焦虑症；强迫症；被洞悉感；被控制感；被揭露感；被害感；遗忘；错觉；紧张；多疑；感觉自己和世界消失感；精神分裂症，中医称"癫病"；癔病，中医称"脏躁"）

（34）蝶鞍扩大

（35）脑脓肿

（36）脊髓灰质炎瘫痪期（痿证）

---

* 精神病：对于病情较轻且配合度高者，可以使用推拿疗法调理。对于病情严重且不配合治疗者，推拿无法解决。

（37）抽搐（急惊风／慢惊风）

（38）认知障碍

（39）头痛

（40）癫痫（痫病／羊角风）

（41）晕厥

（42）眩晕

（43）脑性共济失调

（44）阿尔茨海默病

（45）额颞叶痴呆

（46）路易体痴呆

（47）脑脱髓鞘疾病（多发性硬化症、视神经脊髓炎、急性播散性脑脊髓炎、弥漫性硬化和同心圆性硬化、脑白质营养不良）

（48）脊髓炎

（49）发作性睡病

（50）睡眠呼吸暂停综合征

（51）唐氏综合征

（52）中暑

（53）昏迷

（54）自闭症

（55）高热惊厥

（56）脑部炎性发热

（57）高血压性脑病（真头痛）

（58）肺性脑病（肺厥）

（59）流行性脑脊髓膜炎（春瘟）

（60）流行性乙型脑炎（暑瘟）

━━━ ◇◆ **【颅骨及面骨问题】** ◇◆ ━━━

（1）囟门过大

（2）囟门闭合延迟

（3）骨质疏松

（4）颅骨小

（5）颌骨骨髓炎

（6）骨囊肿

（7）骨炎性发热

（8）血液病引起的骨痛

━━━ ◇◆ **【神经问题】** ◇◆ ━━━

（1）头痛

（2）头部出现麻痹、麻木、针刺、蚁行感

（3）嗜睡

（4）神经性发热

（5）帕金森综合征（颤病）

（6）周围性面瘫

（7）贝尔面瘫

（8）带状疱疹病毒引起的面瘫（Ramsay-Hunt 综合征）

（9）中枢性面瘫

（10）半面痉挛

（11）舌咽神经痛

（12）神经性肌萎缩

（13）多系统萎缩

（14）自主神经功能障碍

（15）小脑共济失调

（16）舞蹈病

（17）肌张力障碍

（18）原发性震颤

（19）抽动症

（20）迟发性运动障碍

（21）癫痫

（22）枕神经痛

（23）惊厥（惊风）

（24）眶上神经痛（眉棱骨痛）

（25）嗅觉障碍（嗅神经受损）

（26）视觉障碍（视神经受损）

（27）眼睛向上、向下、内收障碍（动眼神经受损）

（28）上斜肌功能障碍（滑车神经受损）

（29）眼球外展障碍（展神经受损）

（30）三叉神经痛（面风病）

（31）额肌、口轮匝肌、舌前 2/3 味觉、耳道感觉功能障碍（面神经受损）

（32）听觉、前庭平衡功能障碍（听神经受损）

（33）舌后 1/3 味觉、咽部感觉、咀嚼、唾液分泌功能障碍（舌咽神经受损）

（34）咽喉肌、胸腔及其内脏运动功能障碍（迷走神经受损）

（35）舌下活动功能障碍（舌下神经受损）

（36）胸锁乳突肌、斜方肌功能障碍（副神经受损）

（37）头颈部运动、感觉功能障碍（12 对颅神经受损）

—————— ◇◇ 【血管问题】 ◇◇ ——————

（1）动脉痉挛

（2）血管炎

（3）脑动脉硬化（脑络痹）

（4）血管畸形

（5）血管瘤

（6）血管闭塞

（7）血管萎缩

（8）血管痉挛

—————— ◇◇ 【淋巴问题】 ◇◇ ——————

（1）颌下淋巴结肿大（痰核）

（2）枕后淋巴结肿大（痰核）

（3）耳后淋巴结肿大（痰核）

（4）淋巴癌（石疽）

（5）淋巴结炎或淋巴癌引起的发热

—————— ◇◇ 【面部问题】* ◇◇ ——————

（1）脑梗死引起的口眼㖞斜

（2）面瘫（口僻）

（3）面部肌肉痉挛

（4）面部肌肉萎缩（肉痿）

———————————

* 　注：面部皮肤问题除外，前文已述。

（5）咬肌间隙感染

（6）翼下颌间隙感染

（7）下颌下间隙感染

（8）颏下间隙感染

（9）面颊间隙感染

（10）眼眶下间隙感染

（11）颞及颞下间隙感染

（12）咬肌痛

（13）咬肌炎

（14）咬肌痉挛

（15）反复颞下颌关节移位（外伤导致的除外）

（16）反复颞下颌关节炎（外伤导致的除外）

（17）强直性颞下颌关节炎

（18）颞下颌关节肿瘤（巨大型除外）

（19）面部疾病引起的发热

◇◇ 【眼部问题】 ◇◇

（1）眼睑水肿

（2）睑缘炎（烂眼角 / 烂眼边）

（3）睑腺炎（眼弦赤烂）

（4）睑板腺囊肿（霰粒肿）

（5）麦粒肿（针眼）

（6）睑皮炎

（7）眼睑肿瘤

（8）倒睫和乱睫

（9）睑内翻或睑外翻（先天性除外）

（10）眼睑闭合不全（先天性除外）

（11）上睑下垂（先天性除外）

（12）眼睑痉挛

（13）泪腺炎

（14）泪腺肿瘤

（15）泪腺脱垂

（16）泪腺分泌过多或过少

（17）泪囊炎（漏睛疮）

（18）泪囊肿瘤

（19）眼表鳞状上皮化生

（20）角膜上皮结膜化

（21）角膜表面或深层新生血管生长

（22）角膜反复溃疡

（23）角膜干燥症（干眼）

（24）角膜炎，中医称"聚星障"（细菌性角膜炎；真菌性角膜炎；单纯疱疹病毒性角膜炎；角膜基质炎；浅层点状角膜炎，中医称"白涩症"；化脓性角膜炎，中医称"凝脂翳"）

（25）角膜变性

（26）角膜营养不良

（27）角膜肿瘤

（28）细菌性结膜炎（暴风客热）

（29）病毒性结膜炎（暴风客热）

（30）衣原体性结膜炎，中医称"暴风客热"（包涵体性结膜炎、性病淋巴肉芽肿性结膜炎、鹦鹉热衣原体眼部炎症）

（31）免疫性结膜炎，中医称"暴风客热"（季节性过敏性结膜炎；

立冬

LI DONG

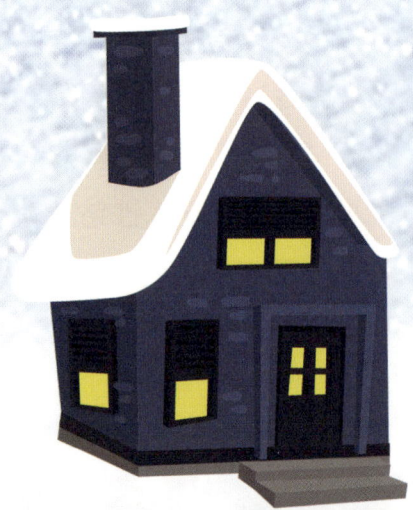

常年性过敏性结膜炎，中医称"白涩症"；巨乳头性结膜炎；疱性角结膜炎；自身免疫性结膜炎）

（32）沙眼（椒疮）

（33）结膜乳头状瘤

（34）结膜囊肿

（35）结膜肿瘤

（36）结膜胬肉

（37）球结膜下出血

（38）表层巩膜炎

（39）巩膜炎（乌轮赤晕）

（40）白内障（如银内障）（先天性或成熟期除外）

（41）晶状体混浊

（42）青光眼（五风内障）

（43）高眼压症

（44）前葡萄膜炎（虹膜炎；虹膜睫状体炎，中医称"瞳神紧小"；前部睫状体炎）

（45）慢性前葡萄膜炎

（46）中间葡萄膜炎

（47）后葡萄膜炎

（48）全葡萄膜炎

（49）葡萄膜囊肿

（50）葡萄膜肿瘤

（51）虹膜囊肿

（52）飞蚊症玻璃体混浊（云雾移睛）

（53）玻璃体后脱离（严重型除外）

（54）玻璃体积血

（55）玻璃体炎

（56）玻璃体肿瘤

（57）视网膜下出血

（58）视网膜毛细血管扩张症

（59）视网膜血管瘤

（60）视网膜动脉硬化

（61）视网膜水肿

（62）视网膜渗出

（63）视网膜萎缩

（64）视网膜增生

（65）视网膜变性

（66）视网膜动脉慢性供血不足

（67）视网膜静脉周围炎

（68）视网膜毛细血管扩张症

（69）动脉硬化性视网膜病变

（70）糖尿病性视网膜病变（消渴目病）

（71）高血压性视网膜病变

（72）血液病性视网膜病变

（73）黄斑变性（视瞻昏渺）

（74）中心性浆液性脉络膜视网膜病变

（75）特发性脉络膜新生血管

（76）黄斑囊样水肿

（77）视网膜色素变性（高风雀目）

（78）视网膜母细胞瘤

（79）视神经炎

（80）前部缺血性视神经病变

（81）视盘水肿

（82）视神经萎缩（青盲）

（83）视神经肿瘤

（84）视束病变（外伤所致除外）

（85）外侧膝状体病变（外伤所致除外）

（86）大脑颞叶和顶叶视放射损害导致的偏盲（外伤所致除外）

（87）近视

（88）远视

（89）散光

（90）斜视

（91）弱视

（92）眼球震颤

（93）眼球萎缩

（94）眼肌炎

（95）眼眶囊肿

（96）眼眶肿瘤

（97）眼眶蜂窝织炎

（98）眼眶壁骨膜下脓肿

（99）眼眶内蜂窝织炎和眶内脓肿

（100）系统性红斑狼疮

（101）麻疹引起的眼病

（102）流行性腮腺炎引起的眼病

（103）风疹引起的眼病

（104）痢疾引起的眼病

（105）早产儿视网膜病变

（106）脑脱髓鞘、锥体外系、脊髓退行性变引起的眼病

【耳部问题】

（12）突发耳聋（暴聋）（先天性除外）

（13）耳鸣（外伤所致或先天性除外）

（14）咽鼓管阻塞

（15）耳硬化症

（16）噪声性聋

（17）眩晕（外伤所致除外）

（18）耳郭囊肿

（19）耳郭或外耳道乳头状瘤

（20）外耳道胆脂瘤（先天性除外）

（21）外耳道息肉

（22）外耳道囊肿

（23）外耳道纤维瘤

（24）耳郭或外耳道血管瘤

（25）鼓膜内陷

（26）乳突炎

（27）乳突肉芽肿

（28）中耳炎引起的硬脑膜外脓肿

（29）中耳炎引起的硬脑膜下脓肿

（30）中耳炎引起的化脓性脑膜炎

（31）中耳炎引起的脑脓肿

（32）中耳炎引起的乙状窦血栓性静脉炎

（33）中耳炎颅外并发症

（34）中耳炎引起的耳后骨膜下脓肿

（35）中耳炎引起的耳下颈深部脓肿

（36）中耳炎引起的颞骨岩尖炎

（37）中耳炎引起的颞骨岩椎炎

（38）中耳炎引起的内耳骨迷路炎或内耳膜迷路炎

（39）中耳炎或中耳胆脂瘤引起的面瘫

（40）膜迷路积水（梅尼埃病）

（41）耳部疾病引起的发热

───── ◇◇ 　【鼻部问题】　◇◇ ─────

（1）鼻骨炎或脓肿

（2）急性或慢性鼻炎（鼻窒）

（3）急性或慢性鼻窦炎（鼻渊）

（4）过敏性鼻炎（鼻鼽）

（5）非变应性鼻炎

（6）萎缩性鼻炎（鼻槁）

（7）肥厚性鼻炎

（8）鼻息肉（鼻息）

（9）鼻甲肥大

（10）鼻中隔弯曲

（11）鼻中隔穿孔

（12）鼻部肿瘤（骨瘤、软骨瘤、神经鞘膜瘤和神经纤维瘤、血管瘤）

（13）鼻出血（鼻衄）（外伤所致除外）

（14）打喷嚏

（15）流鼻涕

（16）鼻黏膜溃疡

（17）鼻痒

（18）鼻翼扇动

（19）鼻塞

（20）腺样体肥大

（21）打鼾

（22）嗅觉障碍

（23）鼻窦囊肿

（24）鼻病引起的头痛、头昏

（25）鼻前庭炎

（26）鼻前庭囊肿

（27）鼻部疖肿

（28）鼻部丹毒

（29）鼻软骨膜炎

（30）酒渣鼻（玫瑰痤疮）

（31）鼻子干燥症

（32）臭鼻症

（33）长期服用药物引起的真菌性鼻窦炎

（34）上颌窦炎

（35）上颌窦囊肿

（36）上颌窦肿瘤

（37）上颌骨骨髓炎

（38）鼻淋巴瘤

（39）流感或急性上呼吸道感染引起的鼻部不适

（40）鼻病引起的发热

◇◇　【口腔问题】　◇◇

（1）白塞病（狐惑病）

（2）口腔干燥

（3）唾液腺分泌过少或过多

（4）牙痛

（5）急性或慢性牙龈炎（牙疳）

（6）牙龈瘤

（7）萎缩性牙周炎（牙宣）

（8）疱疹性口腔炎

（9）口腔念珠菌病（鹅口疮／口糜）

（10）复发性阿弗他溃疡，又称"复发性口腔溃疡"（口疳）

（11）口腔天疱疮

（12）口腔白斑病

（13）口腔扁平苔藓

（14）梅毒引起的口腔症状

（15）手足口病

（16）药物过敏性口炎

（17）荨麻疹引起的舌、软腭、会厌处水肿

（18）多形性红斑（猫眼疮）

（19）白塞综合征（口－眼－生殖器三联征）

（20）放射性口炎

（21）赖特尔综合征

（22）舌下间隙感染

（23）口臭

（24）流行性腮腺炎（痄腮）

（25）化脓性腮腺炎（发颐）

（26）慢性腮腺炎

（27）腮腺肿瘤

（28）腮腺囊肿

（29）唾液腺结石

（30）下颌下腺炎

（31）下颌下腺肿瘤

（32）舍格伦综合征

（33）颊黏膜肿瘤

（34）血液病引起的牙龈问题

（35）系统性红斑狼疮引起的口腔黏膜问题

（36）牙面变黑或变黄（中晚期除外）

（37）口腔疾病引起的发热

◆◇　【口周问题】　◇◆

（1）糜烂性唇炎

（2）蜂窝织炎

（3）口角炎

（4）唇扁平苔藓

（5）唇炎

（6）剥脱性唇炎（唇湿）

（7）唇肿瘤

（8）急性或反复发作性单纯性疱疹

（9）口周疾病引起的发热

（10）念珠菌性唇炎或口角炎

（11）唇癌（茧唇）

◆◇　【舌部问题】　◇◆

（1）舌下腺炎

（2）舌肿瘤

（3）舌炎

（4）舌痛

（5）舌僵硬

（6）口齿不清

（7）舌下间隙感染

（8）反复舌溃疡

（9）反复舌肿

（10）舌下腺肿瘤

（11）唾液腺黏液囊肿

（12）唾液腺肿瘤

（13）舌下腺囊肿

（14）舌病引起的发热

（15）舌脓肿（舌痈）

（16）舌下血管神经性水肿（木舌）

【咽部问题】

（1）咽痛

（2）急性或慢性咽炎（喉痹）

（3）肥厚性咽炎

（4）会厌软骨炎

（5）疱疹性咽颊炎

（6）咽部异常感觉（梅核气）

（7）吞咽困难（异物所致除外）

（8）咽喉反流

（9）打呼噜

（10）口齿不清或声音改变

（11）萎缩性咽炎

（12）干燥性咽炎

（13）咽旁脓肿

（14）咽喉脓肿

（15）扁桃体周围脓肿

（16）化脓性扁桃体炎

（17）急性扁桃体肿大

（18）慢性扁桃体肿大（乳蛾）

（19）扁桃体肿瘤

（20）软腭瘫痪

（21）咽缩肌瘫痪

（22）咽肌痉挛

（23）咽感觉减退或缺失

（24）舌咽神经痛

（25）鼻咽血管纤维瘤

（26）口咽乳头状瘤

（27）口咽纤维瘤

（28）口咽潴留囊肿

（29）口咽血管瘤

（30）鼻咽癌

（31）咽喉癌

（32）流感或急性上呼吸道感染引起的咽部不适

（33）咽部疾病引起的发热

颈部疾病与经络如何对应

✳ 颈部各组织器官

1. 颈部组织器官示意图（图 158、图 159）

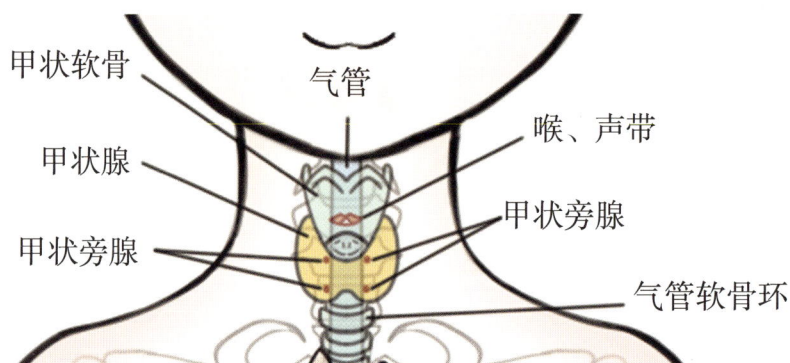

图158　颈部器官（正面）

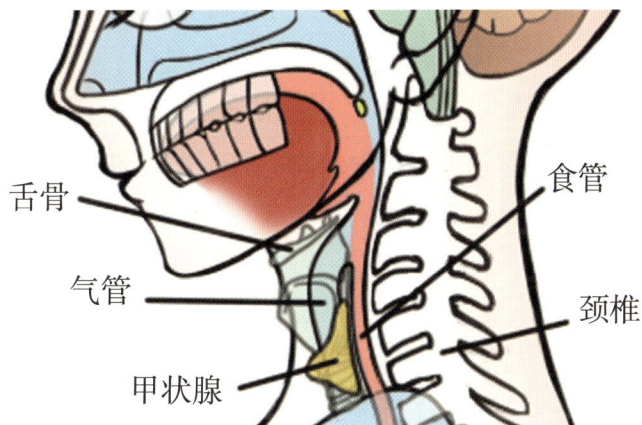

图159　颈部器官（侧面）

2. 颈部肌肉（图 160）

颈阔肌、颈夹肌、胸锁乳突肌、二腹肌、下颌舌骨肌、茎突舌骨肌、颏舌骨肌、肩胛舌骨肌、胸骨舌骨肌、胸骨甲状肌、甲状舌骨肌、前斜角肌、中斜角肌、后斜角肌、肩胛提肌、颈最长肌、头最长肌等。

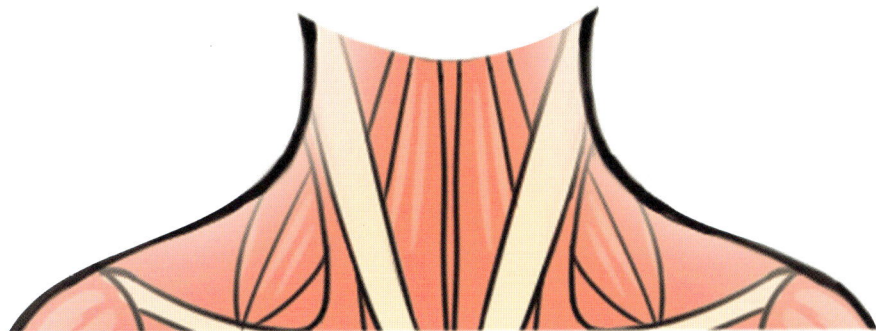

图160　颈部肌肉图

3. 颈部血管（图 161）

颈总动脉、颈总静脉、颈内动脉、颈内静脉、颈外动脉、颈外静脉、颈横动脉、颈横静脉、颈升动脉、颈升静脉、椎动脉、椎静脉、根动脉、根静脉、甲状腺上动脉、甲状腺上静脉、甲状腺下动脉、甲状腺下静脉、咽升动脉、咽升静脉、喉上动脉、锁骨下动脉、锁骨下静脉、肩胛上动脉、肩胛上静脉等。

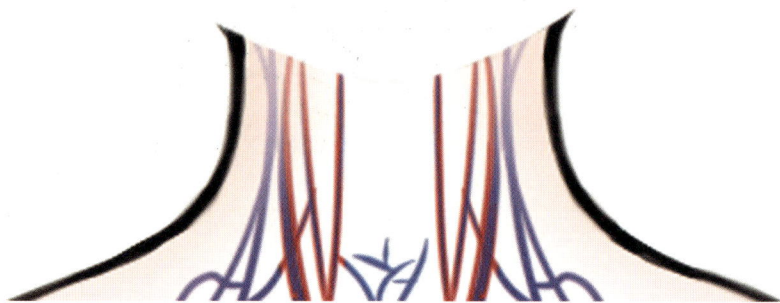

图161　颈部血管图

4. 颈部淋巴结（图 162）

颈前淋巴结、颈后淋巴结、颈后三角淋巴结、颈外侧深淋巴结、颈外淋巴结、胸索乳突下淋巴结、副淋巴结、颈斜方肌下淋巴结、锁骨上淋巴结、斜角肌淋巴结、气管旁淋巴结等。

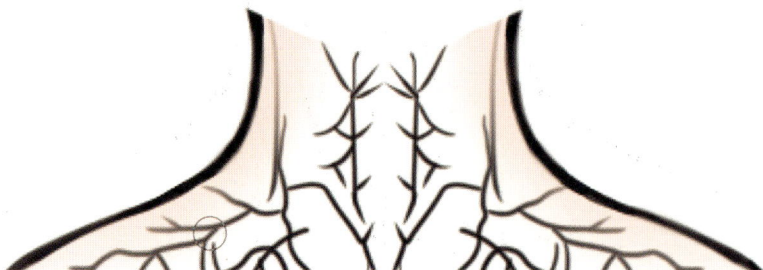

图162　颈部淋巴图

5. 颈部神经（图 163）

8 对颈神经、颈部交感神经、枕小神经、耳大神经、颈横神经（颈皮神经）、锁骨上神经、面神经颈支、副神经、喉上神经、喉下神经、喉返神经、迷走神经、舌下神经、膈神经、颈上神经节、颈中神经节、颈下神经节、颈胸神经节等。

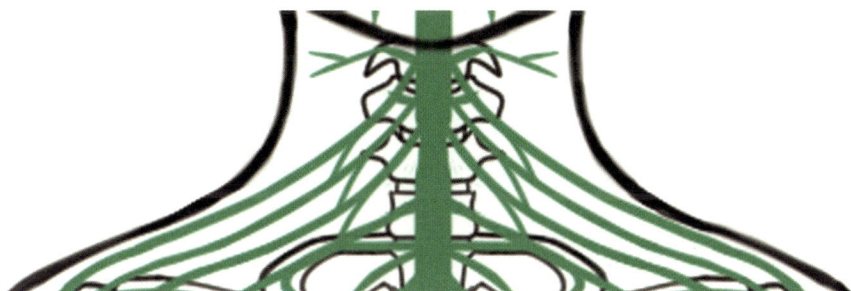

图163　颈部神经图

6. 颈部骨骼（图 164、图 165）

7 节颈椎骨、舌骨、会厌软骨、甲状软骨、环状软骨、气管软骨等。

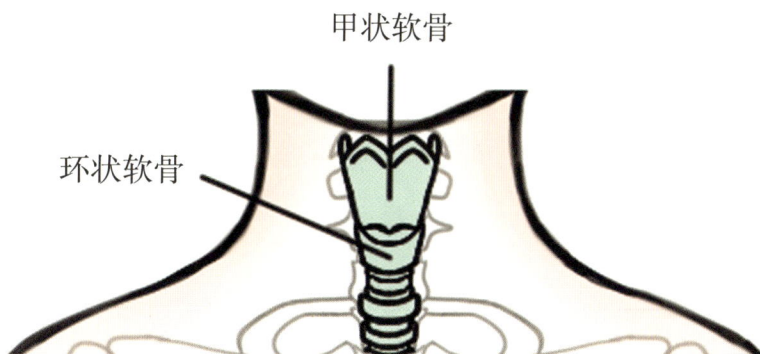

甲状软骨

环状软骨

图164　颈部骨骼图（正面）

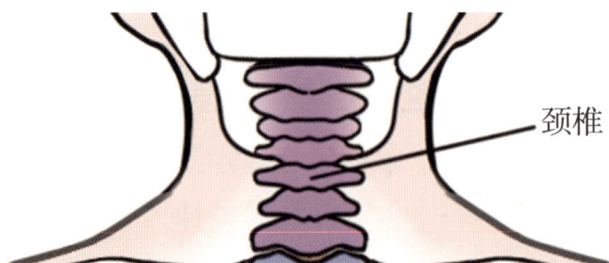

图165　颈部骨骼图（背面）

❋ 颈部经络循行图

1. 颈部正面经络循行图（图 166 ～图 177）

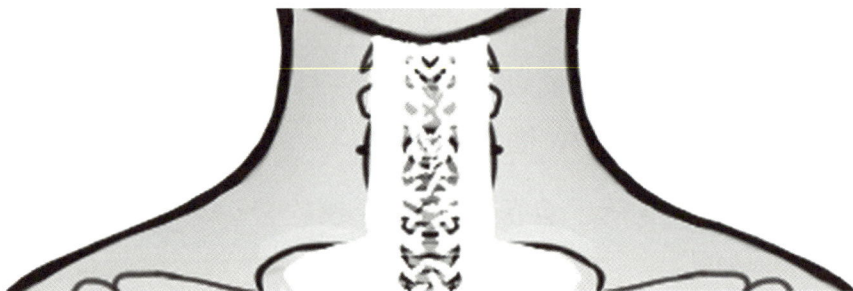

图166　肺经经络颈部循行图（正面）

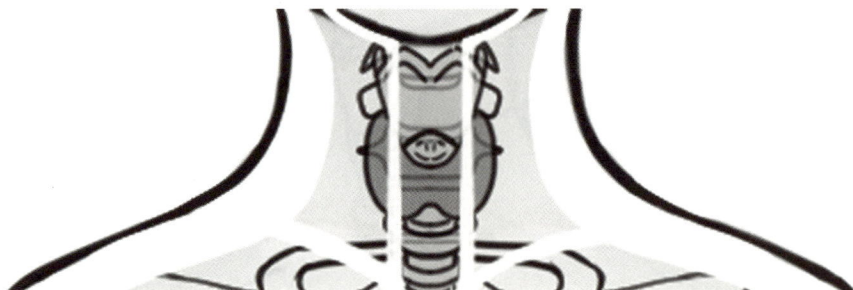

图167　大肠经经络颈部循行图（正面）

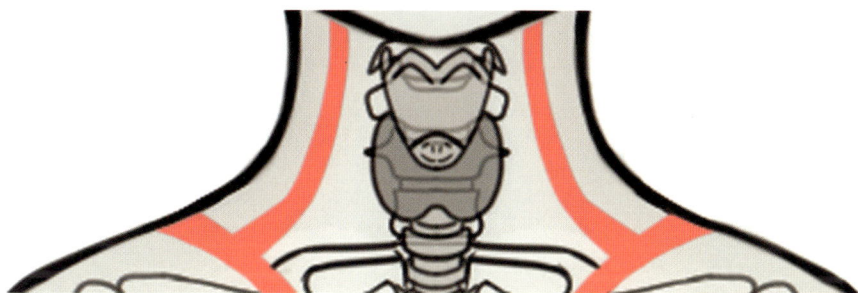

图168 三焦经经络颈部循行图（正面）

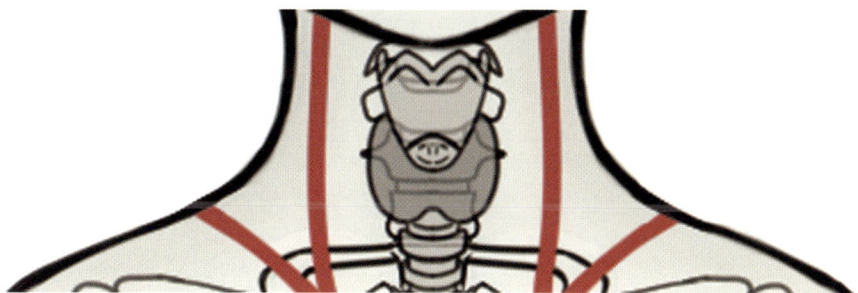

图169 小肠经经络颈部循行图（正面）

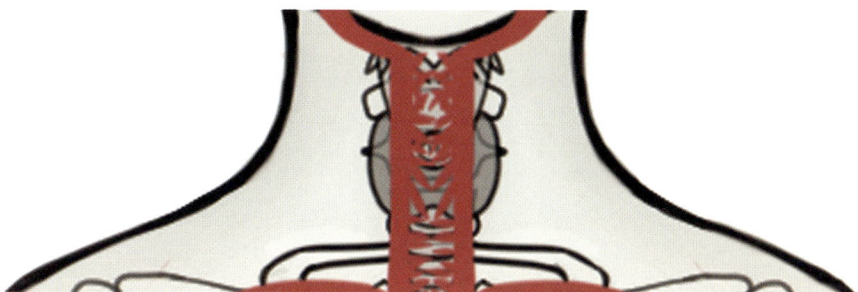

图170 心经经络颈部循行图（正面）

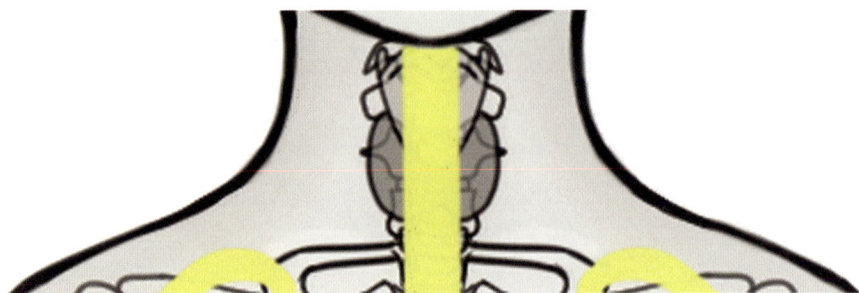

图171　脾经经络颈部循行图（正面）

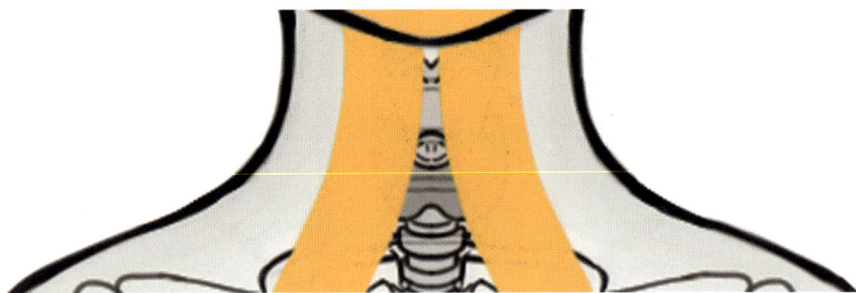

图172　胃经经络颈部循行图（正面）

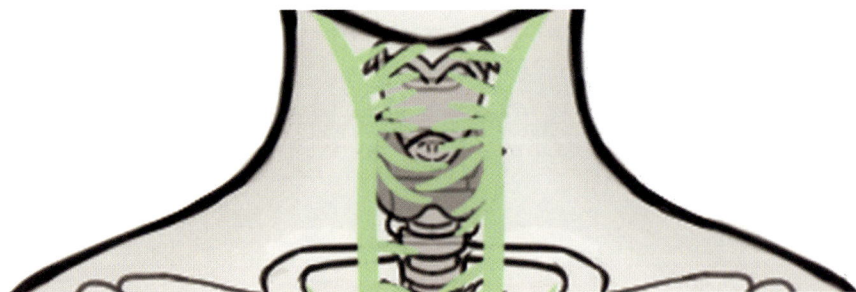

图173　肝经经络颈部循行图（正面）

图174　胆经经络颈部循行图（正面）

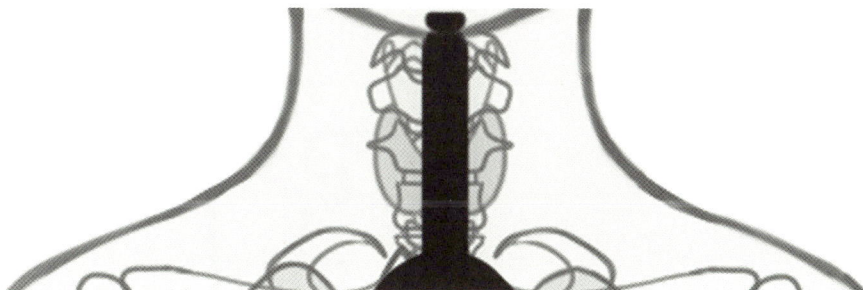

图175　肾经经络颈部循行图（正面）

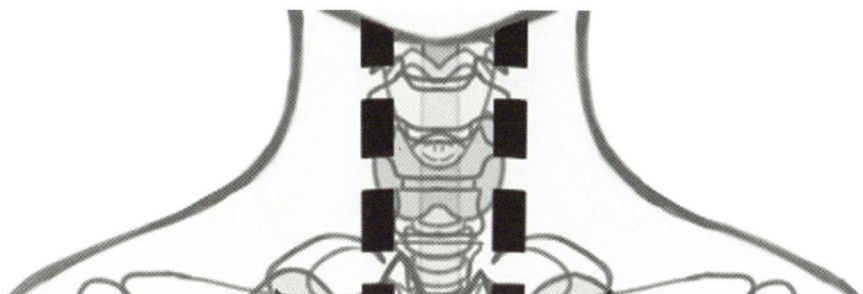

图176　膀胱经经络颈部循行图（正面）

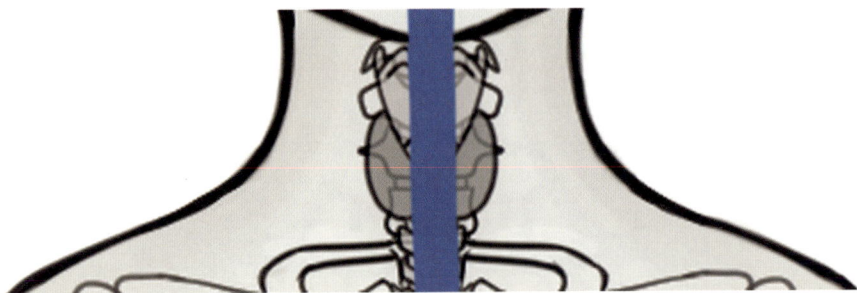

图177　任脉及其络脉颈部循行图（正面）

2. 颈部侧面经络循行图（图 178 ～图 189）

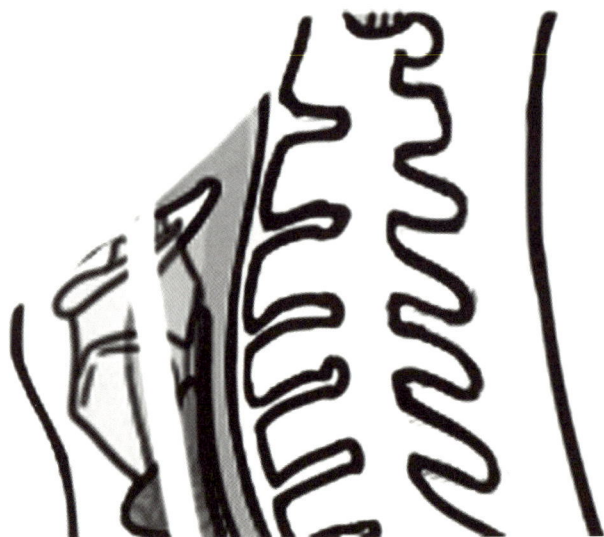

图178　肺经经络颈部循行图（侧面）

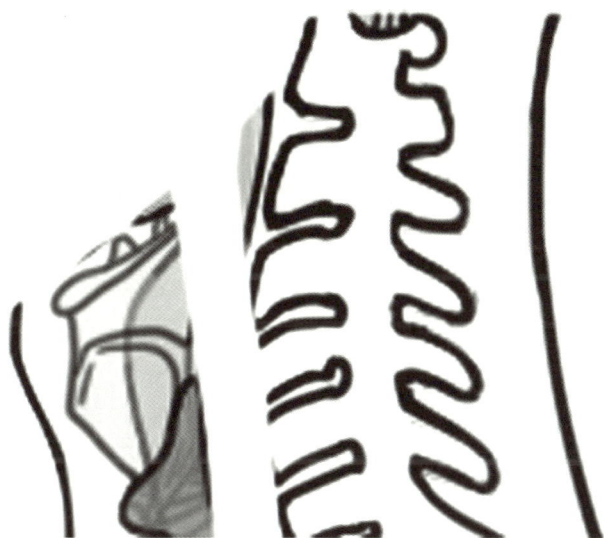

图179　大肠经经络颈部循行图（侧面）

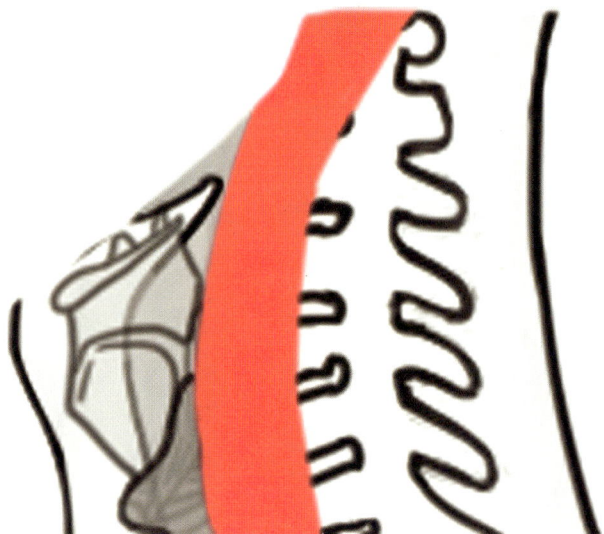

图180　三焦经经络颈部循行图（侧面）

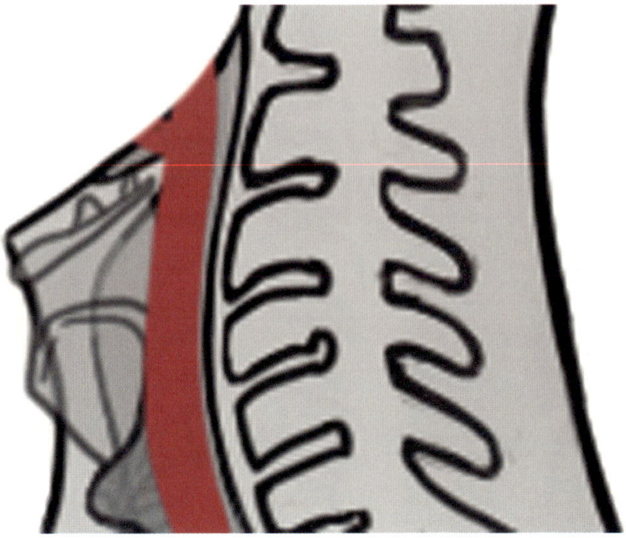

图181　心经经络颈部循行图（侧面）

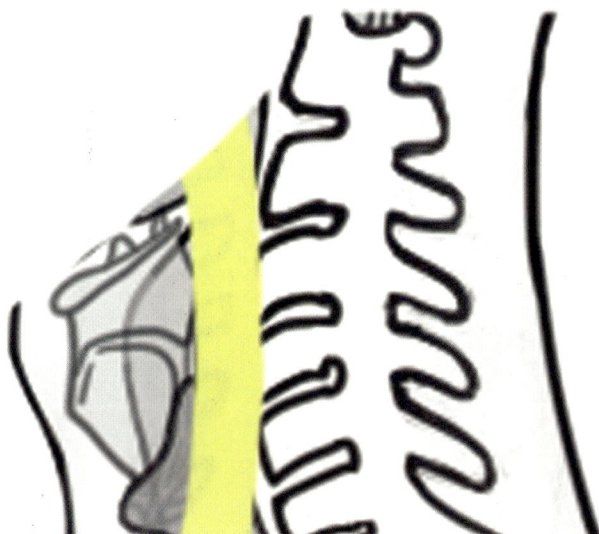

图182　脾经经络颈部循行图（侧面）

图183　胃经经络颈部循行图（侧面）

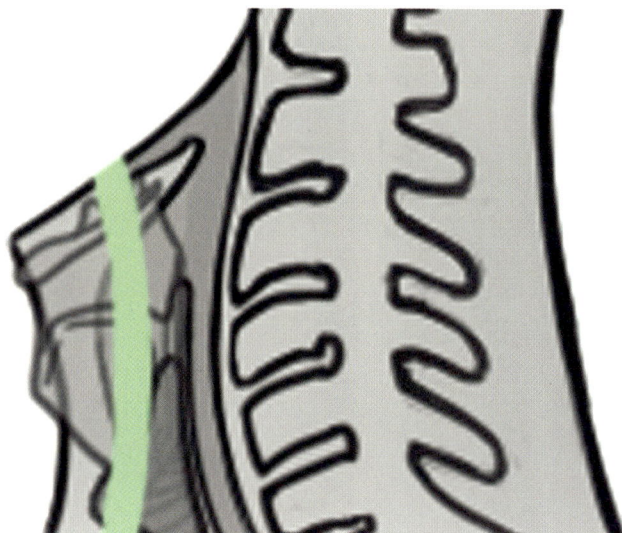

图184　肝经经络颈部循行图（侧面）

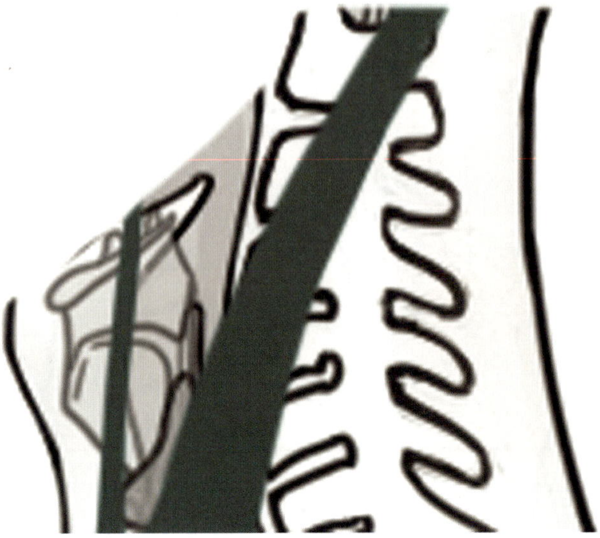

图185　胆经经络颈部循行图（侧面）

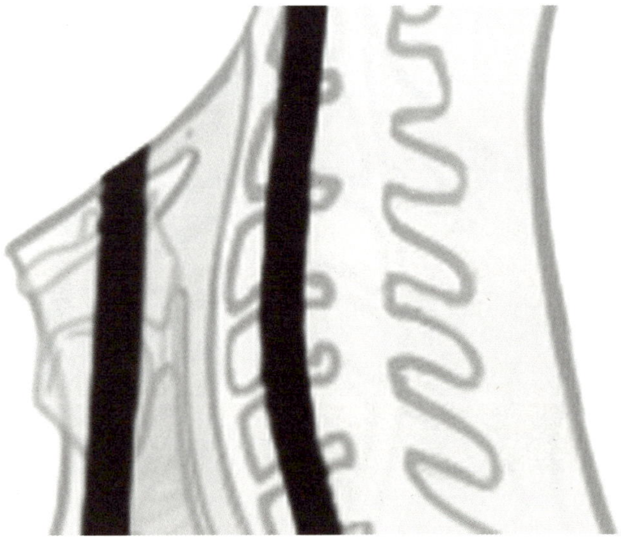

图186　肾经经络颈部循行图（侧面）

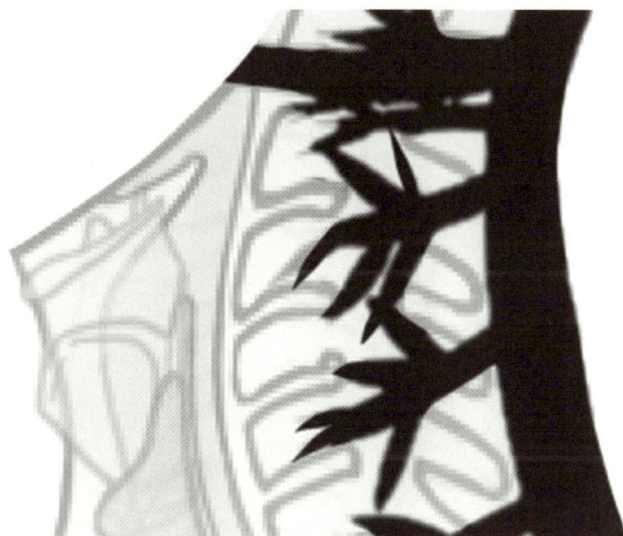

图187　膀胱经经络颈部循行图（侧面）

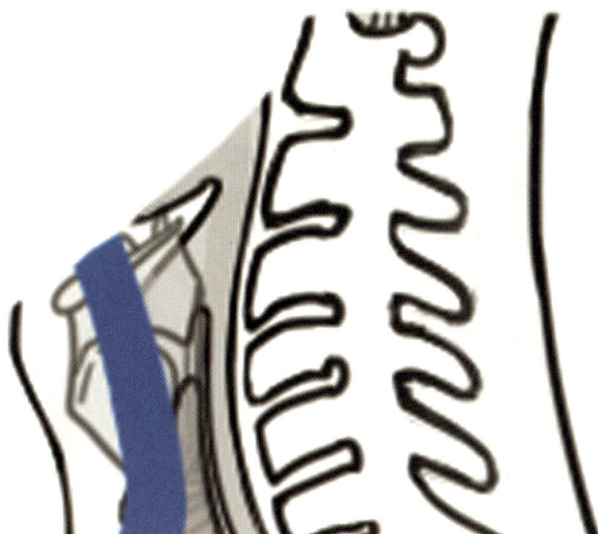

图188　任脉及其络脉颈部循行图（侧面）

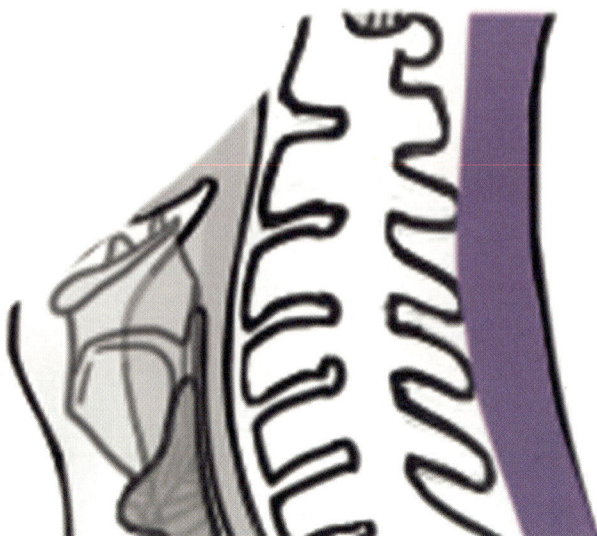

图189　督脉及其络脉颈部循行图（侧面）

3. 颈部背面经络循行图（图 190 ～图 194）

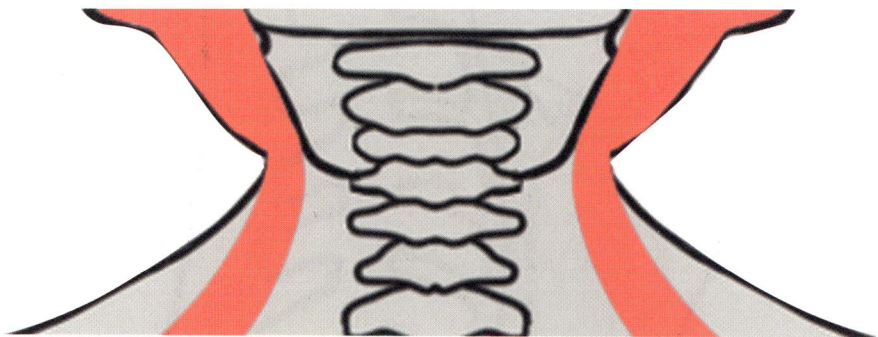

图190　三焦经经络颈部循行图（背面）

图191　小肠经经络颈部循行图（背面）

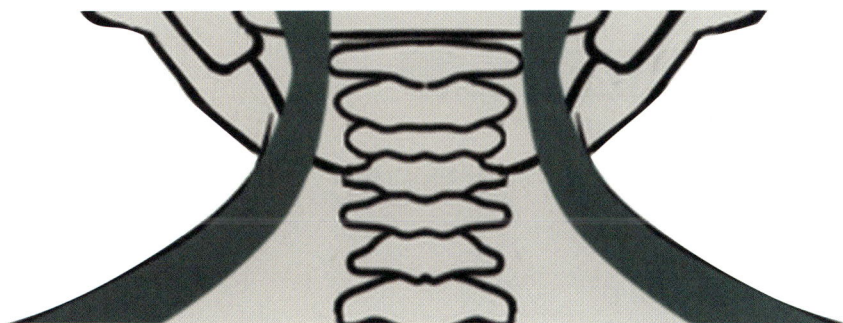

图192　胆经经络颈部循行图（背面）

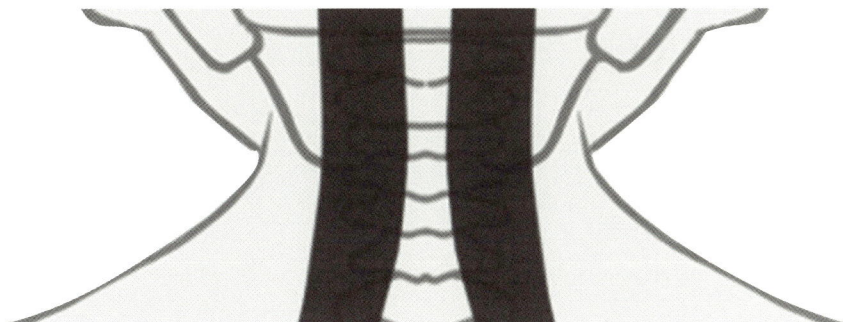

图193　膀胱经经络颈部循行图（背面）

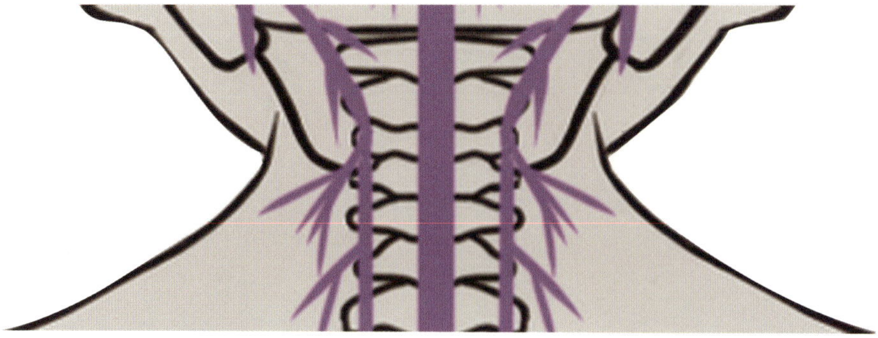

图194　督脉及其络脉颈部循行图（背面）

❋ 颈部疾病汇总（推拿适用）

—◇◇　【皮肤问题】　◇◇—

（1）颈部蜂窝织炎

（2）湿疹

（3）单纯性疱疹（热疮）

（4）带状疱疹（蛇串疮）

（5）脓疱疮

（6）毛囊炎（疖）

（7）痤疮

（8）皮炎

（9）新生儿硬肿症

（10）皮肤病引起的发热

（11）药疹

（12）系统性硬化症

（13）囊肿

（14）脂肪瘤（痰核）

（15）血管瘤（血瘤）

（16）皮肤溃疡

（17）水痘

（18）麻疹

（19）风疹（风沙）

（20）幼儿急疹

（21）带状疱疹（蛇胆疮）

（22）手足口病

（23）接触性皮炎

（24）荨麻疹（瘾疹）

（25）血管性水肿

（26）猩红热

（27）紫癜

（28）神经性皮炎

（29）毛周角化病

（30）坏疽性脓皮病

（31）皮肤干燥症（燥痹）

（32）营养不良性水肿（脾水）

（33）继发性或原发性水肿

（34）系统性红斑狼疮（皮痹）

（35）传染性软疣（水瘊）

（36）鱼鳞病（蛇皮癣）（先天性除外）

（37）黑点癣

（38）汗腺功能异常（多汗或汗闭）

━━━━◇◇ 【肌肉及韧带问题】 ◇◇━━━━

（1）肌肉韧带肿物

（2）肌肉韧带炎症

（3）肌肉萎缩（肉痿）

（4）重症肌无力

（5）肌性斜颈

（6）肌肉韧带退行性改变

（7）肌肉病引起的发热

（8）肌肉疼痛

━━━━◇◇ 【神经问题】 ◇◇━━━━

（1）颈部出现麻痹、麻木、针刺、蚁行感

（2）语言障碍

（3）神经鞘膜瘤

（4）神经纤维瘤

（5）神经性疾病引起的发热

（6）喉神经麻痹

（7）帕金森综合征（颤病）

（8）胸锁乳突肌、斜方肌功能障碍（副神经受损）

━━━━◇◇ 【血管问题】 ◇◇━━━━

（1）动脉或静脉血管炎

（2）颈动脉瘤

（3）颈静脉球体瘤

（4）血管瘤（血瘤）

（5）血管性疾病引起的发热

（6）颈静脉怒张

◇◇　【淋巴问题】　◇◇

（1）颈部急性或慢性淋巴结肿大（痰核）

（2）囊状淋巴管瘤（石疽）

（3）转移性肿瘤（石疽）

（4）淋巴癌（石疽）（巨大型除外）

（5）锁骨上淋巴结肿大（痰核）

（6）淋巴结炎或淋巴癌引起的发热

◇◇　【颈椎问题】　◇◇

（1）椎管内肿瘤（神经鞘瘤、脊膜瘤、室管膜瘤、星形细胞瘤、转移瘤、骨囊肿）

（2）椎骨关节炎

（3）颈肩综合征（项痹）

（4）骨质增生

（5）颈椎间盘脱出（颈痹）

（6）骨质疏松

（7）关节囊肿

（8）血液病引起的骨痛

──── ◇◇ 【食管问题】 ◇◇ ────

（1）食管炎

（2）食管憩室

（3）食管肿瘤

（4）胃酸或食物反流

（5）吞咽困难

（6）吞咽时胸骨后疼痛

（7）食管扩张

（8）食管狭窄

（9）食道癌（噎膈）（巨大型除外）

──── ◇◇ 【气管问题】 ◇◇ ────

（1）咳嗽

（2）气管炎

（3）咳痰

（4）气管痉挛

（5）咯血

（6）流感引起的气管不适

（7）新生儿窒息后遗症

（8）气管疾病引起的发热

━━━ ◇◇ 【声带问题】 ◇◇ ━━━

（1）急性喉炎（喉喑）*

（2）慢性喉炎

（3）声带小结

（4）声带囊肿

（5）声带接触性肉芽肿

（6）声带肿瘤

（7）声带息肉

（8）失声

（9）咳嗽

（10）喉痛

（11）声嘶（外伤所致除外）

（12）喉痉挛

（13）喉气管支气管炎*

（14）咯血

（15）喉脓肿

（16）喉疱疹

（17）喉黏膜溃疡

（18）喉癌（巨大型除外）

（19）进食呛咳

（20）发声障碍（外伤所致除外）

（21）喉感觉过敏和喉感觉异常

（22）喉感觉减退和喉感觉缺失

---

* 注：严重者除了使用推拿疗法外，还需要结合西医学方法进行治疗。

──────── ◇◇ 【喉软骨问题】 ◇◇ ────────

（1）喉软骨发育不良

（2）喉软骨钙化

（3）软骨受损而致呼吸困难（外伤所致除外）

（4）喉软骨肿瘤

（5）吞咽困难

（6）喉软骨膜炎

（7）环杓关节炎

（8）环甲关节炎

（9）先天性喉喘鸣

（10）急性会厌软骨炎*

（11）会厌囊肿

──────── ◇◇ 【甲状腺问题】 ◇◇ ────────

（1）甲状腺功能亢进（瘿气）

（2）甲状腺功能减退（瘿劳）

（3）桥本甲状腺炎（气瘿）

（4）甲状腺腺瘤（肉瘿）

（5）结节性甲状腺肿（肉瘿）

（6）甲状腺癌（石瘿）（晚期或巨大型除外）

（7）甲状腺囊肿

（8）慢性甲状腺炎

────────────

* 注：严重者除了使用推拿疗法外，还需要结合西医学方法进行治疗。

◇◇【甲状旁腺问题】◇◇

（1）甲状旁腺功能亢进症（侠瘿瘤）

（2）甲状旁腺功能减退症

（3）甲状旁腺肿瘤

（4）甲状旁腺囊肿

◇◇【其他颈部肿物】◇◇

（1）颌下腺炎、颌下皮样囊肿

（2）甲状舌管囊肿

（3）胸腺咽管囊肿

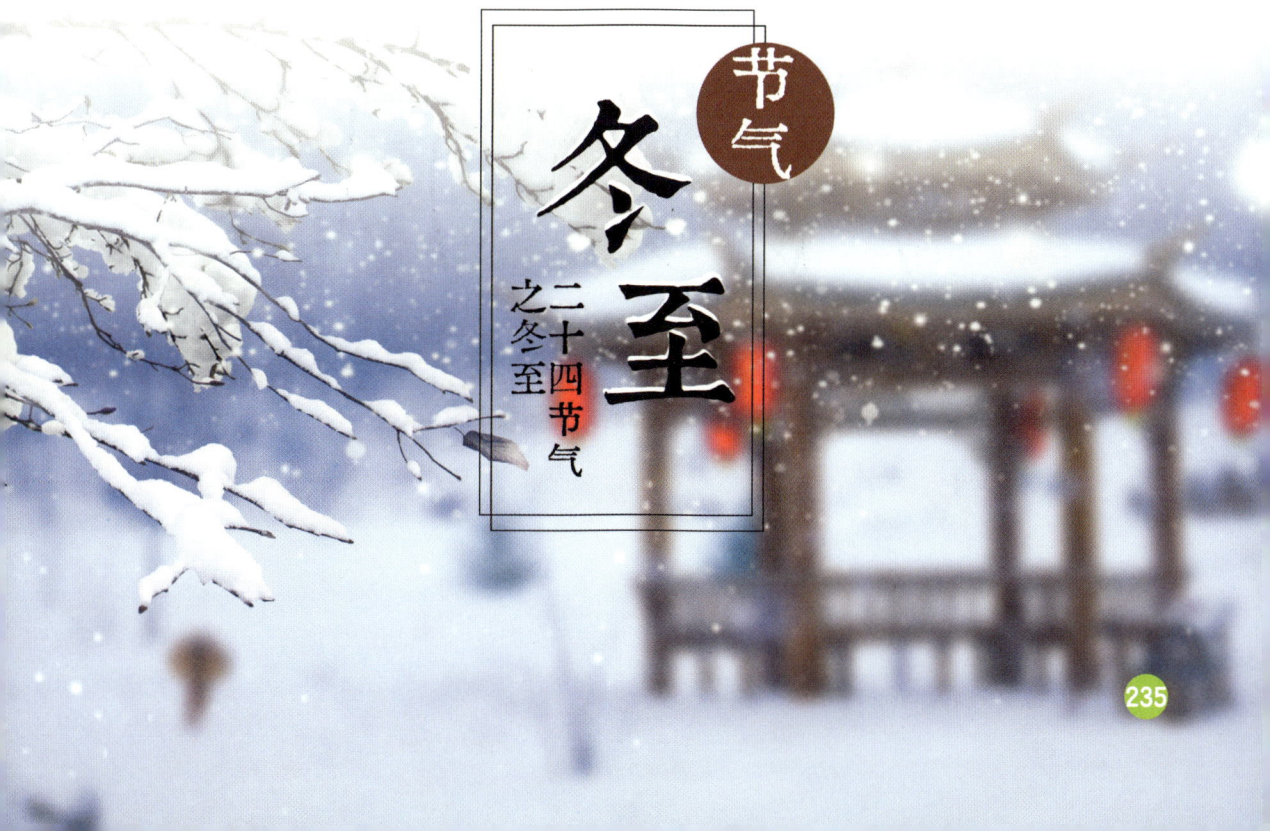

节气

冬至

之冬至

二十四节气

🖊 胸部疾病与经络如何对应

✳ 胸部各组织器官

1. 胸部组织器官示意图（图 195、图 196）

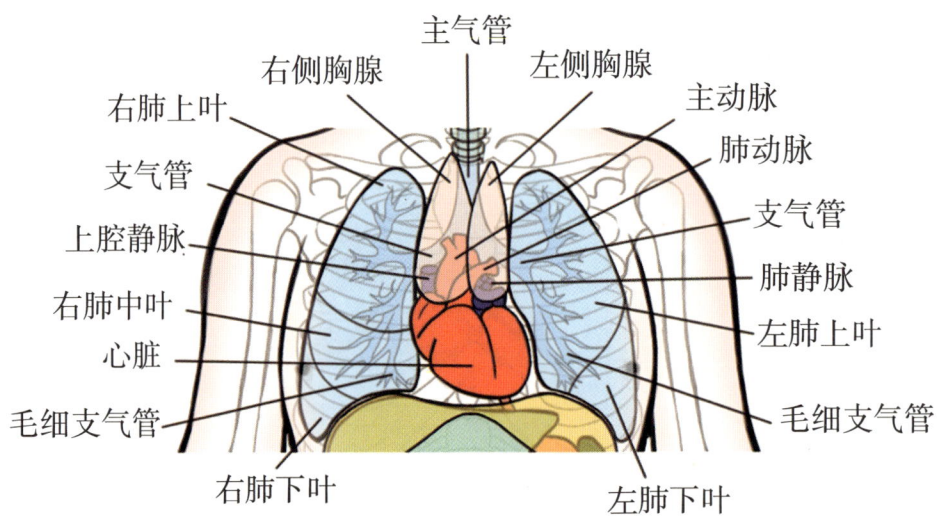

图195　胸部器官（正面）

图196　女性胸部器官（侧面）

2. 胸部肌肉（图 197）

胸上肢肌、前锯肌、锁骨下肌、胸大肌、胸小肌、肋间外肌、肋间内肌、肋间最内肌、胸横肌、肋下肌、背阔肌、斜方肌、背浅层肌、背中层肌、上后锯肌、下后锯肌、竖脊肌、菱形肌、大圆肌、小圆肌、冈下肌、颈髂肋肌、颈最长肌、胸最长肌等。

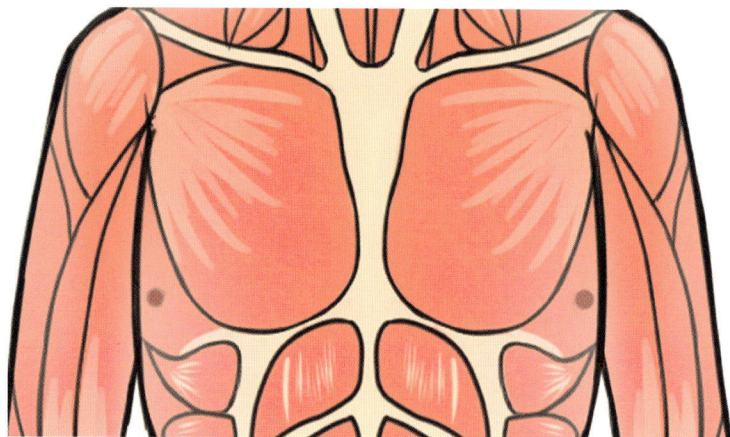

图197　胸部肌肉图（正面）

3. 胸部血管（图198）

左颈总动脉、胸主动脉、升主动脉、降主动脉、左冠状动脉、左冠状静脉、右冠状动脉、右冠状静脉、左肺和右肺动脉、左肺和右肺静脉、支气管动脉、支气管静脉、食管动脉、食管静脉、上腔静脉、下腔静脉、头臂静脉、奇静脉、乳内动脉、乳内静脉、胸肩峰动脉、胸肩峰静脉、肋间动脉、肋间静脉、肋下动脉、肋下静脉、肋间最上动脉、肋间最上静脉、膈上动脉、膈上静脉、胸上动脉、胸上静脉、胸外动脉、胸外静脉、胸背动脉、胸背静脉、胸廓内动脉、胸廓内静脉、肩胛上动脉、肩胛上静脉、肩胛下动脉、肩胛下静脉、肩胛背动脉、肩胛背静脉、旋肩胛动脉、旋肩胛静脉、旋肱前动脉、旋肱前静脉、旋肱后动脉、旋肱后静脉、腋动脉、腋静脉、背状血管等。

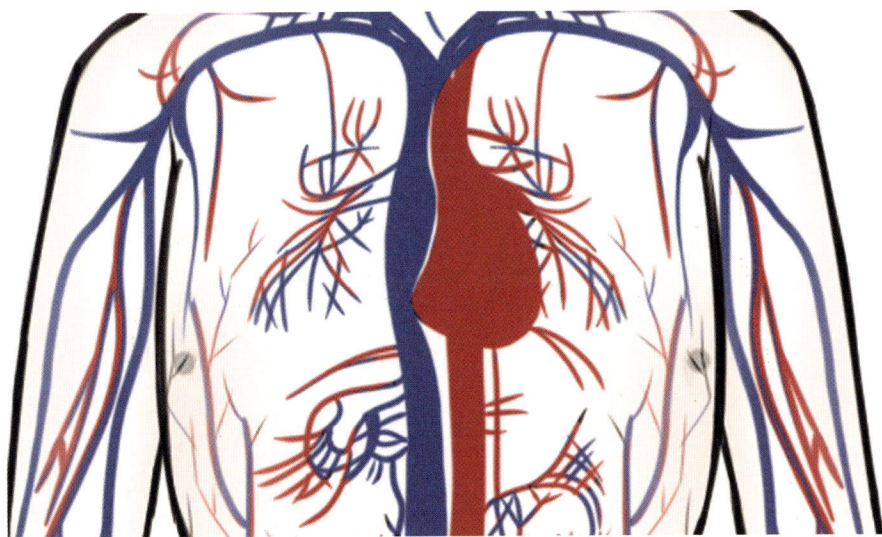

图198　胸部血管图（正面）

4. 胸部淋巴结（图199）

最高纵隔淋巴结、右侧和左侧气管旁上部淋巴结、右侧和左侧气管旁下部淋巴结、血管前和气管后淋巴结、主动脉旁淋巴结、主动脉下淋巴结、隆突下淋巴结、食管旁淋巴结、肺门淋巴结、肺叶间淋巴结、尖淋巴结、中央淋巴结、肩胛下淋巴结、胸肌间淋巴结、气管支气管淋巴结、肋间淋巴结、胸包淋巴结、胸骨旁淋巴结、肺韧带淋巴结、肺动脉韧带淋巴结、乳腺前哨淋巴结等。

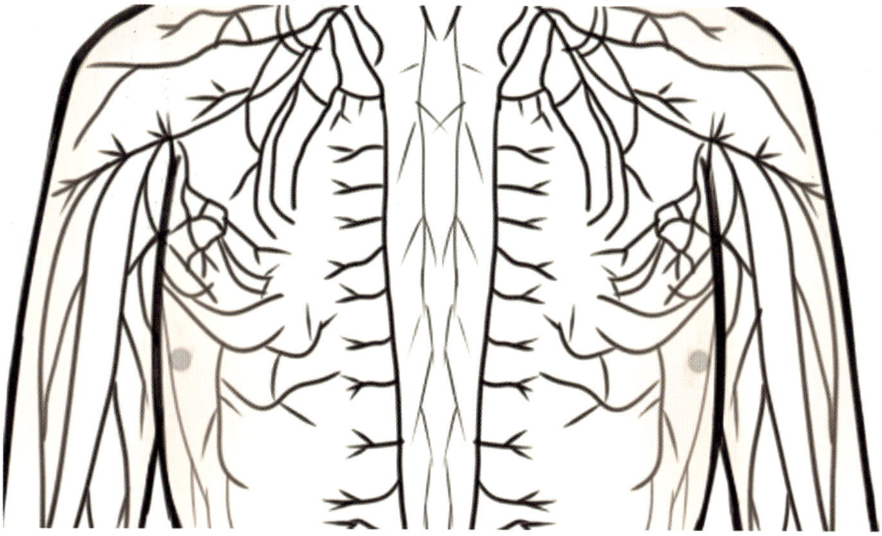

图199　胸部淋巴图（正面）

5. 胸部神经（图 200）

12 对胸神经、胸神经后支、内脏感觉神经、内脏运动神经、内脏大神经、内脏小神经、植物神经、迷走神经肺支、迷走神经食管前支、交感神经、副交感神经、锁骨上神经、胸背神经、胸长神经、肋间神经前皮支、肋间神经、肋下神经、肋间臂神经、副神经、脊神经后支、膈神经等。

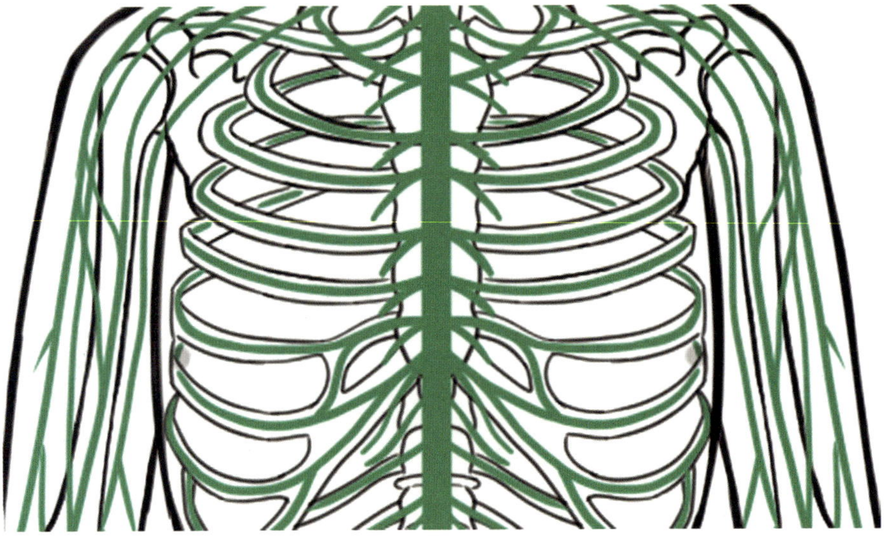

图200　胸部神经图（正面）

6. 胸部骨骼（图 201）

锁骨 2 根，胸骨 1 根，胸椎骨 12 块，肩胛骨 2 块，左右肋骨共24 根。

图201　胸部骨骼图（背面）

✳ 胸部经络循行图

1. 胸部正面经络循行图（图 202 ～图 214）

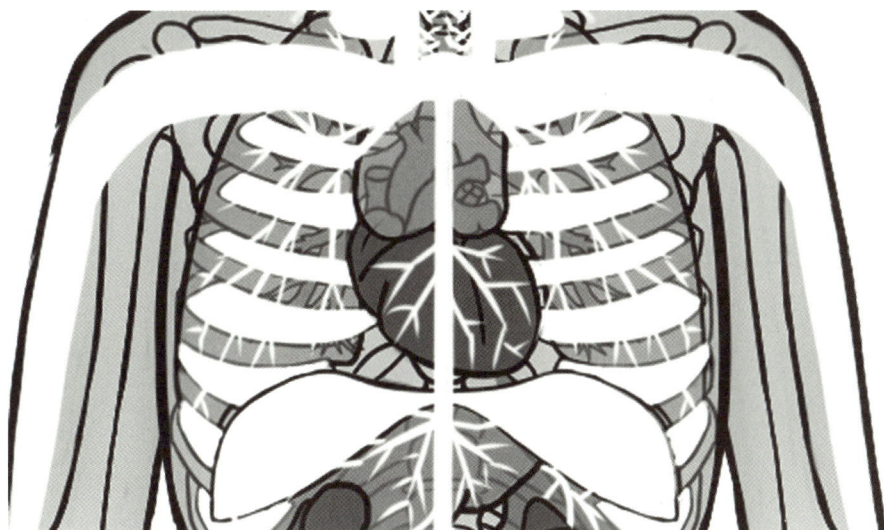

图202　肺经经络胸部循行图（正面）

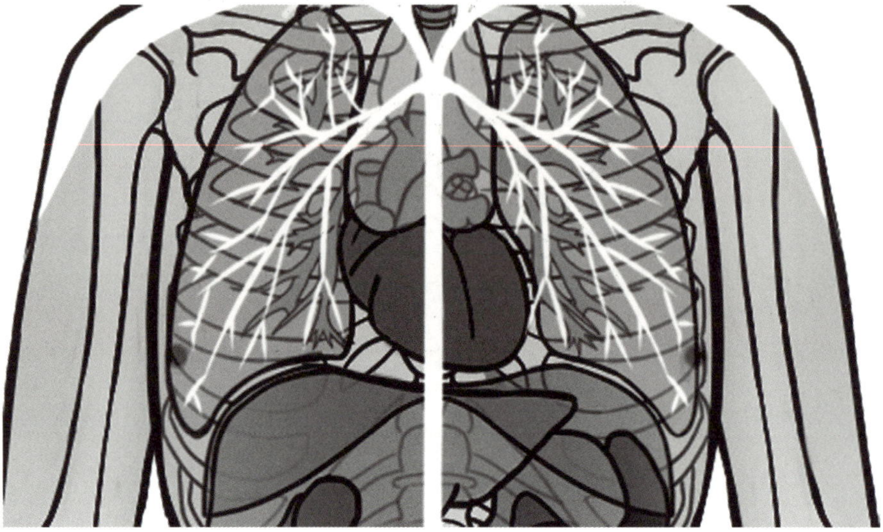

图203　大肠经经络胸部循行图（正面）

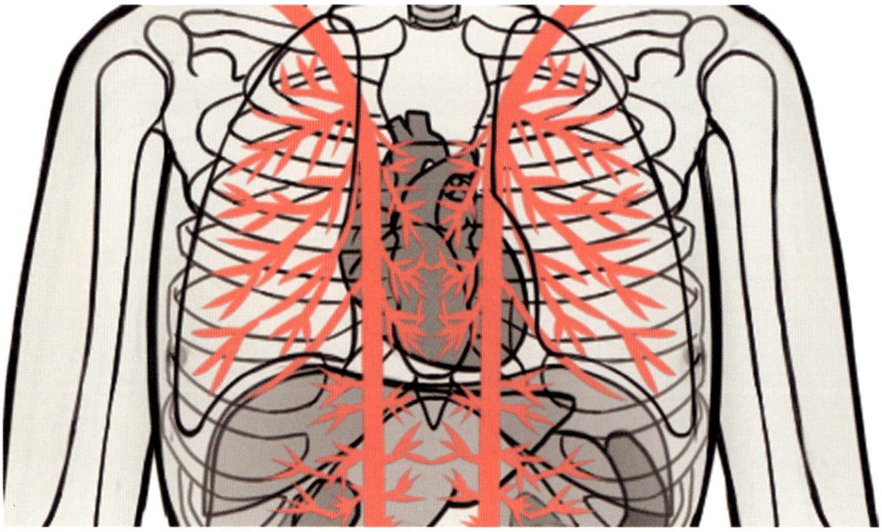

图204　三焦经经络胸部循行图（正面）

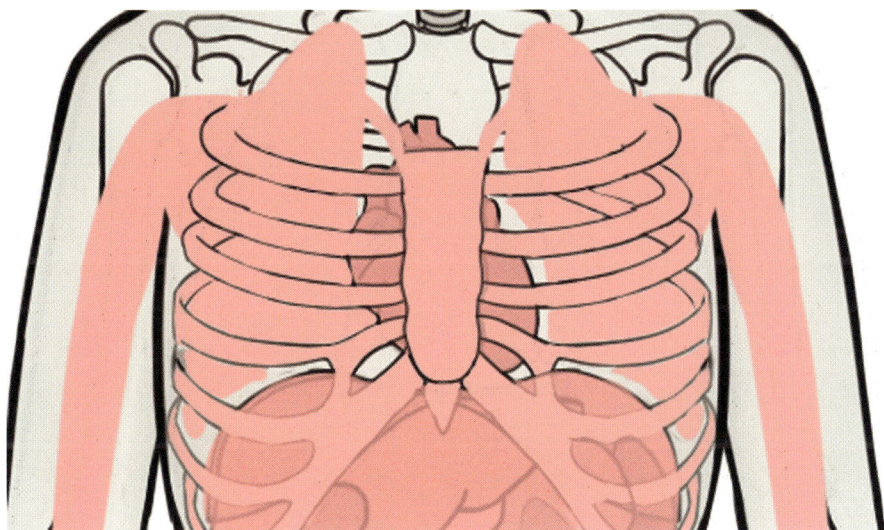

图205　心包经经络胸部循行图（正面）

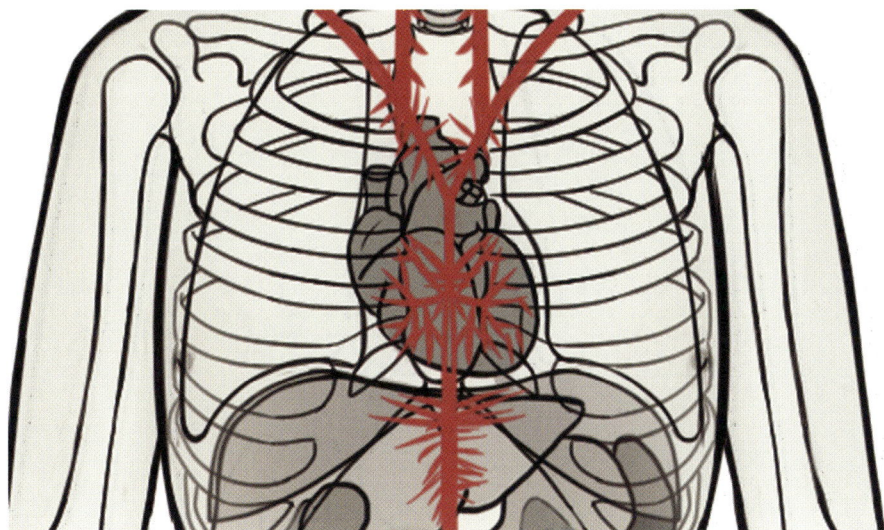

图206　小肠经经络胸部循行图（正面）

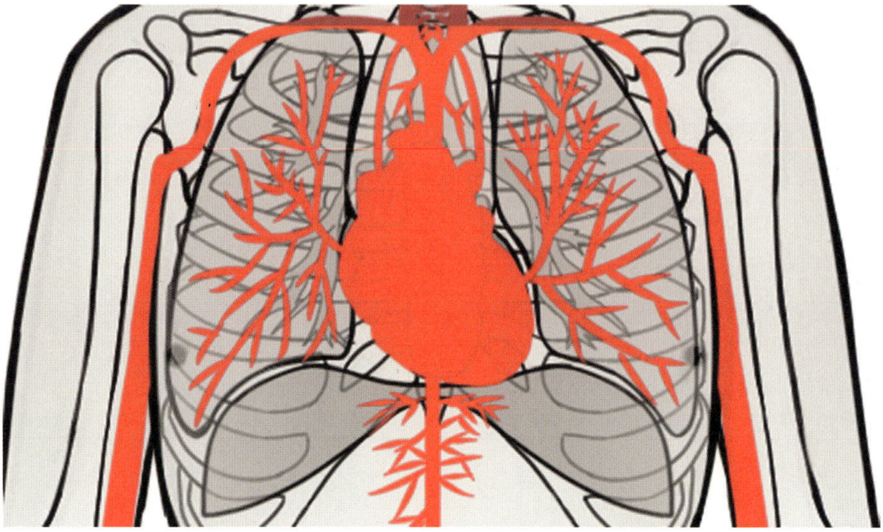

图207　心经经络胸部循行图（正面）

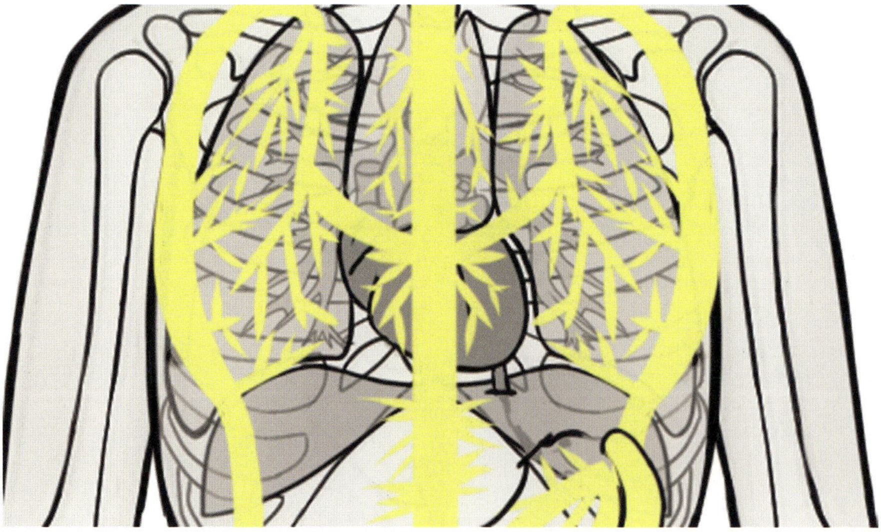

图208　脾经经络胸部循行图（正面）

图209 胃经经络胸部循行图（正面）

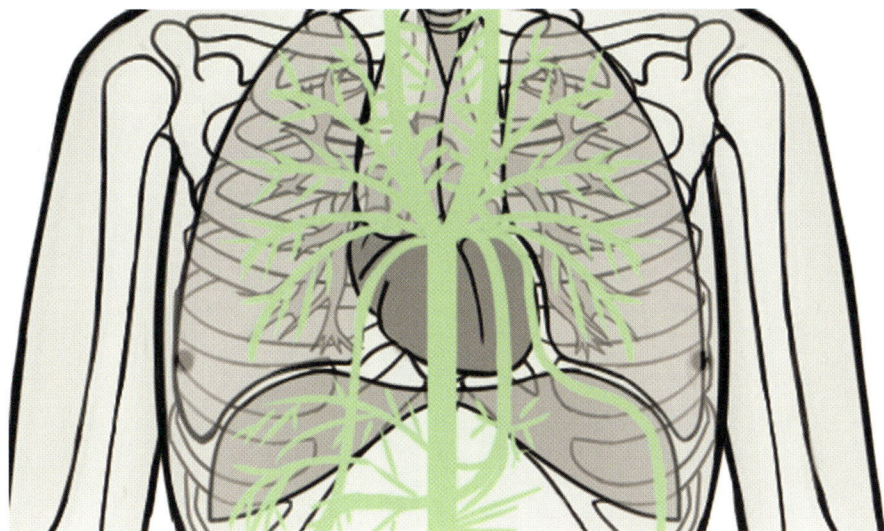

图210 肝经经络胸部循行图（正面）

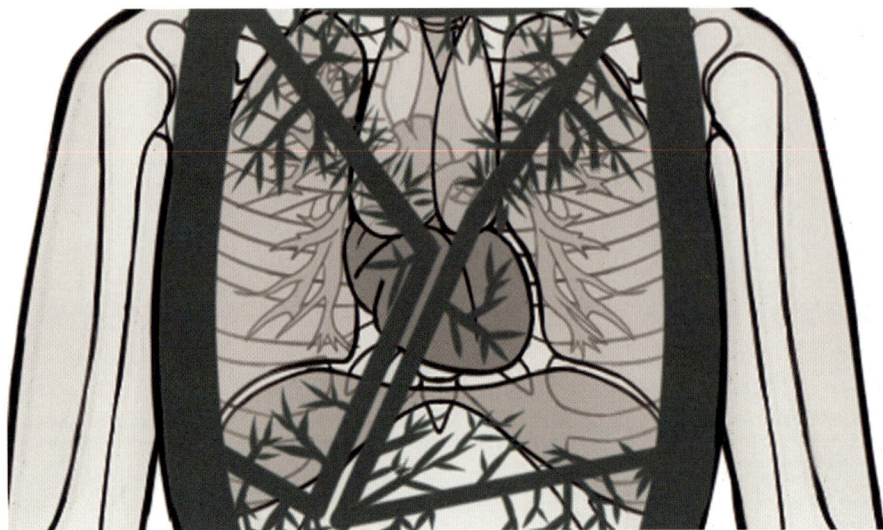

图211　胆经经络胸部循行图（正面）

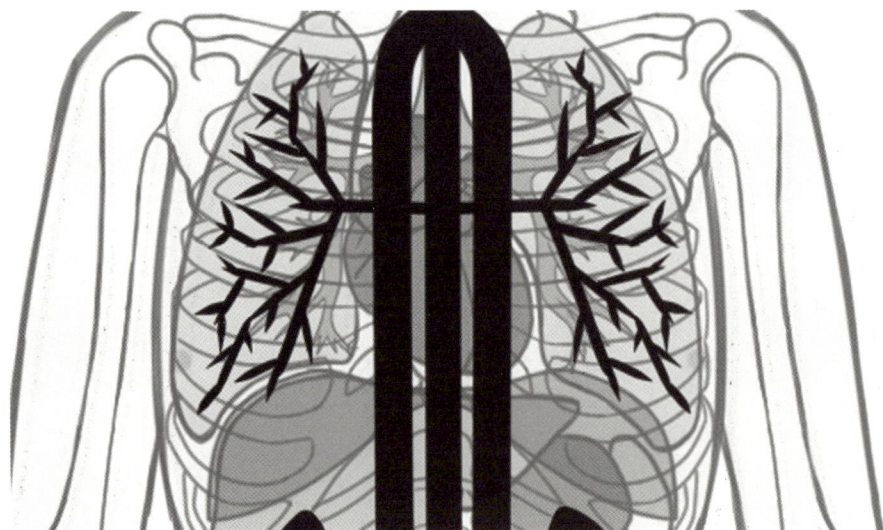

图212　肾经经络胸部循行图（正面）

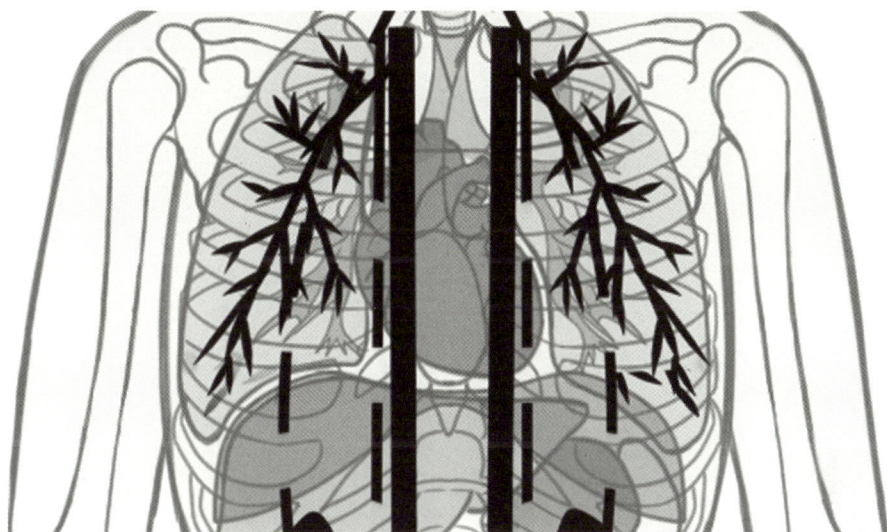

图213 膀胱经经络胸部循行图（正面）

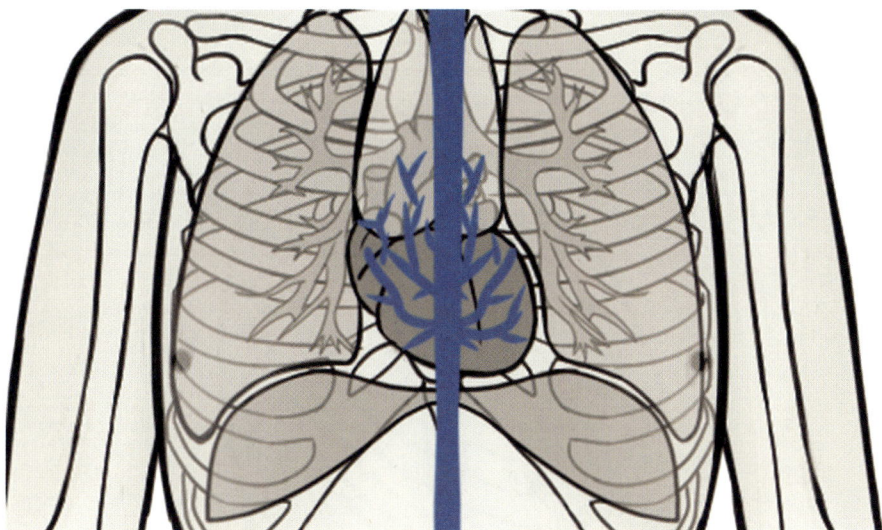

图214 任脉及其络脉胸部循行图（正面）

2. 胸部侧面经络循行图（图 215 ～图 224）

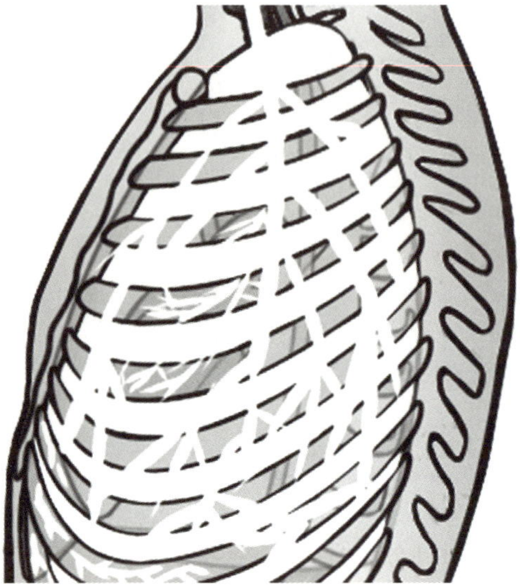

图215　肺经经络胸部循行图（侧面）

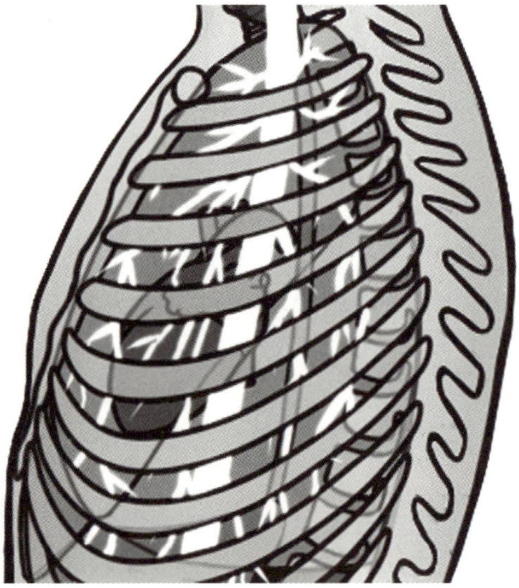

图216　大肠经经络胸部循行图（侧面）

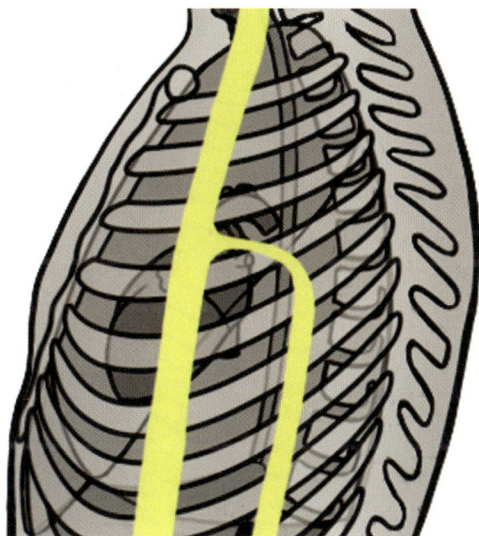

图217 脾经经络胸部循行图（侧面）

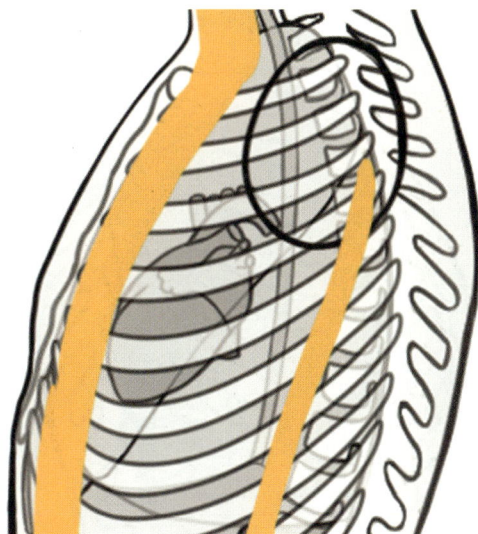

图218 胃经经络胸部循行图（侧面）

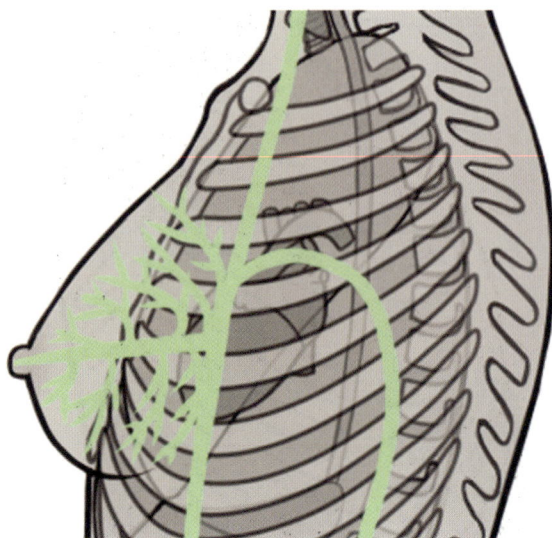

图219　肝经经络胸部循行图（侧面）

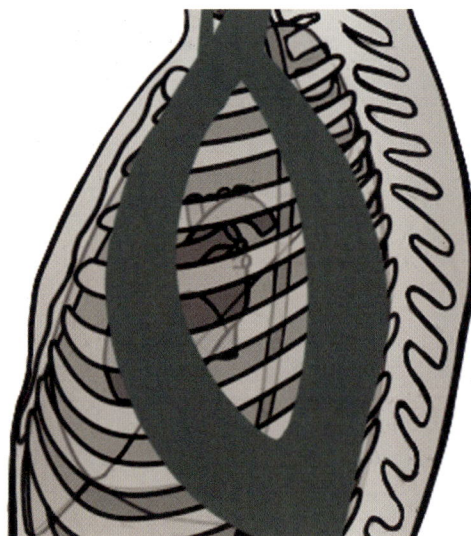

图220　胆经经络胸部循行图（侧面）

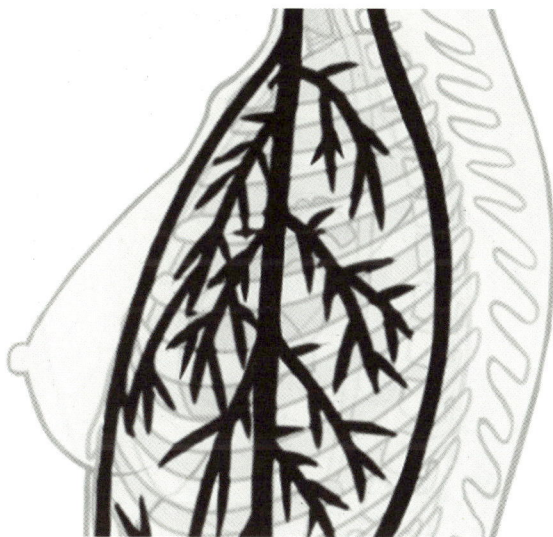

图221　肾经经络胸部循行图（侧面）

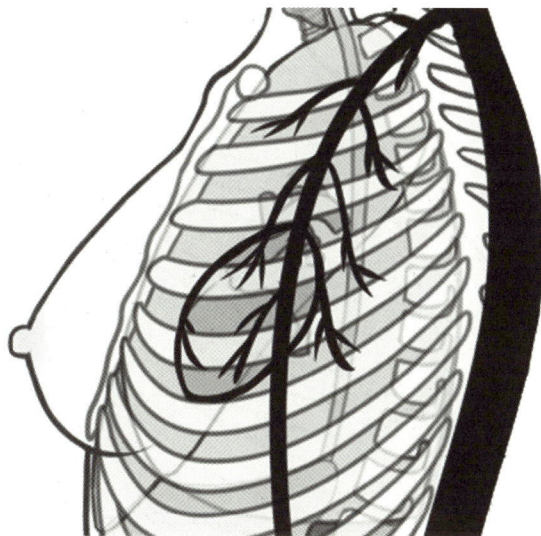

图222　膀胱经经络胸部循行图（侧面）

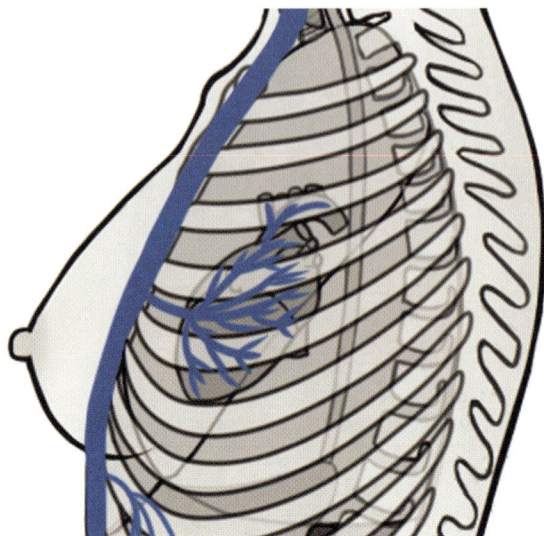

图223　任脉及其络脉胸部循行图（侧面）

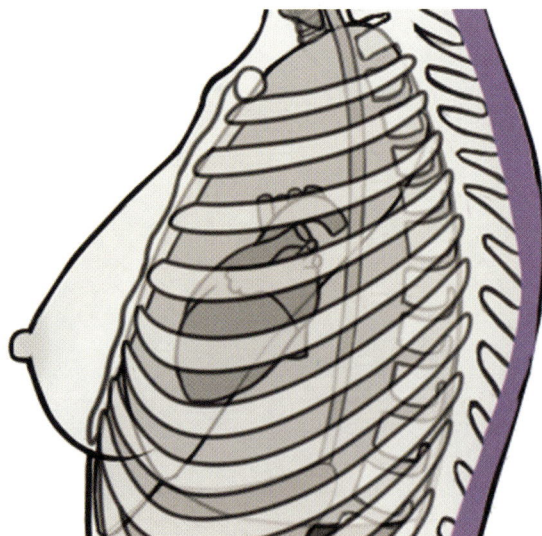

图224　督脉及其络脉胸部循行图（侧面）

3. 胸部背面经络循行图（图 225 ～图 231）

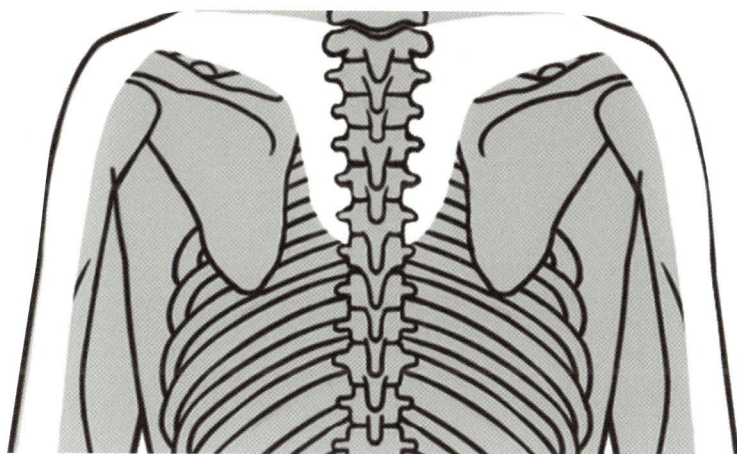

图225　大肠经经络胸部循行图（背面）

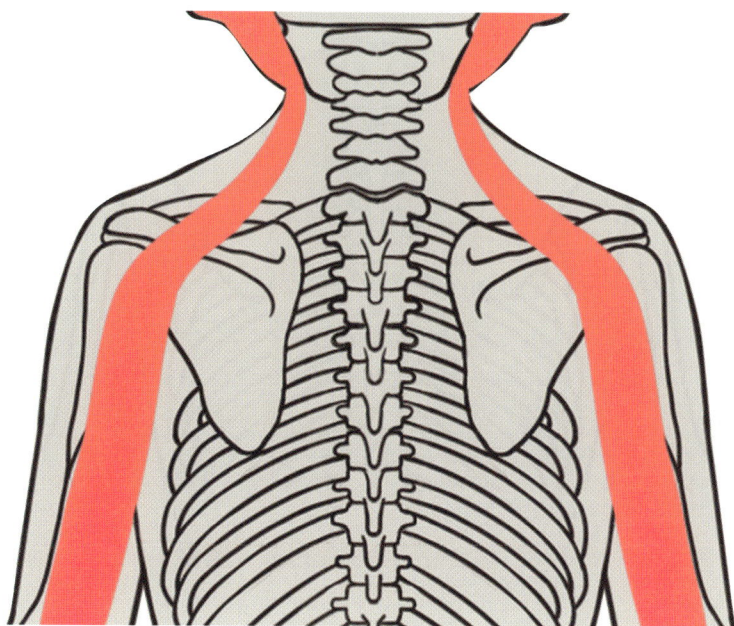

图226　三焦经经络胸部循行图（背面）

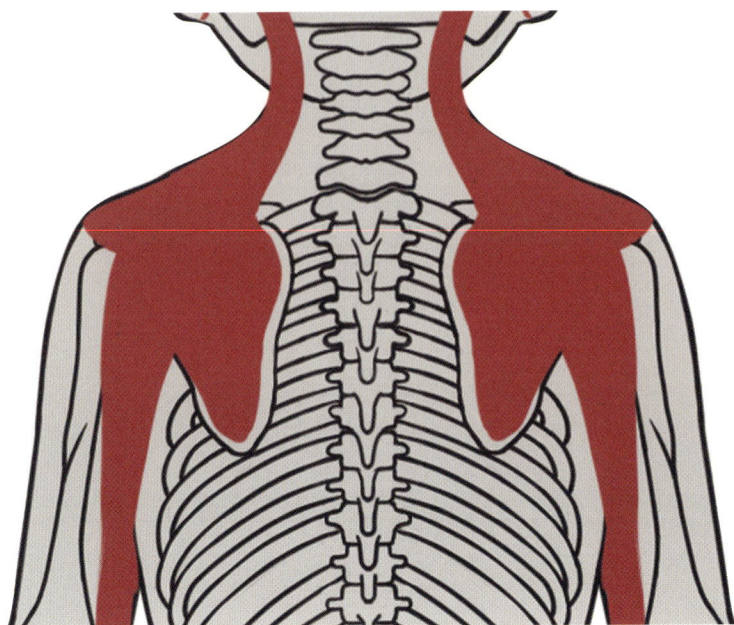

图227　小肠经经络胸部循行图（背面）

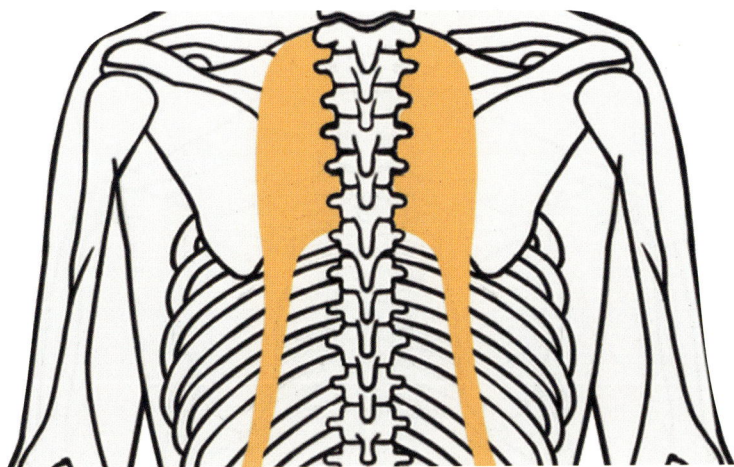

图228　胃经经络胸部循行图（背面）

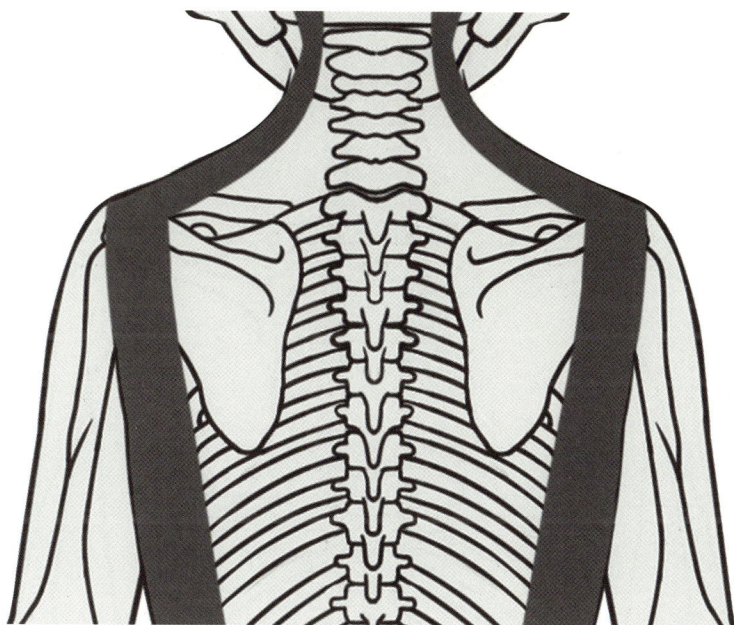

图229　胆经经络胸部循行图（背面）

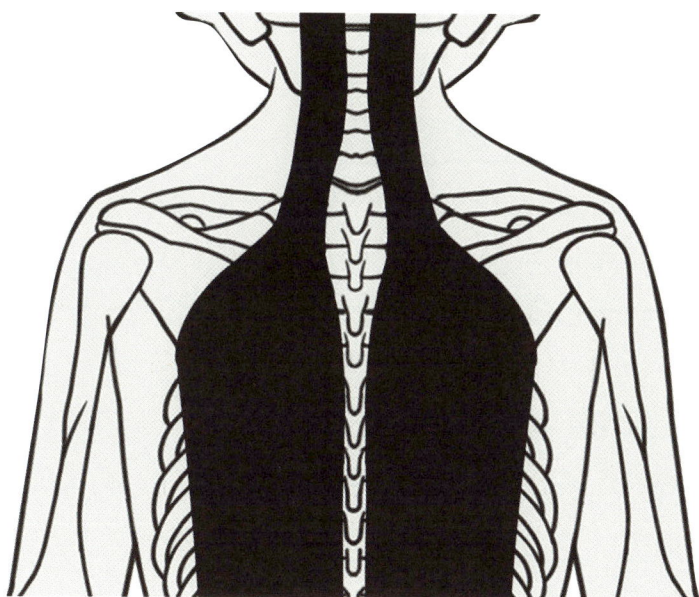

图230　膀胱经经络胸部循行图（背面）

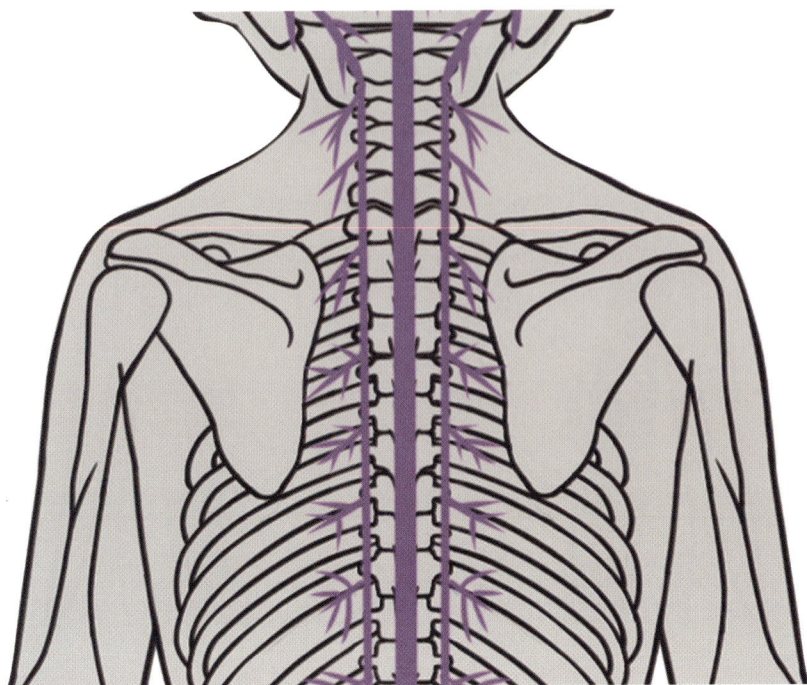

图231　督脉及其络脉胸部循行图（背面）

❋ 胸部疾病汇总（推拿适用）

◇◇　【皮肤问题】　◇◇

（1）皮肤干燥症（燥痹）

（2）系统性红斑狼疮（皮痹，可伴有心痹、肺痹、三焦痹）

（3）天疱疮

（4）带状疱疹（蛇串疮）

（5）湿疹

（6）脓疱疮（黄水疮）

（7）背部毛囊炎（疖）

（8）新生儿硬肿症

（9）水痘

（10）药疹

（11）皮肤癌

（12）系统性硬化症

（13）囊肿

（14）脂肪瘤（痰核）

（15）乳腺纤维瘤及纤维瘤样病变

（16）血管瘤（血瘤）

（17）营养不良所致的皮肤松弛

（18）皮肤溃疡

（19）坏疽

（20）肌肉疼痛

（21）单纯性疱疹（热疮）

（22）皮炎

（23）水痘

（24）麻疹

（25）风疹（风沙）

（26）幼儿急疹

（27）手足口病

（28）荨麻疹（瘾疹）

（29）血管性水肿

（30）猩红热

（31）紫癜

（32）神经性皮炎

（33）痱子

（34）瘙痒症

（35）银屑病（牛皮癣）

（36）玫瑰糠疹（风热疮）

（37）皮肌炎（肌痹）

（38）硬皮病（皮痹）

（39）白癜风（中晚期除外）

（40）毛周角化病

（41）鱼鳞病（蛇皮癣）（先天性除外）

（42）皮肤病引起的发热不退（温病）

（43）坏疽性脓皮病

（44）营养不良性水肿（脾水）

（45）继发性或原发性水肿

（46）体癣（金钱癣）

（47）花斑癣（汗斑）

（48）脂溢性皮炎（面油风）

（49）日光性皮炎（日晒疮）

（50）痤疮（粉刺）

（51）肩胛疱疹样皮炎（火赤疮）

（52）汗腺功能异常（多汗或汗闭）

◇◇ 【肌肉及韧带问题】 ◇◇

（1）重症肌无力

（2）韧带退行性变

（3）胸肌肿瘤

（4）肩肌劳损（肩痹）

（5）肩肌肿瘤

（6）肩肌炎（肩痹）

（7）肌肉疼痛

（8）背肌劳损（背痹）

（9）肌萎缩（肉痿）

（10）肌腱炎（筋痹）

◇◇　【神经问题】　◇◇

（1）胸部出现麻痹、麻木、针刺、蚁行感

（2）肋间神经痛

（3）膈肌神经受损（外伤所致除外）

（4）胸膜神经源性肿瘤

◇◇　【淋巴问题】　◇◇

（1）锁骨上淋巴结肿大（痰核）

（2）腋下淋巴结肿大（痰核）

（3）胸膜下淋巴结肿大（痰核）

（4）纵隔淋巴结肿大（痰核）

（5）气管旁淋巴结肿大（痰核）

（6）主动脉旁淋巴结肿大（痰核）

（7）气管前血管后淋巴结肿大（痰核）

（8）主动脉窗淋巴结肿大（痰核）

（9）肺动脉韧带淋巴结肿大（痰核）

（10）隆突下淋巴结肿大（痰核）

（11）肺门淋巴结肿大（痰核）

（12）食管旁淋巴结肿大（痰核）

（13）肺叶间淋巴结肿大（痰核）

（14）肺段淋巴结肿大（痰核）

（15）肺内亚段淋巴结肿大（痰核）

（16）胸腔淋巴癌（石疽）

（17）胸膜淋巴瘤

（18）胸膜淋巴管扩张

【骨骼问题】

（1）胸椎强直性脊柱炎（脊痹）

（2）骨关节炎

（3）肋缘外翻

（4）肋软骨炎（软肋痹）

（5）鸡胸

（6）漏斗胸

（7）胸骨肿瘤

（8）骨质疏松

（9）关节囊肿

（10）骨囊肿

（11）骨质增生（骨痹）

（12）血液病引起的骨痛

（13）胸椎侧弯

【气管及肺部问题】

（1）咳嗽

（2）肺大疱

（3）支气管扩张（肺络张）

（4）支气管肺炎（小叶性肺炎）

（5）大叶性肺炎（肺泡性）

（6）毛细支气管炎

（7）间质性肺炎

（8）病毒性肺炎

（9）支原体性肺炎

（10）肺脓肿*

（11）肺积水

（12）肺癌早期

（13）肺部肿瘤（错构瘤、软骨瘤、纤维瘤、平滑肌瘤、血管瘤、脂肪瘤、乳头状瘤）

（14）支气管腺瘤

（15）肺转移性肿瘤

（16）气管肿瘤

（17）阻塞性肺病（肺胀）

（18）肺气肿

（19）哮喘（哮病）

（20）肺结核（肺痈）*

（21）急性或慢性气管炎

---

* 注：严重者除了使用推拿疗法外，还需要结合西医学方法进行治疗。

（22）肺结节

（23）肺肉芽肿

（24）肺纤维化

（25）肺曲霉菌病

（26）气胸（外伤所致除外）

（27）胸痛

（28）慢性呼吸衰竭

（29）急性呼吸衰竭（推拿疗法＋西医学方法）

（30）风寒或风热感冒所致的肺部不适

（31）流感引起的肺部不适

（32）肺病引起的发热

（33）肺囊肿

（34）咯血

（35）系统性红斑狼疮

（36）呼吸窘迫综合征

（37）肺不张（肺痿）

（38）肺萎缩

（39）多汗症

（40）肺水肿（肺水）

（41）胸闷

（42）气短

（43）肺磨玻璃结节

◇◇◇　**【心脏及血管问题】**　◇◇◇

（1）肺动脉高压、肺动脉狭窄、肺动脉扩张（先天性除外）

（2）肺静脉高压、肺静脉狭窄（先天性除外）

（3）主动脉高压、主动脉扩张、主动脉狭窄（先天性除外）

（4）心肌缺血（心痛）

（5）心电轴右偏、左偏、旋转

（6）房室传导阻滞

（7）心动过缓或心动过速（先天性除外）

（8）心室肥厚

（9）心房肥厚

（10）心室扩大

（11）心房扩大

（12）二尖瓣狭窄

（13）二尖瓣关闭不全

（14）三尖瓣狭窄

（15）三尖瓣关闭不全

（16）主动脉瓣狭窄

（17）主动脉瓣关闭不全

（18）冠状动脉痉挛

（19）心脏黏液瘤

（20）慢性缩窄性心包炎

（21）心包积液

（22）心律不齐（心悸）（先天性除外）

（23）窦性停搏

（24）房性早搏

（25）室性早搏

（26）心房颤动

（27）心室颤动

（28）心脏传导阻滞（窦房阻滞、房内阻滞、室内阻滞、房室阻滞、预激综合征）

（29）病窦综合征

（30）动脉或静脉血管炎

（31）血管硬化（动脉硬化、冠状动脉粥样硬化）

（32）血管缺血萎缩

（33）血管壁瘢块

（34）高血压，中医称"风眩"（原发性高血压；肾性高血压；肾上腺皮质分泌过多的醛固酮而引起的高血压；嗜铬细胞瘤引起的高血压；皮质醇增多症引起的高血压；主动脉缩窄引起的高血压，先天性除外）

（35）低血压（虚眩）

（36）动脉瘤（巨大型除外）

（37）肺源性心脏病（肺心病）

（38）心衰[*]（左心衰、右心衰、全心衰、急性心衰、慢性心衰）

（39）心肌损害

（40）心肌肥厚

（41）心肌炎（心痹）

（42）渗出性心包炎，中医称"支饮"（急性心包炎、慢性心包炎）

（43）不明原因晕厥（心厥）

（44）慢性心前区痛

---

[*] 注：严重者除了使用推拿疗法外，还需要结合西医学方法进行治疗。

（45）心梗恢复期（厥心痛）

（46）风湿热引起的心脏瓣膜病（心痹）

（47）心内膜炎（心瘅）（血栓所致除外）

（48）心肌脓肿 *

（49）心前区闷兼气短

（50）多汗症

（51）自主神经功能紊乱

（52）系统性红斑狼疮

（53）川崎病

（54）心绞痛（胸痹）

（55）糖尿病合并心脏病（消渴、心痹）

（56）心悸

◇◆　【食管问题】　◆◇

（1）食管癌

（2）食管良性肿瘤

（3）贲门性吞咽困难

（4）胃、食管反流（食管瘅）（先天性除外）

（5）食管憩室（先天性除外）

（6）食管狭窄

（7）食管炎

（8）食管扩张

---

* 注：严重者除了使用推拿疗法外，还需要结合西医学方法进行治疗。

―――――◇◇ 【胸壁问题】 ◇◇―――――

（1）胸壁肿瘤

（2）胸壁疼痛

（3）胸壁炎症

（4）胸壁畸形

―――――◇◇ 【胸膜问题】 ◇◇―――――

（1）胸膜肿瘤

（2）渗出性胸膜炎

（3）纤维性胸膜炎（干胁痛）

（4）弥漫性胸膜炎

（5）胸膜结核

（6）气胸

（7）胸膜转移癌症

（8）胸膜纤维化

（9）脓胸

（10）胸膜瘘

―――――◇◇ 【胸腺问题】 ◇◇―――――

（1）胸腺瘤

（2）胸腺囊肿

（3）胸腺萎缩

（4）胸腺增生

---◇◆◇--- 【胸腔问题】 ---◇◆◇---

（1）胸腔积液（悬饮）

（2）胸膜炎合并胸腔积液

（3）肿瘤合并胸腔积液

（4）外伤性胸腔积液

（5）急性胸腔积液

（6）慢性胸腔积液

---◇◆◇--- 【纵隔问题】 ---◇◆◇---

（1）纵隔肿瘤

（2）胸腺瘤

（3）纵隔囊肿

（4）纵隔气肿

（6）纵隔炎

（7）纵隔疝

---◇◆◇--- 【乳腺问题】 ---◇◆◇---

（1）乳腺增生（乳癖）

（2）乳腺纤维瘤（乳核）

（3）乳腺结节（乳癖）

（4）乳腺囊肿（乳癖）

（5）乳溢

（6）乳腺癌早期（乳岩）

（7）乳腺管扩张

（8）乳管内乳头状瘤

（9）乳房肉瘤

（10）乳房脓肿（乳痈）

（11）乳头皲裂

（12）乳头湿疹

（13）男性乳房发育（乳疬）

（14）男性乳腺炎

（15）奶水少（缺乳）

◇◇　【腋下问题】　◇◇

（1）腋下淋巴结肿大

（2）狐臭

（3）腋下汗多

膈肌疾病与经络如何对应

膈肌各组织器官

1. 膈肌组织器官示意图

膈肌（图 232）把胸腔和腹腔隔开，是两者的分界线。它可使胸腔容积扩大或缩小，协助呼吸，还可以增加腹压，协助排便、分娩、打喷嚏、做腹部运动、呕吐、咳嗽等。

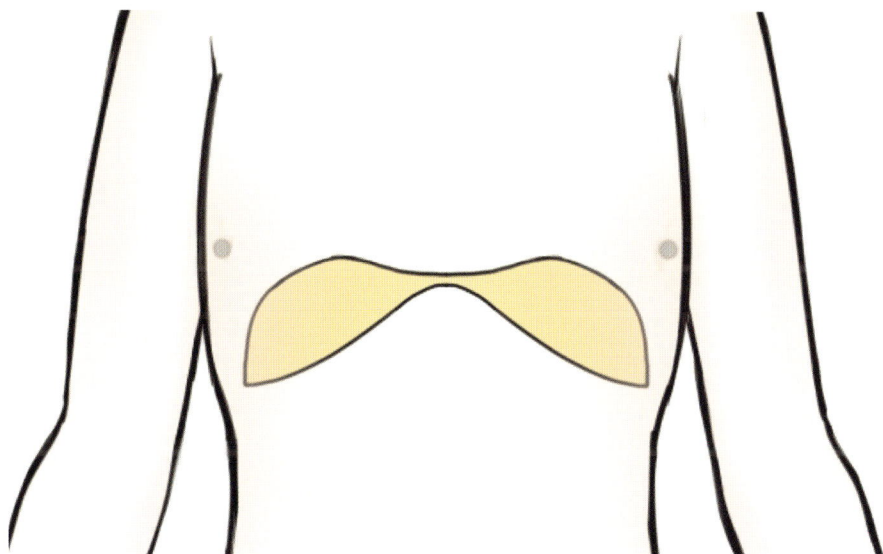

图232 膈肌

2. 膈肌血管

膈肌血管分布于膈肌，主要有膈下动脉、膈下静脉、肌膈动脉、肌膈静脉、心包膈动脉、心包膈静脉、膈上动脉、膈上静脉、肋间动脉膈支、肋间静脉膈支等。

3. 膈肌淋巴结

膈肌淋巴结分布于膈肌，主要有膈肌脚后淋巴结、膈下淋巴结、膈前淋巴结、膈中淋巴结、胃食管淋巴结等。

4. 膈肌神经

膈肌神经分布于膈肌，主要有膈神经。

✳ 膈肌经络循行图

膈肌的经络循行，可从"胸部经络循行图"与"腹部及腰臀部经络循行图"中查看，其中胸部与腹部的交界部分即是。

✳ 膈肌疾病汇总（推拿适用）

（1）憩室（先天性除外）

（2）膈肌痉挛（呃逆）

（3）膈肌上抬

（4）膈肌下移

（5）膈肌肿瘤

（6）膈肌食管裂孔疝（膈疝）（先天性和裂孔大型除外）

（7）呼吸困难

（8）胸痛

（9）腹痛

（10）呕吐

（11）吞咽困难

（12）膈肌麻痹（外伤所致除外）

（13）膈下脓肿（推拿疗法 + 西医学方法）

（14）膈肌下垂

腹部及腰臀部疾病与经络如何对应

❋ 腹部及腰臀部各组织器官

1. 腹部及腰臀部组织器官示意图

腹部组织器官参见图 233、图 234；腰臀部组织器官参见图 235、图 236。

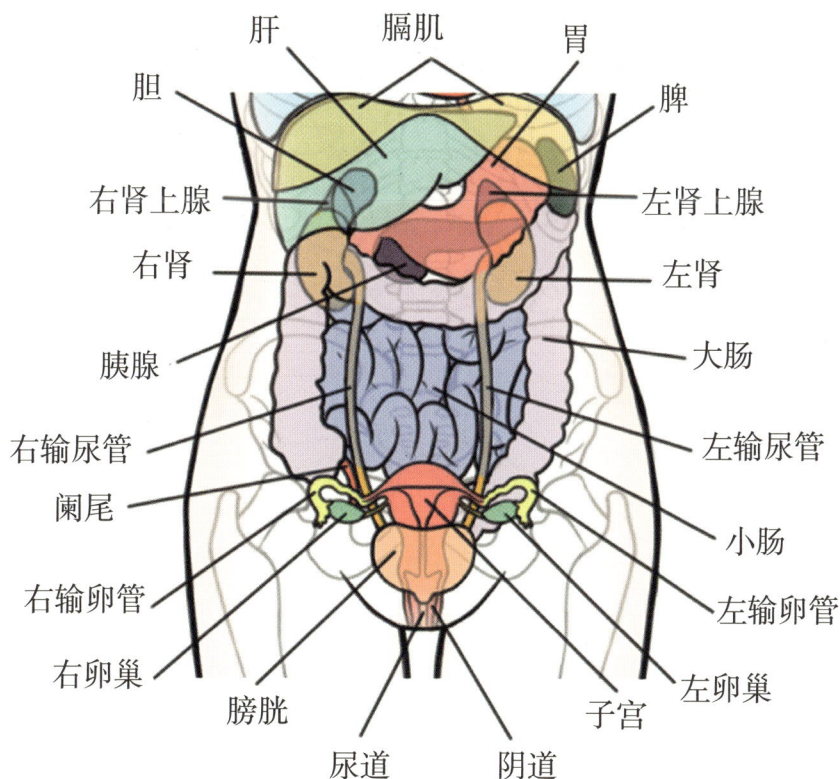

图233　女性腹部器官（正面）

271

右输尿管 —————————————————— 左输尿管

膀胱 ————————————— 左输精管

右输精管 ————————————— 左精囊

右精囊 ————————————— 阴茎

前列腺 ————————————— 左睾丸

右睾丸　　尿道　　龟头　　阴囊

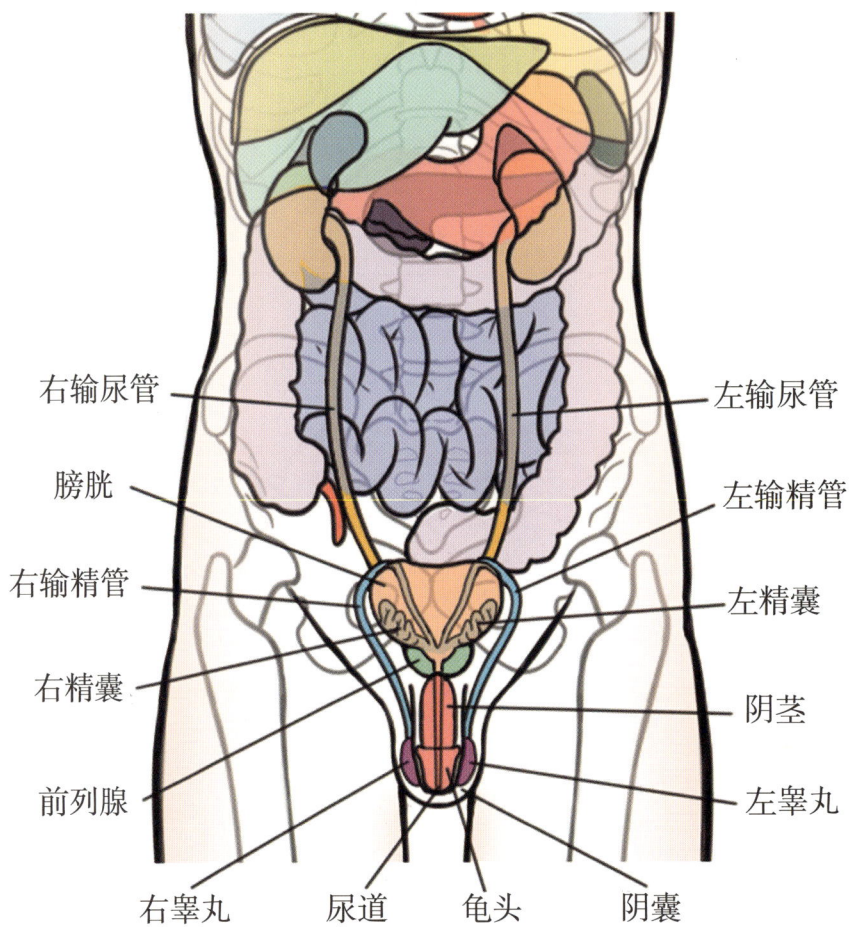

图234　男性腹部器官（正面）

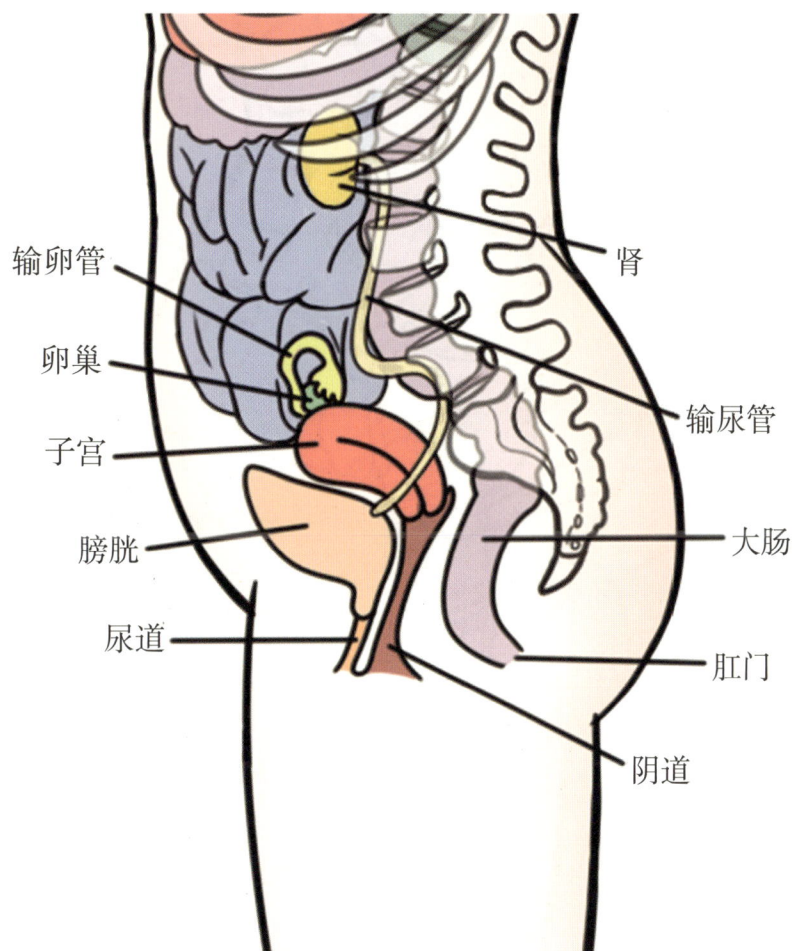

输卵管

卵巢

子宫

膀胱

尿道

肾

输尿管

大肠

肛门

阴道

图235　女性腰臀部器官（侧面）

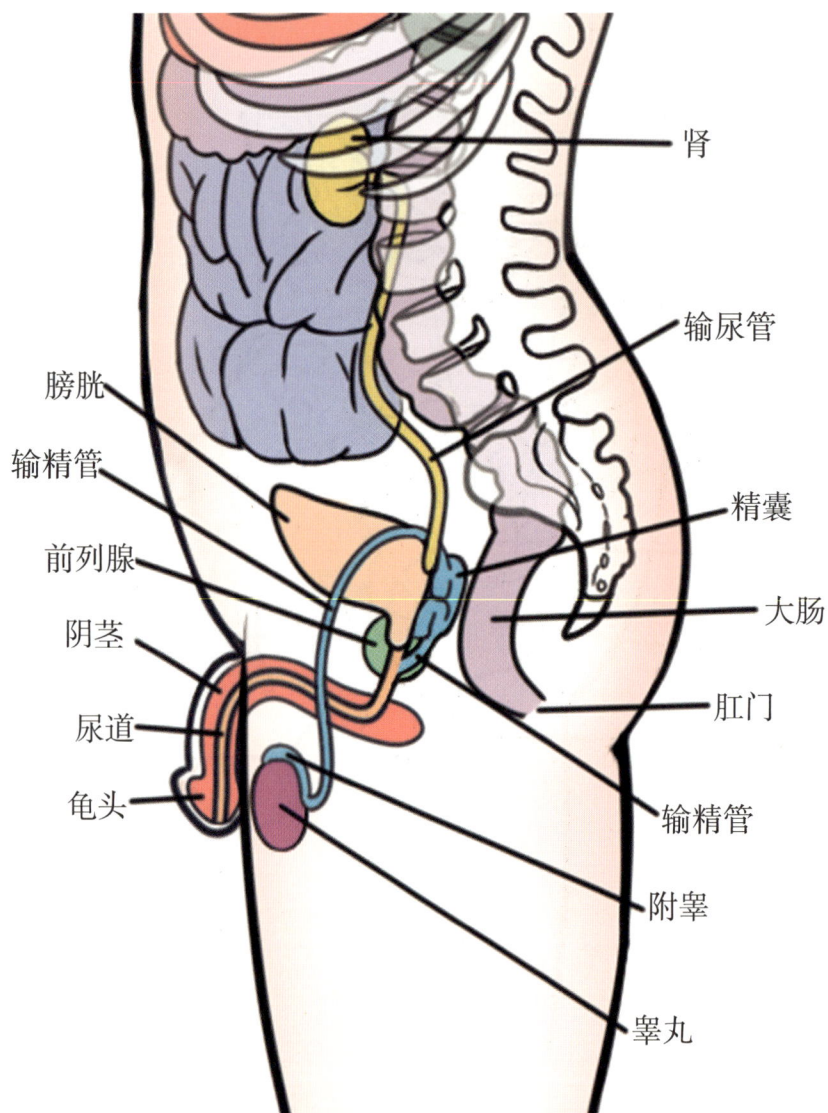

肾

输尿管

膀胱

输精管

前列腺

阴茎

尿道

龟头

精囊

大肠

肛门

输精管

附睾

睾丸

图236　男性腰臀部器官（侧面）

2. 腹部及腰臀部肌肉

腹部肌肉（图 237）有腹直肌、腹外斜肌、腹内斜肌、腹横肌、会阴肌、提睾肌等。

腰臀部肌肉有腰大肌、腰小肌、髂肌、腰方肌、腰三角肌、腹腰筋膜、背阔肌、髂腰肌、腰髂肋肌、梨状肌、臀大肌、臀中肌等。

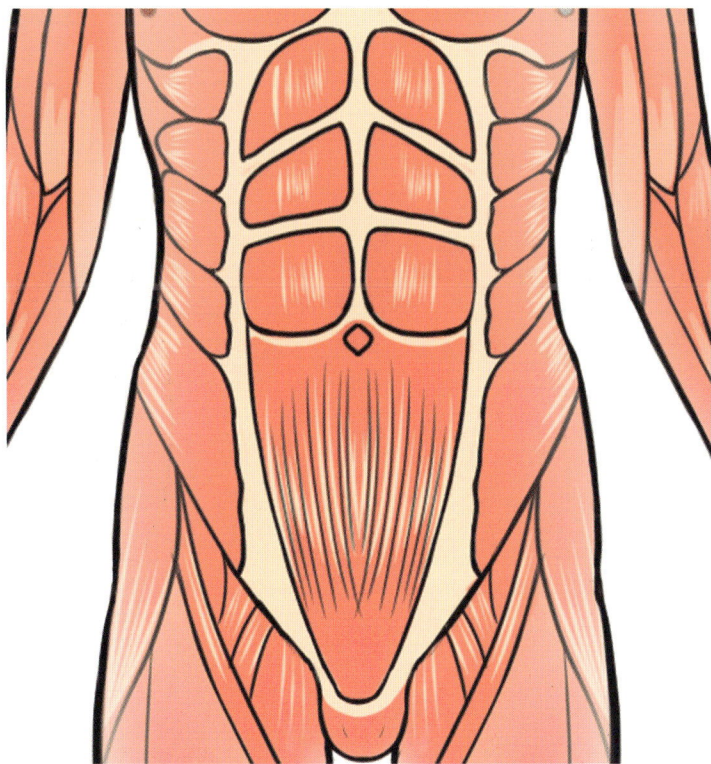

图237　腹部肌肉图

3. 腹部及腰臀部血管

腹部血管（图 238）有腹主动脉、胃左动脉、胃左静脉、胃右动脉、胃右静脉、胃后动脉、胃后静脉、胃短动脉、胃短静脉、胃十二指肠动脉、胃十二指肠静脉、胃网膜右动脉、胃网膜右静脉、胃网膜左动脉、胃网膜左静脉、肠系膜上动脉、肠系膜上静脉、肠系膜下动脉、肠系膜下静脉、脾动脉、脾静脉、肝总动脉、肝总静脉、肝固有动脉、肝固有静脉、肝左动脉、肝左静脉、肝右动脉、肝右静脉、肝门静脉、胆囊动脉、胆囊静脉、胰头体尾动脉、胰头体尾静脉、胰十二指肠下动脉、胰十二指肠下静脉、空肠动脉、空肠静脉、回结肠

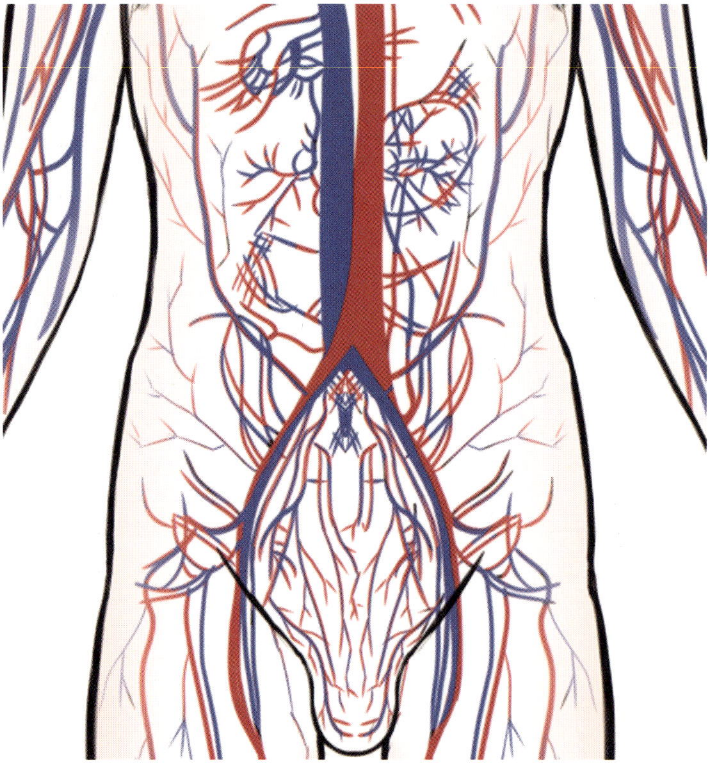

图238　腹部血管图

动脉、回结肠静脉、升结肠动脉、升结肠静脉、横结肠动脉、横结肠静脉、降结肠动脉、降结肠静脉、乙状结肠动脉、乙状结肠静脉、直肠上动脉、直肠上静脉、直肠下动脉、直肠下静脉、腹壁上动脉、腹壁上静脉、腹壁下动脉、腹壁下静脉、脐动脉、脐静脉、膈下动脉、膈下静脉、肾动脉、肾静脉、肾上腺动脉、肾上腺静脉、中央静脉、膀胱上动脉、膀胱上静脉、膀胱下动脉、膀胱下静脉、睾丸动脉、睾丸静脉、阴茎背动脉、阴茎背静脉、尿道球动脉、尿道球静脉、阴茎海绵体动脉、阴茎海绵体静脉、子宫动脉、子宫静脉、卵巢动脉、卵巢静脉、阴部内动脉、阴部内静脉等。

腰臀部血管有髂正中动脉、髂正中静脉、左髂总动脉、左髂总静脉、右髂总动脉、右髂总静脉、髂内动脉、髂内静脉、髂外动脉、髂外静脉、旋髂深动脉、旋髂深静脉、腰动脉、腰静脉、髂腰动脉、髂腰静脉、骶正中动脉、骶正中静脉、骶外侧动脉、骶外侧静脉、闭孔动脉、闭孔静脉、臀上动脉、臀上静脉、臀下动脉、臀下静脉等。

4. 腹部及腰臀部淋巴结

腹部淋巴结（图 239）有食管旁淋巴结、心食管间隙淋巴结、腹壁淋巴结、腹腔干淋巴结、胃大弯淋巴结、胃小弯淋巴结、胃左淋巴结、肝动脉淋巴结、胃大网膜淋巴结、胃小网膜淋巴结、胃网膜淋巴结、幽门部淋巴结、胃十二指肠淋巴结、胰腺淋巴结、胰十二指肠淋巴结、胰腺间隙淋巴结、胰周淋巴结、脾淋巴结、胰十二指肠前淋巴结、胰十二指肠后淋巴结、肝总动脉淋巴结、肝动脉淋巴结、肝十二指肠韧带淋巴结、肾门淋巴结、主动脉旁淋巴结、腹膜后淋巴结、主动脉弓旁淋巴结、主动脉后淋巴结、下腔静脉旁淋巴结、下腔静脉前淋巴结、下腔静脉淋巴结、门静脉周围淋巴结、肠系膜上淋巴结、肠系膜下淋巴结、升结肠淋巴结、横结肠淋巴结、降结肠淋巴结、乙状结肠淋巴结、结肠旁淋巴结、直肠上淋巴结、肠系膜下动脉淋巴结、主动脉下腔静脉间淋巴结、腹股沟浅淋巴结、腹股沟深淋巴结、子宫卵巢淋巴结等。

　　腰臀部淋巴结有髂总淋巴结、髂内淋巴结、髂外淋巴结、腰干及腰淋巴结等。

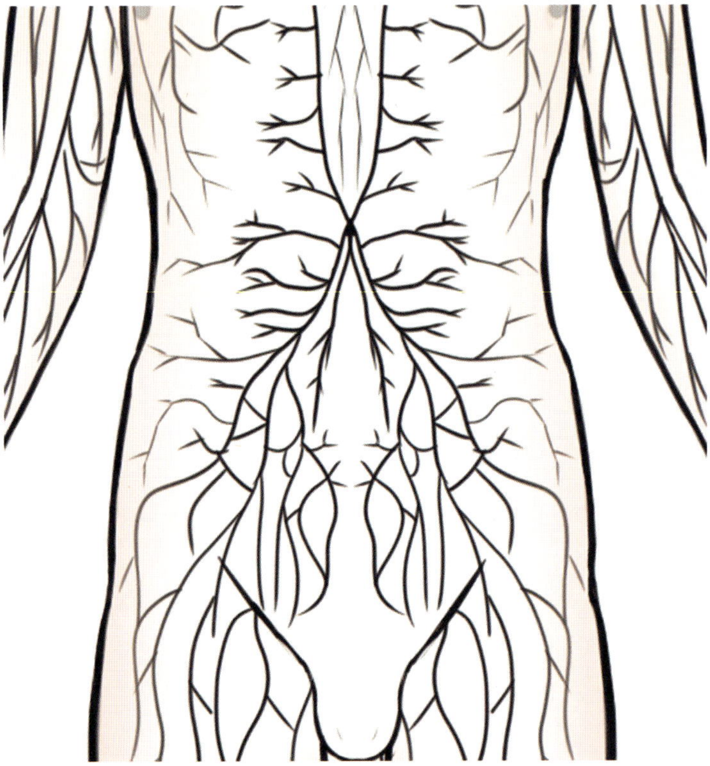

图239　腹部淋巴图

5. 腹部及腰臀部神经

腹部神经（图240）有内脏神经[*]、肋间神经分支、生殖股神经、肛神经、阴部神经、会阴神经等。

腰臀部神经有腰骶部脊神经[**]、脊神经后支、第一腰神经分支、髂腹下神经、髂腹股沟神经、臀上皮神经、臀内侧皮神经、臀中皮神经、坐骨神经等。

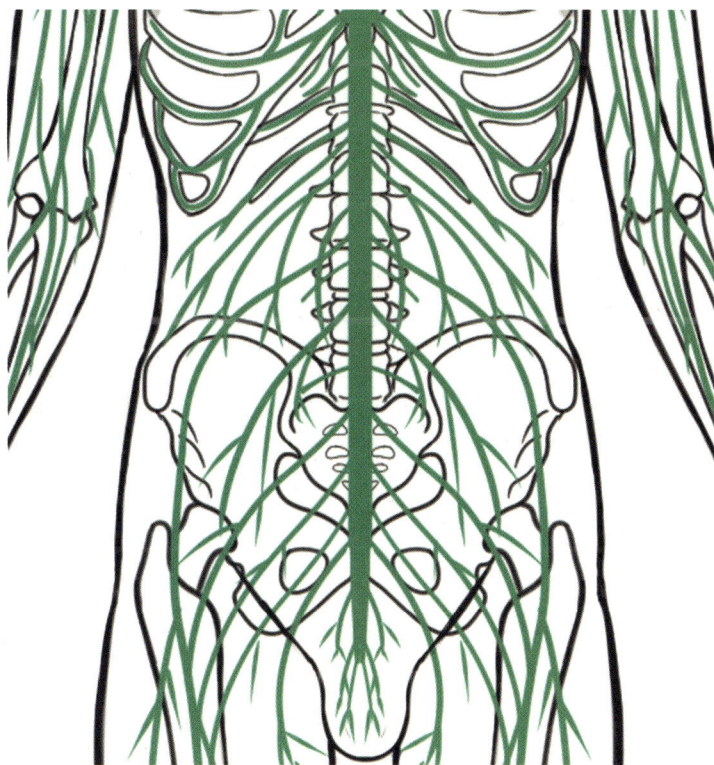

图240 腹部神经图

---

[*] 内脏神经：包括交感神经、副交感神经。
[**] 腰骶部脊神经：包括5对腰神经、5对骶神经、尾神经。

6. 腹部及腰臀部骨骼

腹部骨骼有耻骨等。

腰臀部骨骼（图 241）有 5 块腰椎、5 块骶骨、1 块尾骨，此外，还有髋骨、坐骨等。

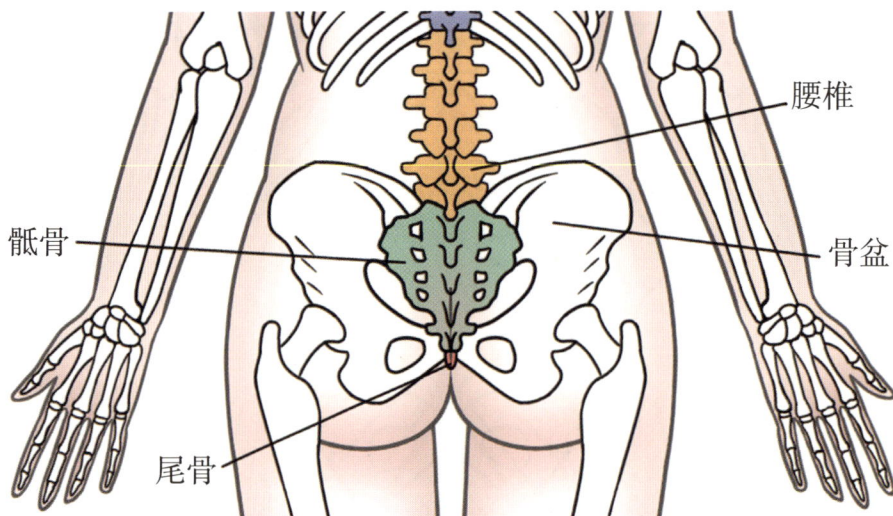

腰椎

骨盆

骶骨

尾骨

图241 腰臀部骨骼图

❋ 腹部及腰臀部经络循行图

1. 腹部正面经络循行图（图 242 ～图 254）

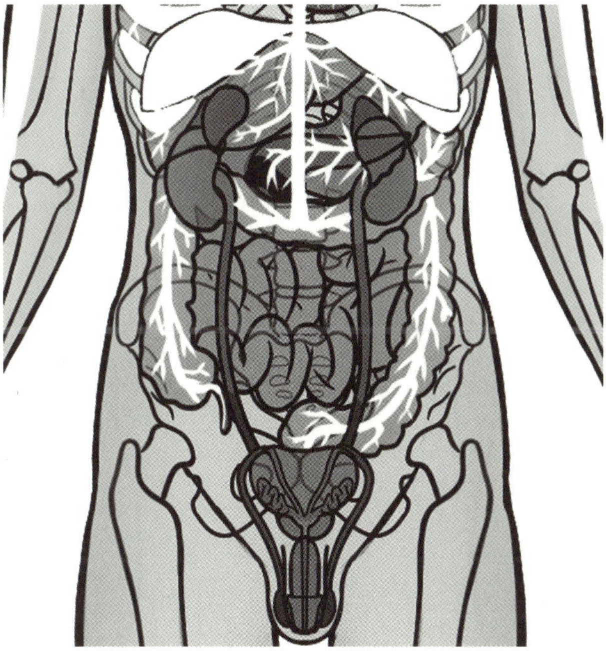

图242　肺经经络腹部循行图（正面）

图243　大肠经经络腹部循行图（正面）

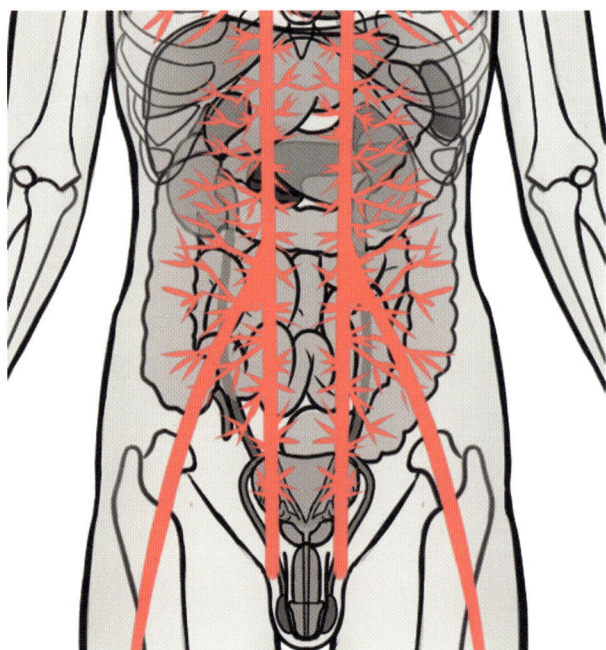

图244　三焦经经络腹部循行图（正面）

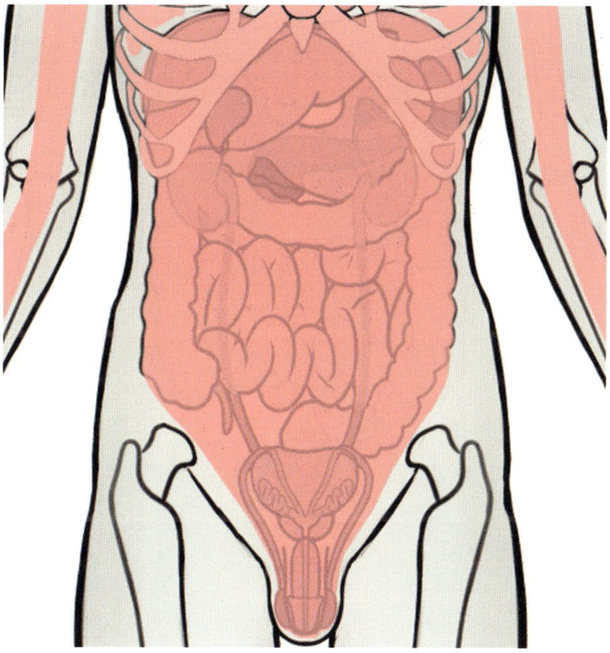

图245　心包经经络腹部循行图（正面）

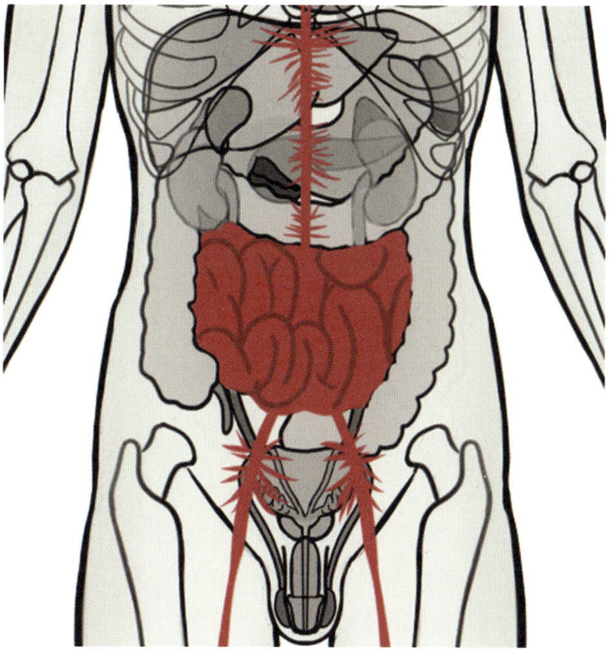

图246　小肠经经络腹部循行图（正面）

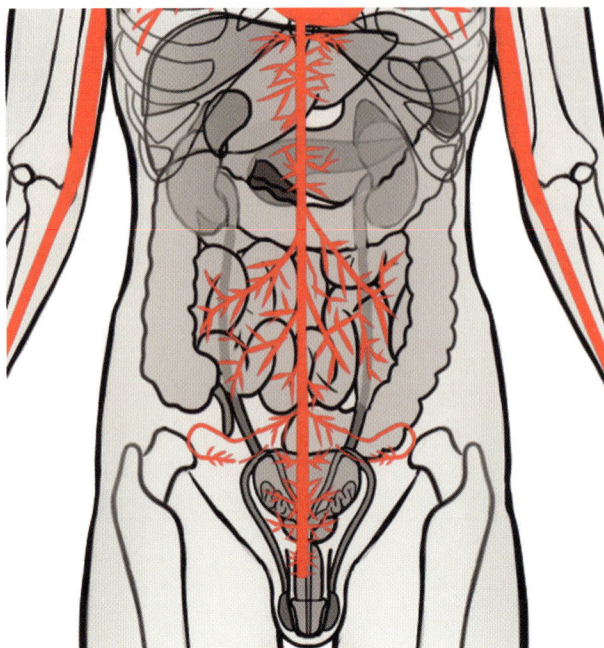

图247　心经经络腹部循行图（正面）

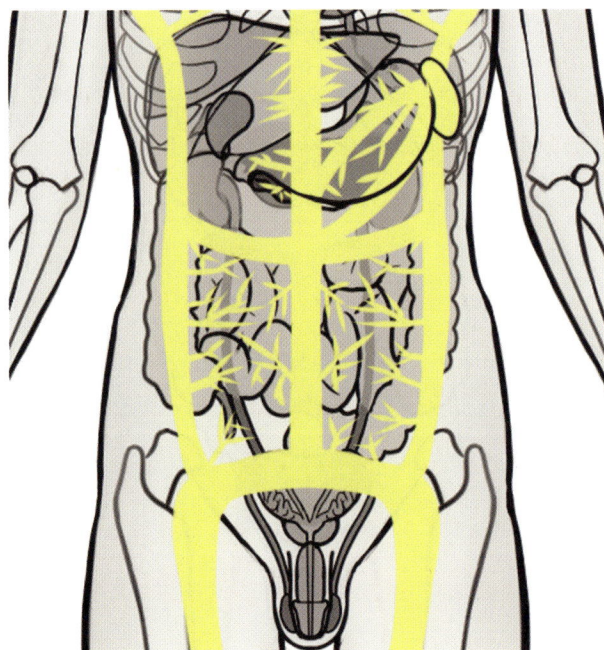

图248　脾经经络腹部循行图（正面）

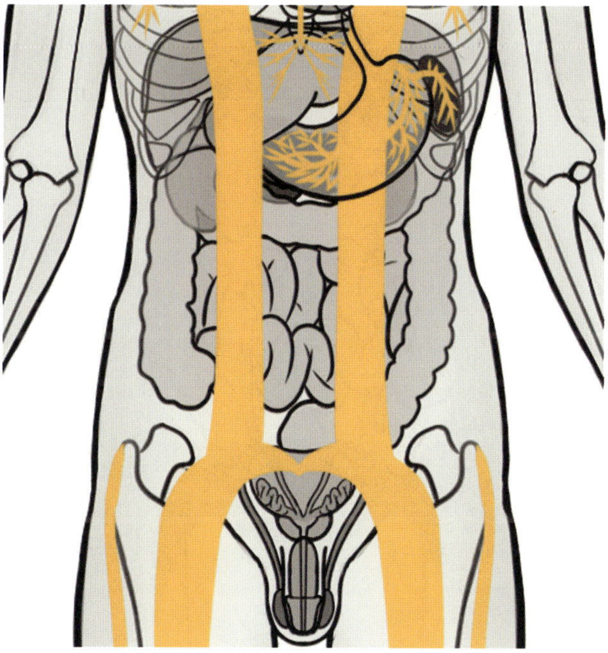

图249　胃经经络腹部循行图（正面）

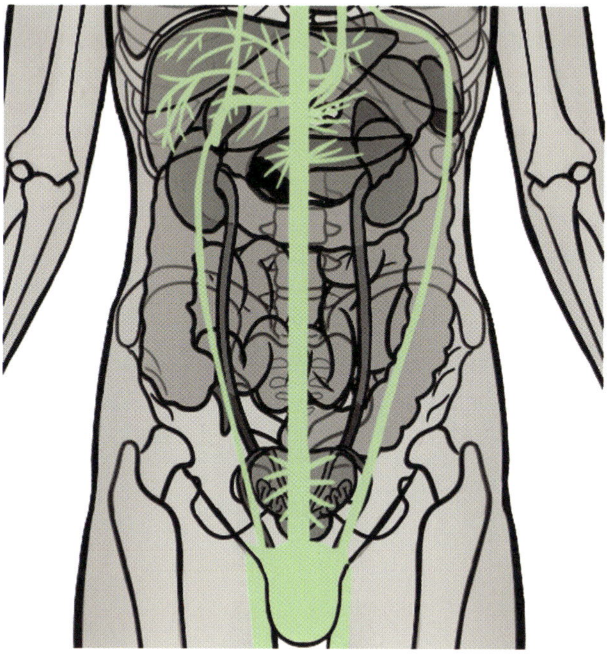

图250　肝经经络腹部循行图（正面）

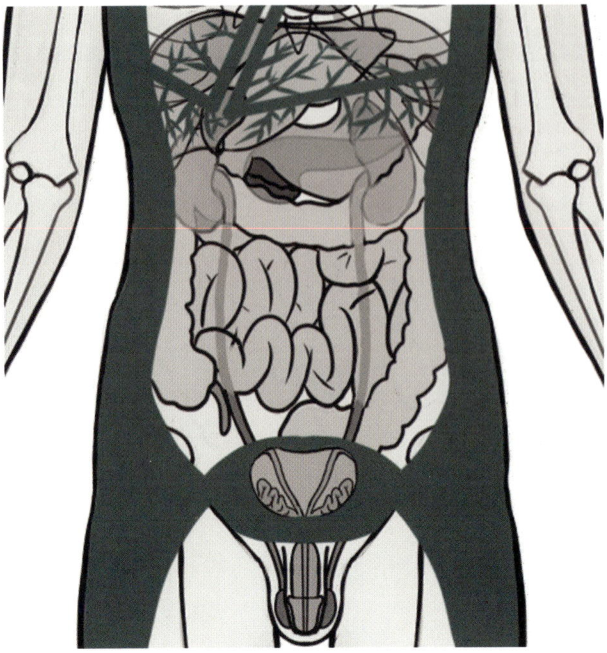

图251　胆经经络腹部循行图（正面）

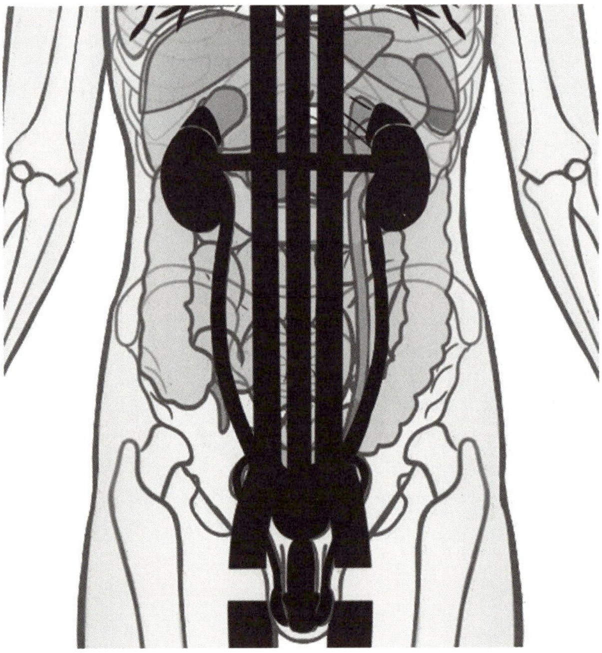

图252　肾经经络腹部循行图（正面）

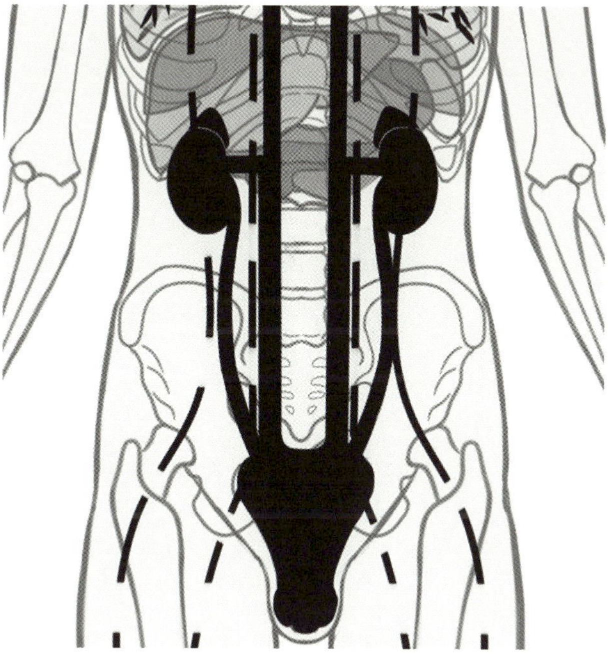

图253　膀胱经经络腹部循行图（正面）

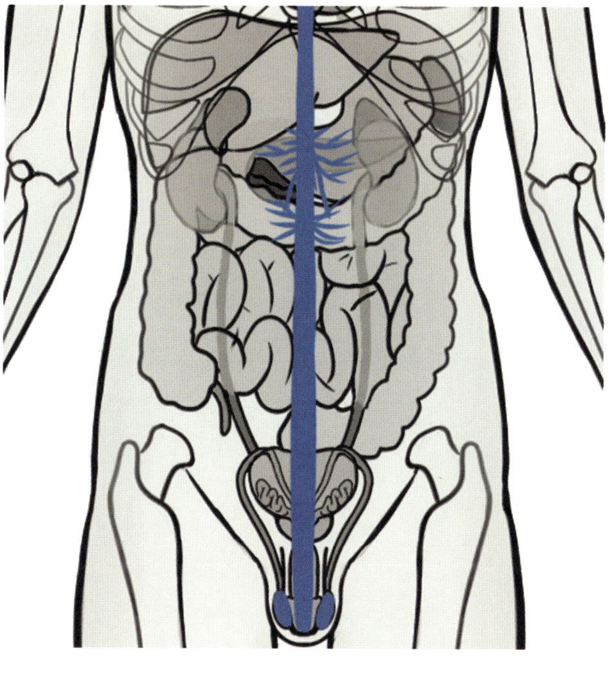

图254　任脉及其络脉腹部循行图（男士正面）

2. 腹部侧面经络循行图（图 255 ～图 264）

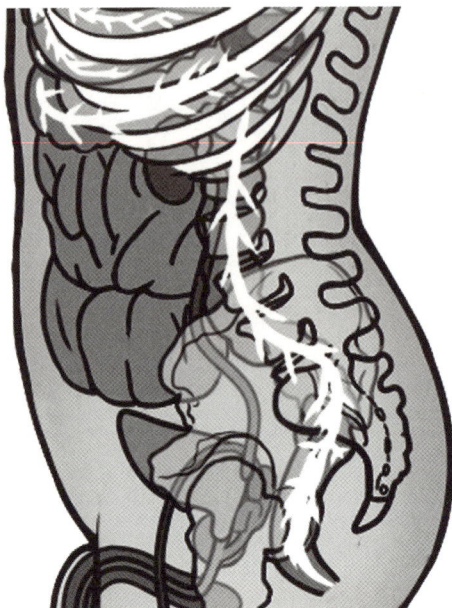

图255　肺经经络腹部循行图（侧面）

图256　大肠经经络腹部循行图（侧面）

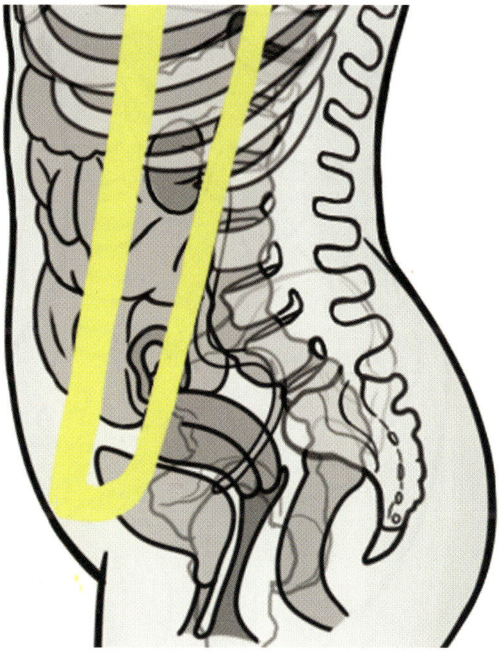

图257　脾经经络腹部循行图（侧面）

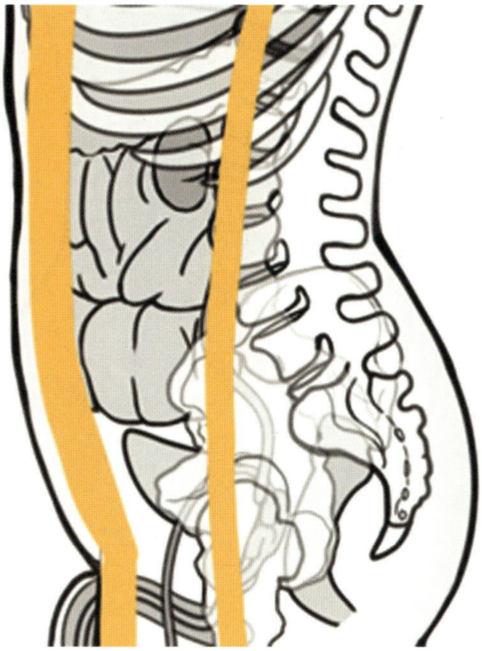

图258　胃经经络腹部循行图（侧面）

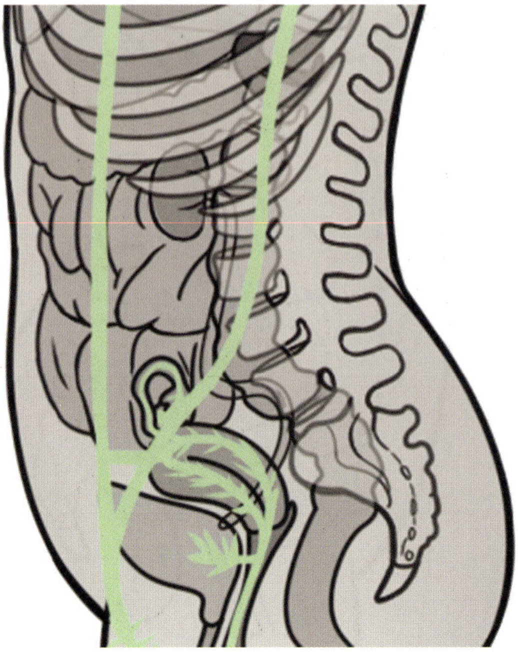

图259　肝经经络腹部循行图（侧面）

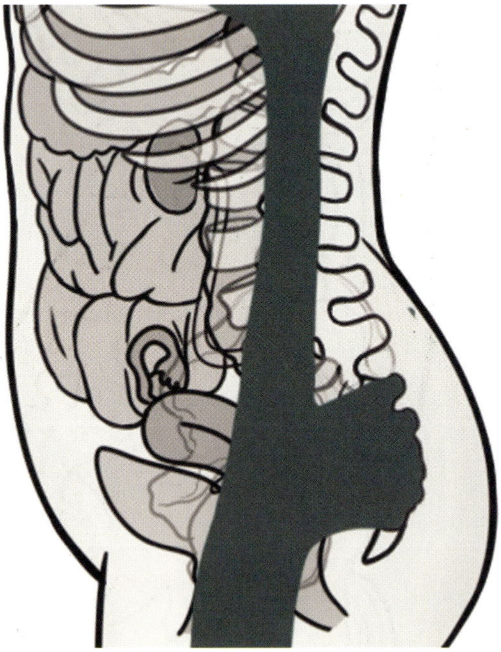

图260　胆经经络腹部循行图（侧面）

图261　肾经经络腹部循行图（侧面）

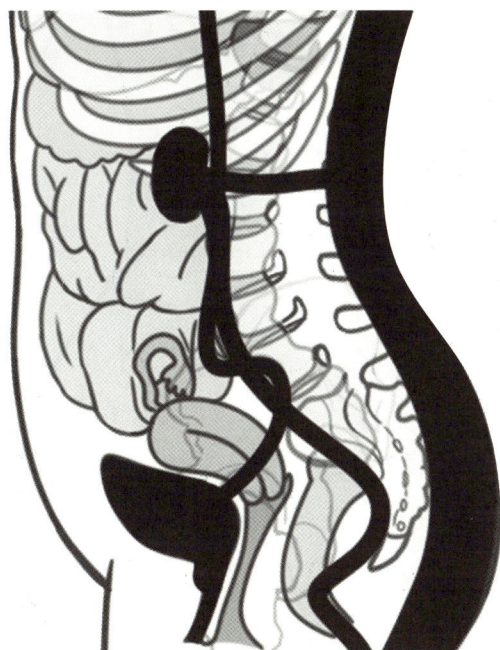

图262　膀胱经经络腹部循行图（侧面）

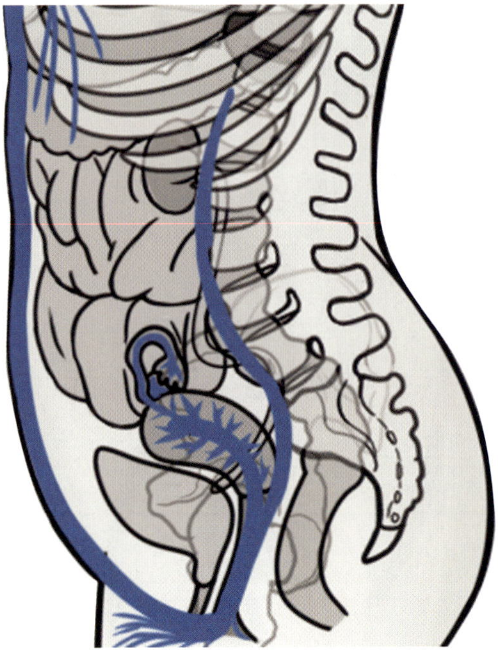

图263　任脉及其络脉腹部循行图（女士侧面）

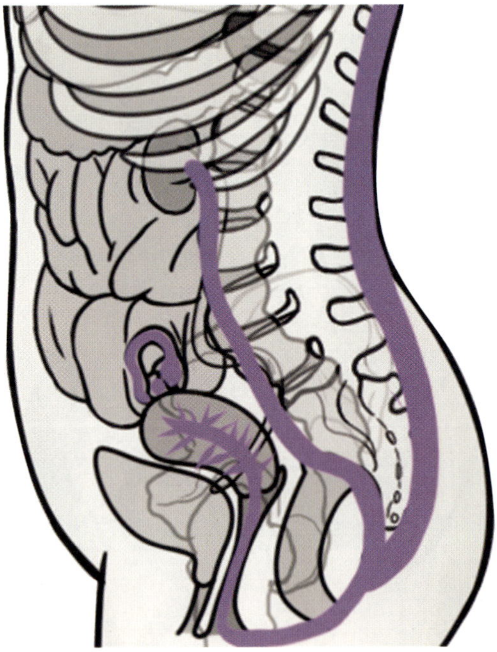

图264　督脉及其络脉腹部循行图（女士侧面）

3. 腰臀部经络循行图（图 265 ～图 269）

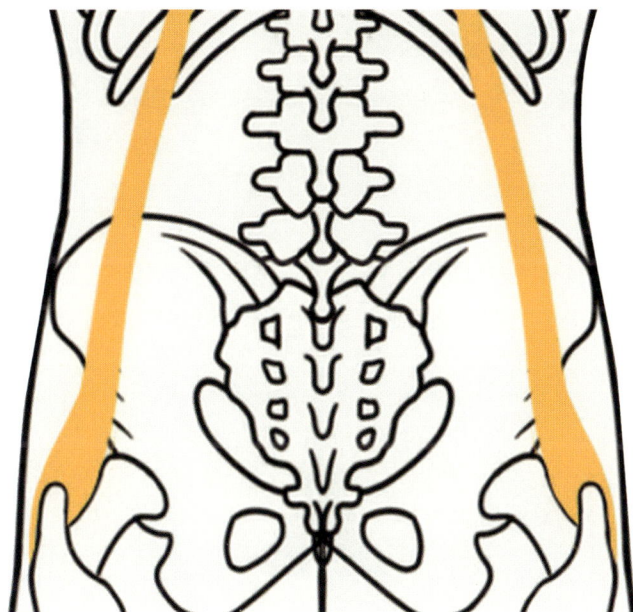

图265 胃经经络腰臀部循行图

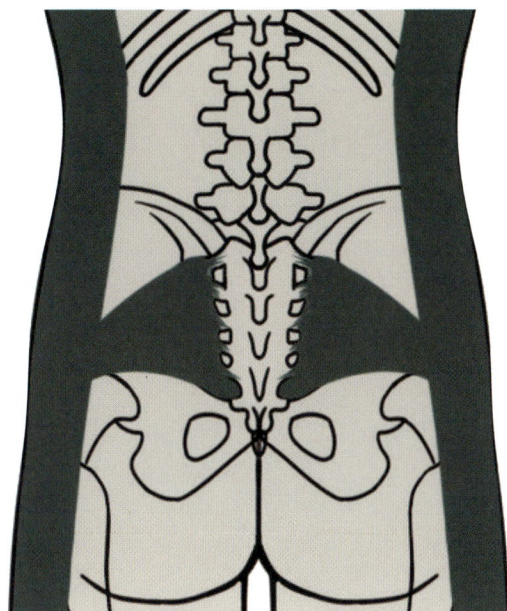

图266 胆经经络腰臀部循行图

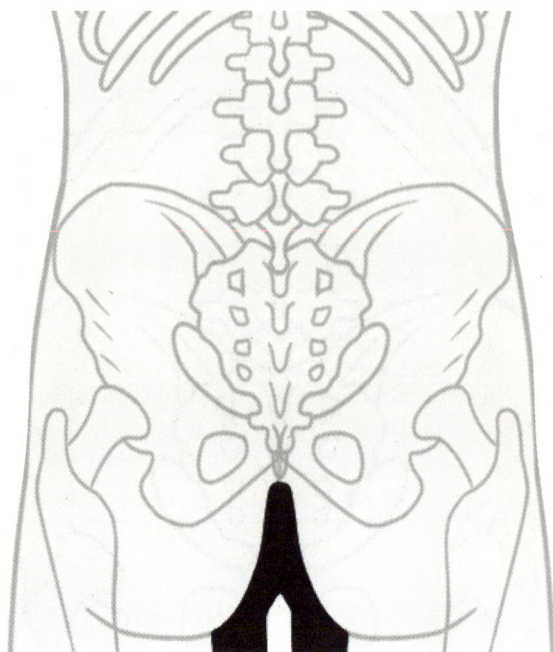

图267　肾经经络腰臀部循行图

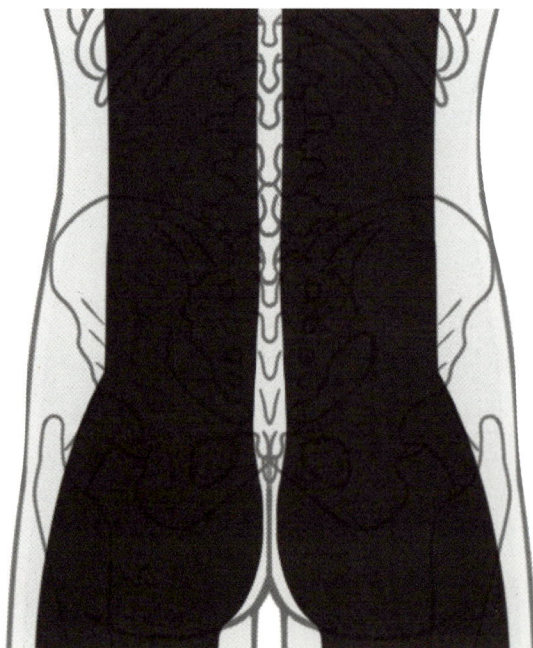

图268　膀胱经经络腰臀部循行图

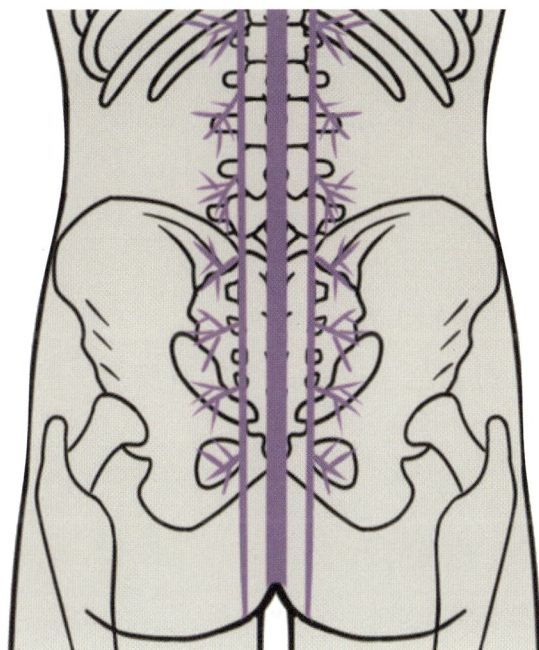

图269 督脉及其络脉腰臀部循行图

❋ 腹部及腰臀部疾病汇总（推拿适用）

◇◇ 【皮肤问题】 ◇◇

（1）湿疹

（2）营养不良（疳积）

（3）系统性红斑狼疮（皮痹，可伴有脾痹、肝痹、肠痹、肾痹、三焦痹）

（4）天疱疮

（5）带状疱疹（蛇串疮）

（6）体癣（金钱癣）

（7）新生儿硬肿症

（8）脐部出血

（9）脐炎（脐疮）

（10）脐肉芽肿

（11）腹部皮肤丹毒

（12）药疹

（13）蜂窝织炎（痈）

（14）皮肤癌

（15）系统性硬化症

（16）囊肿

（17）脂肪瘤（痰核）

（18）血管瘤（血瘤）

（19）皮肤溃疡

（20）皮肤干燥症（燥痹）

（21）外阴或阴茎单纯性疱疹

（22）水痘

（23）麻疹

（24）风疹（风沙）

（25）幼儿急疹

（26）手足口病

（27）念珠菌性包皮炎

（28）接触性皮炎

（29）特应性皮炎

（30）荨麻疹（瘾疹）

（31）血管性水肿

（32）猩红热

（33）紫癜

（34）神经性皮炎（慢性单纯性苔藓）

（35）痱子

（36）瘙痒症

（37）银屑病（牛皮癣）

（38）玫瑰糠疹（风热疮）

（39）皮肌炎

（40）硬皮病（皮痹）

（41）大疱性类天疱疮

（42）皮肤小血管炎

（43）坏疽性脓皮病

（44）白癜风（中晚期除外）

（45）毛周角化病

（46）鱼鳞病（蛇皮癣）（先天性除外）

（47）皮肤淀粉样变（松皮癣）

（48）皮肤病引起的发热不退（温病）

（49）营养不良性水肿（脾水）

（50）继发性或原发性水肿

（51）传染性软疣（水瘊）

（52）脂溢性皮炎（面油风）

（53）骶骨皮肤疱疹样皮炎（火赤疮）

（54）汗腺功能异常（多汗或汗闭）

【腹膜问题】

（1）易复性疝气

（2）难复性疝气

（3）腹股沟斜疝（狐疝）

（4）腹股沟直疝

（5）股疝

（6）脐疝

（7）白线疝

（8）原发性腹膜炎

（9）肠系膜肿瘤

（10）大网膜孔疝

（11）韧带退行性变

（12）腹膜后肿瘤

（13）腹膜炎

────────◇◇　【肌肉问题】　◇◇────────

（1）重症肌无力

（2）腹肌肿瘤

（3）腹壁血肿

（4）腰肌肿瘤

（5）肛提肌痉挛

（6）肌肉疼痛

（7）纤维瘤及纤维瘤样病变

（8）腰肌劳损（肌痹）

（9）肌萎缩（肉痿）

────────◇◇　【神经问题】　◇◇────────

（1）腹部出现麻痹、麻木、针刺、蚁行感

（2）腰椎神经受压而致腰腿痛

（3）坐骨神经痛

（4）马尾神经痛

（5）肋间神经痛

（6）带状疱疹引起的神经痛

（7）腹壁浅表神经痛

（8）植物神经紊乱而致的腹痛

（9）髂腹下神经痛

---◇◇ 【血管问题】 ◇◇---

（1）动脉或静脉血管炎

（2）门静脉高压（肥气）（先天性除外）

（3）血管局限性隆起

（4）血管硬化

（5）血管狭窄（先天性除外）

（6）食管胃底、精索、腹壁静脉血管曲张（先天性除外）

（7）血管缺血萎缩

（8）肾动脉狭窄（先天性除外）

---◇◇ 【淋巴问题】 ◇◇---

（1）胃淋巴瘤（石疽）

（2）胃毛细血管周边淋巴结肿大（痰核）

（3）脾淋巴瘤（石疽）

（4）肝十二指肠十字韧带内淋巴结肿大（痰核）

（5）肠淋巴瘤（石疽）

（6）肠系膜淋巴结肿大（痰核）

（7）腹股沟淋巴结肿大（痰核）

（8）腹股沟淋巴结肿瘤（石疽）

---◇◇ 【椎骨问题】 ◇◇---

（1）腰椎、骶椎强直性脊柱炎（脊痹）

（2）腰椎侧弯

（3）腰椎骨质增生（腰痹）

（4）腰椎间盘脱出（腰痹）

（5）腰椎肿瘤

（6）腰椎囊肿

（7）腰椎管狭窄（先天性除外）

（8）骨关节炎

（9）骶髂关节炎

（10）尾骨痛

（11）反复髋关节脱位（先天性或外伤所致除外）

（12）髋关节发育不良

（13）髋关节痛

（14）坐骨神经痛

（15）骨髓炎（骨疽）

（16）骨关节炎

（17）风湿性关节炎

（18）骨质疏松（骨痿）

（19）关节囊肿

（20）关节积液

（21）耻骨炎

（22）腰痛

（23）骨髓瘤（巨大型除外）

（24）血液病引起的骨痛

—— ◇◇ 【肝脏问题】 ◇◇ ——

（1）疲劳

（2）肝囊肿

（3）肝血管瘤

（4）肝结节性增生

（5）原发性肝肿瘤或转移瘤（巨大型除外）

（6）慢性炎性肉芽肿

（7）急性肝炎（肝瘟）

（8）慢性肝炎（肝胀）

（9）肝脓肿（肝痈）（推拿疗法 + 西医学方法）

（10）肝功能损害

（11）脂肪肝（肝癖）

（12）肝硬化（肝积）（晚期除外）

（13）黄疸（新生儿黄疸，中医称"胎黄"；因肝、胆、胰的相关疾病继发的黄疸）

（14）自身免疫性肝炎

（15）药物性肝病

（16）肝区疼痛（胁痛）

（17）肝肿大

（18）系统性红斑狼疮

—— ◇◇ 【胆囊问题】 ◇◇ ——

（1）急性胆囊炎（胆瘅）*（蛔虫性胆囊炎和胆囊穿孔除外）

---

* 注：严重者除了使用推拿疗法外，还需要结合西医学方法进行治疗。

（2）慢性胆囊炎（胆胀）

（3）胆结石（胆石）（大的结石除外）

（4）胆息肉（大的息肉除外）

（5）胆管或胆囊肿瘤（大的肿瘤除外）

（6）肝外胆管结石（胁痛）（推拿疗法＋西医学方法）

（7）肝内胆管结石（胁痛）（推拿疗法＋西医学方法）

（8）原发性硬化性胆管炎

（9）胆道出血（大量出血除外）

（10）胆管炎性狭窄

（11）胆囊萎缩

（12）黄疸

（13）胆管炎（胁痛）

◈ 【胰腺问题】 ◈

（1）急性胰腺炎（胰瘅）[*]

（2）慢性胰腺炎（胰胀）

（3）胰腺囊肿（巨大型除外）

（4）胰腺肿瘤（巨大型除外）

（5）神经内分泌肿瘤

（6）糖尿病（消渴）

（7）低血糖（饥厥／食厥）

（8）腹痛

（9）系统性红斑狼疮

---

* 注：严重者除了使用推拿疗法外，还需要结合西医学方法进行治疗。

◇◇【脾及血液问题】◇◇

（1）脾肿大（肥气／胁痛）

（2）继发性脾大（可因以下疾病引起：贫血，中医称"血劳"；出血、紫癜；反复感染；系统性红斑狼疮；结节病；类风湿关节炎；白细胞、中性粒细胞或血小板减少；传染性单核细胞增多症；亚急性感染性心内膜炎；充血性心力衰竭；缩窄性心包炎；肝硬化；急慢性白血病，中医称"虚劳"；骨髓增生性疾病；淋巴瘤）

（3）脾血管瘤

（4）脾肿瘤（巨大瘤除外）

（5）红细胞增多症

（6）自身免疫性贫血

（7）免疫性血小板减少性紫癜

（8）慢性粒细胞白血病

（9）慢性淋巴细胞白血病

（10）多毛细胞白血病

（11）高脂血症（血浊病）

（12）载脂蛋白和脂蛋白异常

（13）溶血性贫血

（14）再生障碍性贫血（髓劳）

（15）骨髓病性贫血（虚劳）

（16）巨幼细胞贫血（虚劳）

（17）骨髓增生异常综合征

（18）肝病性贫血

（19）缺铁性贫血

（20）铁粒幼细胞贫血

（21）珠蛋白生成障碍性贫血

（22）淋巴瘤

（23）霍奇金淋巴瘤

（24）非霍奇金淋巴瘤

（25）多发性骨髓瘤

（26）骨髓增殖性肿瘤

（27）真性红细胞增多症

（28）原发性血小板增多症

（29）原发性骨髓纤维化

（30）白细胞、单核细胞、淋巴细胞升高或降低

（31）粒细胞缺乏

（32）血小板升高或降低

（33）C 反应蛋白高

（34）白血病（虚劳）（急性白血病，需用"推拿疗法＋西医学方法"治疗；慢性髓系白血病；慢性淋巴细胞白血病）

（35）紫癜（过敏性紫癜、原发性免疫性血小板减少性紫癜）

（36）类血友病

（37）白细胞减少和粒细胞缺乏症

（38）脾功能亢进

（39）出生后脐带出血

（40）皮肤瘀斑

（41）血肿

（42）关节腔出血

（43）内脏出血

（44）眼底出血

（45）鼻子出血

（46）耳朵出血

（47）脑出血

（48）胃出血

（49）肠出血

（50）肺出血

（51）月经过多

（52）术后或外伤后渗血不止

（53）血栓恢复期

（54）造血干细胞移植副作用及后遗症

（55）单核细胞增多症

（56）巨细胞病毒感染

（57）朗格汉斯细胞组织细胞增多症

◆◇◆ 【胃腑问题】 ◆◇◆

（1）急性胃炎（胃瘅）

（2）慢性肥厚性胃炎（胃胀）

（3）胃溃疡糜烂（胃疡）（穿孔者除外）

（4）萎缩性胃炎（胃痞）

（5）胃息肉

（6）胃肿瘤

（7）胃癌初期或术后调理

（8）功能性幽门梗阻（胃反）

（9）功能性贲门梗阻

（10）胃腺化生（肠上皮化生、假幽门腺化生）

（11）幽门螺杆菌感染

（12）胃出血（大量出血除外）

（13）呕吐

（14）恶心

（15）功能性胃痛

（16）腹胀（痞满）

（17）反酸水

（18）胃烧灼感

（19）嗳气

（20）食欲不振（纳呆）

（21）胃痉挛（气腹痛）

（22）胃下垂（胃缓）

（23）浅表性胃炎（胃痛）

（24）消化不良（伤食）

（25）厌食

（26）食欲亢进（食亦）

（27）胃结石（胃石）

【小肠问题】

（1）十二指肠溃疡糜烂（穿孔者除外）

（2）十二指肠憩室（先天性除外）

（3）十二指肠出血（大量出血除外）

（4）十二指肠息肉

（5）急性肠炎（暴泻）

（6）慢性肠炎（久泻）

（7）轮状病毒感染性腹泻

（8）诺如病毒感染性腹泻

（9）肠腺病毒感染性腹泻

（10）痢疾杆菌感染性腹泻

（11）功能性腹泻

（12）腹痛

（13）便血

（14）克罗恩病（消化道慢性炎性肉芽肿）（伏梁）

（15）反复肠梗阻（肠痹）（先天性、血栓性或急性完全梗阻者除外）

（16）反复肠套叠

（17）小肠肿瘤早期

（18）消化不良

（19）腹胀

（20）肠易激综合征

（21）空肠/回肠息肉（肠瘤）

（22）系统性红斑狼疮

（23）肠痉挛（气腹痛）

（24）肠麻痹（肠痹）

（25）胃肠道间质瘤

◇◇ 【大肠问题】 ◇◇

（1）急性阑尾炎（肠痈）（发生穿孔和腹腔感染者、蛔虫钻入型除外）

（2）慢性阑尾炎

（3）阑尾炎术后调理

（4）阑尾肿瘤（巨大型除外）

（5）便血

（6）溃疡性结肠炎（休息痢）

（7）结肠息肉

（8）结肠肿瘤（肠结）（巨大型除外）

（9）先天性巨结肠 *

（10）便秘（脾约）（肠道畸形除外）

（11）肠黏膜脱落

（12）腹泻

（13）肠痉挛（气腹痛）

（14）腹痛

（15）痢疾（大瘕泄）

（16）肠易激综合征（肠郁）

（17）直肠息肉

（18）直肠肿瘤（巨大型除外）

（19）直肠脱垂（脱肛）

（20）翻肛

（21）慢性直肠痛

（22）痔疮

（23）肛瘘（先天性除外）

（24）肛裂

（25）肛周脓肿

（26）蜂窝织炎

（27）大便失禁

---

* 　注：属于轻型或术后调理的情况，可使用推拿疗法进行治疗。

（28）肛周瘙痒

（29）肛门括约肌痉挛

（30）肛门乳头状瘤

（31）反复肠套叠（小肠和小肠套、小肠和结肠套、结肠和结肠套）

（32）肠梗阻（肠痹）（先天畸形除外）

———— ◇◇ 【肾脏问题】 ◇◇ ————

（1）急性肾小球肾炎（皮水）

（2）慢性肾小球肾炎（石水）

（3）系统性红斑狼疮性肾炎

（4）急性间质性肾炎

（5）慢性间质性肾炎

（6）急性肾盂肾炎

（7）慢性肾盂肾炎

（8）肾病综合征（水肿病）*

（9）肾功能不全（关格）*

（10）肾结石（石淋）

（11）肾肿瘤（巨大型除外）

（12）尿崩

（13）抗利尿激素分泌失调综合征

（14）血管炎

（15）疲劳

---

* 注：严重者除了使用推拿疗法外，还需要结合西医学方法进行治疗。

（16）肾动脉瘤

（17）尿蛋白阳性

（18）尿酸高

（19）血尿、尿潜血阳性

（20）水肿

（21）肾痛

（22）阳痿、早泄

（23）肾积水

（24）肾下垂（重度除外）

（25）肾血管性高血压（先天性除外）

（26）高血压

（27）糖尿病性肾病（消渴）

（28）血管炎性肾损害

（29）高尿酸肾损害

（30）肾周围脓肿（推拿疗法＋西医学方法）

（31）慢性肾小管间质病变（肾劳）

（32）多囊肾

（33）慢性肾衰竭、尿毒症

（34）肌酐高

（35）尿素高

（36）系统性红斑狼疮

（37）多汗症

（38）肾下垂

（39）无尿

--- ◇◇ 【肾上腺问题】 ◇◇ ---

（1）肾上腺皮质激素分泌亢进（库欣综合征）*

（2）原发性慢性肾上腺皮质功能减退症（黑疸）

（3）原发性醛固酮增多症（因肾上腺皮质病变引起）

（4）嗜铬细胞瘤

（5）肾上腺肿瘤

--- ◇◇ 【输尿管、膀胱、尿道问题】 ◇◇ ---

（1）输尿管痛

（2）输尿管狭窄（先天性除外）

（3）输尿管肿瘤

（4）膀胱痛

（5）膀胱肿瘤

（6）膀胱癌（溺血）（巨大型除外）

（7）膀胱结石（淋证）

（8）膀胱炎（淋证）

（9）尿失禁

（10）尿床（遗尿）

（11）尿潴留（癃闭）

（12）漏尿

（13）尿路感染（淋证）

（14）尿频

---

* 注：库欣综合征因脑垂体有问题导致的占多数，判断病位可参见"头部疾病汇总（推拿适用）"中的"脑部问题"，根据"头部经络循行图"找到关联经络，从而找到适合的穴位或穴方。

（15）尿急

（16）尿痛（淋证）

（17）膀胱颈增生

（18）乳糜尿

—————— ◇◇ 【男性生殖系统问题】 ◇◇ ——————

（1）遗精、阳痿、早泄

（2）前列腺增生（精癃）

（3）前列腺痛

（4）急性前列腺炎

（5）慢性前列腺炎

（6）前列腺肿瘤

（7）前列腺脓肿

（8）前列腺结石

（9）前列腺溢液

（10）精囊炎

（11）精囊囊肿

（12）急性输精管炎

（13）慢性输精管炎

（14）精索静脉曲张（精疝）

（15）精索鞘膜积液（水疝）

（16）精索肿瘤

（17）精索炎

（18）阴囊痛

（19）阴囊湿疹（绣球风）

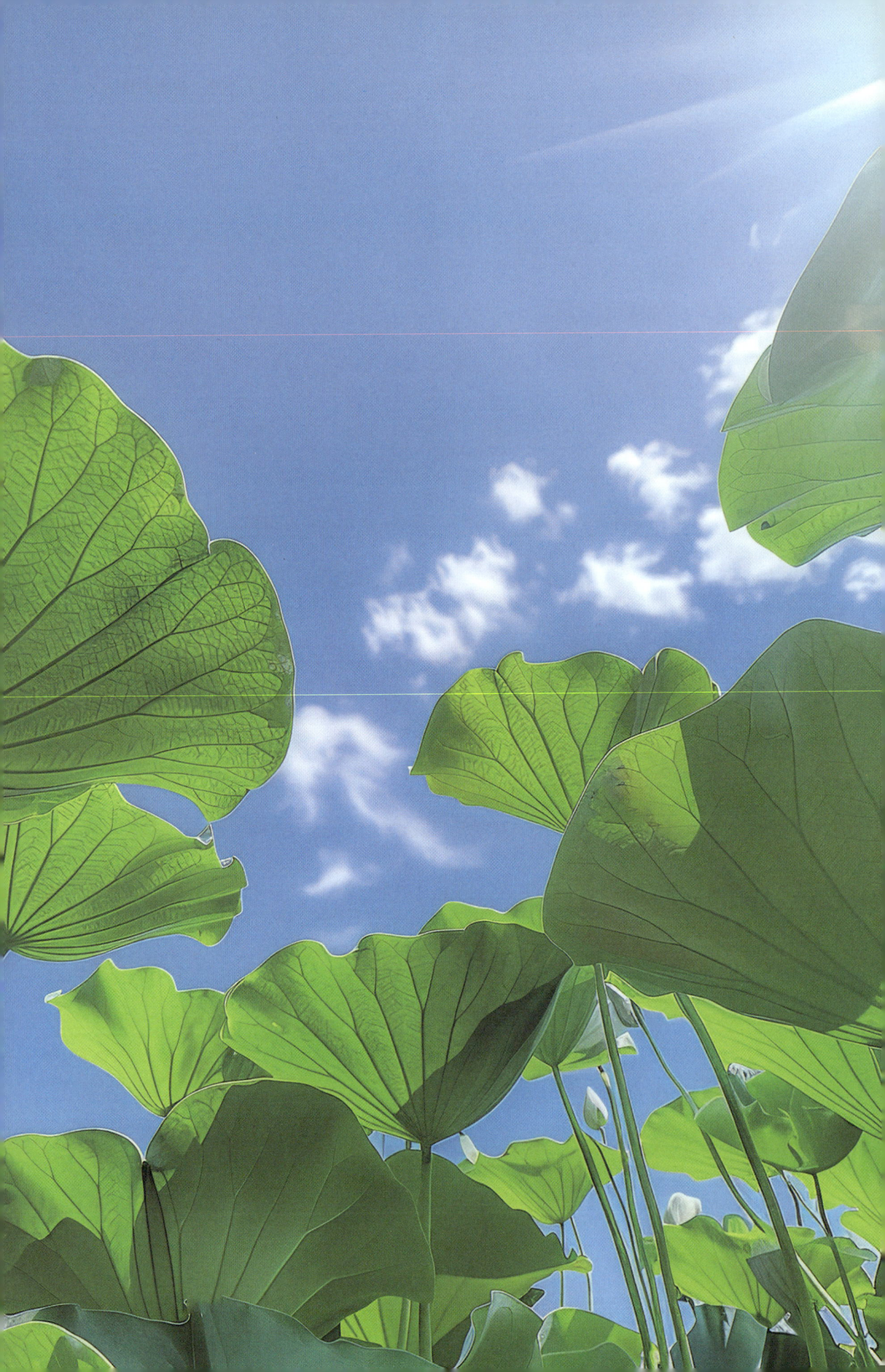

（20）阴囊肿物

（21）阴囊炎（肾囊痈）

（22）阴囊丹毒

（23）阴囊接触性皮炎

（24）阴囊神经性皮炎

（25）阴囊脂溢性皮炎

（26）阴囊药物性皮炎

（27）阴囊特发坏疽（脱囊）

（28）梅毒

（29）阴囊血肿（血疝）

（30）睾丸鞘膜积液（水疝）

（31）交通性鞘膜积液（水疝）

（32）精索鞘膜积液（水疝）

（33）睾丸痛

（34）精子成活率低

（35）睾丸肿瘤

（36）性欲低下

（37）雄激素低

（38）少精症

（39）无精症（先天性除外）

（40）精液不液化

（41）精子畸形症

（42）脓精症

（43）免疫性不育

（44）腮腺炎性睾丸炎

（45）反复睾丸扭转

（46）睾丸结核

（47）男性更年期综合征

（48）急性附睾炎

（49）慢性附睾炎

（50）附睾痛

（51）非特异性附睾炎

（52）淋病性附睾炎

（53）附睾结节

（54）附睾囊肿

（55）阴囊多汗症

（56）阴茎痛

（57）尖锐湿疣

（58）阴茎肿瘤

（59）天疱疮

（60）白塞综合征（口－眼－生殖器三联征）

（61）赖特尔综合征

（62）阴茎疱疹

（63）阴茎异常勃起（强中）

（64）不射精症

（65）包皮炎（旋螺风）

（66）龟头炎（龟头痛）

（67）尿道炎

（68）光泽苔藓

（69）阴茎扁平苔藓

（70）海绵体炎

（71）海绵体结节（阴茎痰核）

（72）阴茎骨化病

（73）阴茎硬化性淋巴管炎

（74）阴茎血肿

（75）阴茎水肿

（76）阴茎内缩

（77）阴冷

（78）房事昏厥

（79）房事受寒

（80）房事腹泻

（81）房事头痛

（82）房事尿血

【女性生殖系统问题】

（1）闭经

（2）单侧或双侧腹痛（卵巢囊肿破裂、卵巢蒂扭转、输卵管异位妊娠除外）

（3）卵巢囊肿

（4）卵巢肿瘤（腹块）

（5）多囊卵巢综合征

（6）性欲低下

（7）性欲过旺

（8）女性更年期综合征

（9）性早熟（经早）

（10）输卵管炎

（11）输卵管阻塞

（12）输卵管肿瘤

（13）输卵管积水

（14）习惯性流产（滑胎）

（15）反复胎停

（16）胎儿生长受限

（17）先兆流产（胎漏）

（18）早产（胎动不安）

（19）妊娠高血压（子肿）

（20）妊娠期肝内胆汁淤积

（21）妊娠期糖尿病

（22）妊娠呕吐

（23）妊娠心脏病

（24）妊娠贫血

（25）妊娠紫癜

（26）妊娠阑尾炎

（27）妊娠胰腺炎

（28）妊娠眩晕（子晕）

（29）羊水过多

（30）羊水过少

（31）产后抑郁症

（32）子宫内膜炎

（33）子宫内膜增厚

（34）子宫内膜癌（严重型除外）

（35）子宫内膜薄

（36）子宫肌炎

（37）子宫肌瘤（石瘕）

（38）子宫肉瘤

（39）月经失调

（40）不孕（子宫先天畸形除外）

（41）子宫内膜异位症和子宫肌腺症（因流产或手术引起的除外）

（42）子宫脱垂（阴挺）（严重型除外）

（43）排卵期出血

（44）月经过多 / 子宫流血不止（崩漏）

（45）月经过少

（46）闭经

（47）痛经

（48）经前期综合征

（49）绝经综合征

（50）高催乳素血症

（51）性早熟（经早）

（52）产褥感染（产后发热）

（53）产后晚期出血（恶露不绝）（胎盘滞留除外）

（54）赖特尔综合征

（55）宫颈直肠窝积液

（56）急性子宫颈炎

（57）慢性子宫颈炎

（58）宫颈息肉

（59）子宫颈肥大

（60）子宫颈囊肿

（61）子宫颈糜烂

（62）子宫颈肿瘤（巨大型除外）

（63）绝经后因肿瘤引起的出血

（64）衣原体感染

（65）支原体感染

（66）阴道炎

（67）阴道壁膨出（严重型除外）

（68）阴道壁肿物

（69）念珠菌性阴道炎

（70）白带异常

（71）外阴溃烂（阴疮）

（72）阴道天疱疮

（73）白塞综合征

（74）阴道毛囊炎（疖）

（75）阴道单纯性疱疹（热疮）

（76）淋病

（77）梅毒

（78）尖锐湿疣

（79）生殖器疱疹

（80）阴道流血

（81）白带量多

（82）水样白带

（83）血样白带（灰黄色或黄白色泡沫状稀薄白带；凝乳块或豆渣样白带；灰白色匀质鱼腥味白带；脓性白带）

（84）外阴瘙痒

（85）外阴鳞状上皮增生

（86）外阴硬化性苔藓或合并鳞状上皮增生

（87）贝赫切特病（眼－口－生殖器综合征）

（88）前庭大腺炎

（89）前庭大腺囊肿

（90）阴唇乳头瘤

（91）阴唇汗腺瘤

（92）阴唇纤维瘤

（93）外阴平滑肌瘤

（94）外阴上皮内瘤变

（95）外阴恶性肿瘤（巨大型除外）

（96）外阴乳头状瘤

（97）外阴扁平苔藓

【腹腔问题】

（1）腹腔脓肿（西医学治疗＋推拿疗法）

（2）肠间脓肿（西医学治疗＋推拿疗法）

（3）腹腔积液

（4）腹水（鼓胀／水鼓）

📝 四肢疾病与经络如何对应

✳ 四肢各组织器官

1. 四肢肌肉（图 270、图 271）

肱二头肌、肱三头肌、三角肌、肱桡肌、肘肌、桡侧腕屈肌、尺侧腕屈肌、尺侧腕伸肌、伸腕肌、屈腕肌、掌长肌、拇对掌肌、拇收肌、指伸肌、拇长展肌、拇短展肌、拇短伸肌、小指外展肌、小指对

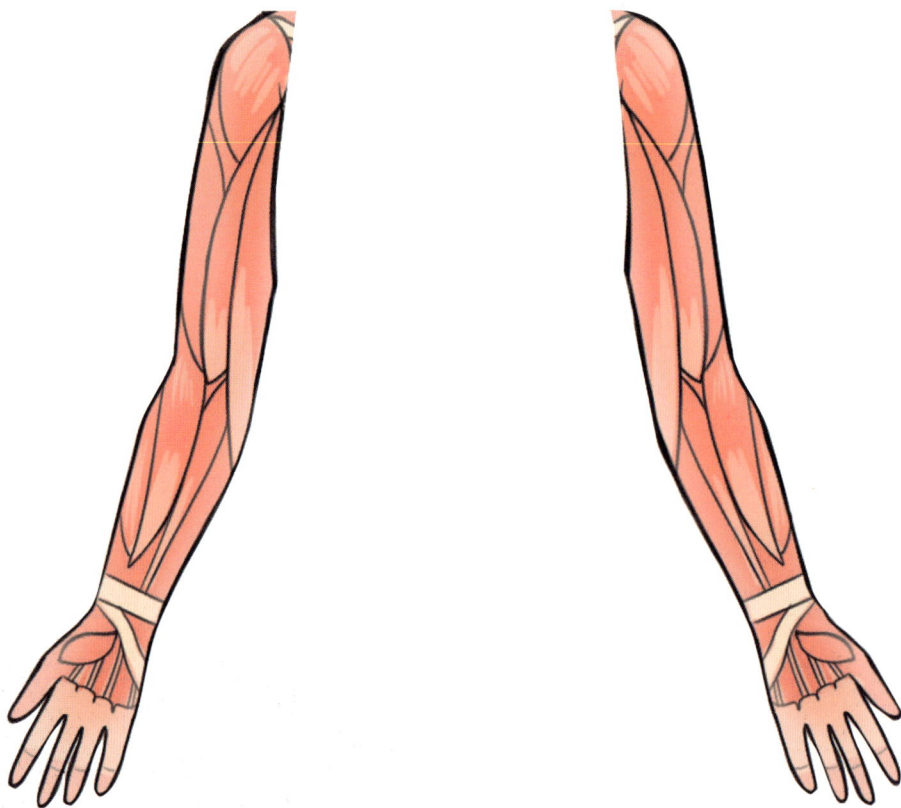

图270　上肢肌肉图

掌肌、小指短屈肌、指浅屈肌、指深屈肌、小指伸肌、示指伸肌、指深屈肌、大鱼际肌、小鱼际肌、骨间肌、蚓状肌、阔筋膜张肌、缝匠肌、股二头肌、大收肌、股四头肌、股直肌、股方肌、股外侧肌、股内侧肌、腓骨长肌、腓骨短肌、胫骨前肌、腘肌、比目鱼肌、胫骨后肌、腓肠肌、半腱肌、半膜肌、第三腓骨肌、趾长伸肌、趾长屈肌、趾短屈肌、踇收肌、踇展肌、踇长屈肌、踇短屈肌、踇短伸肌、足底方肌、小趾展肌、小趾短屈肌等。

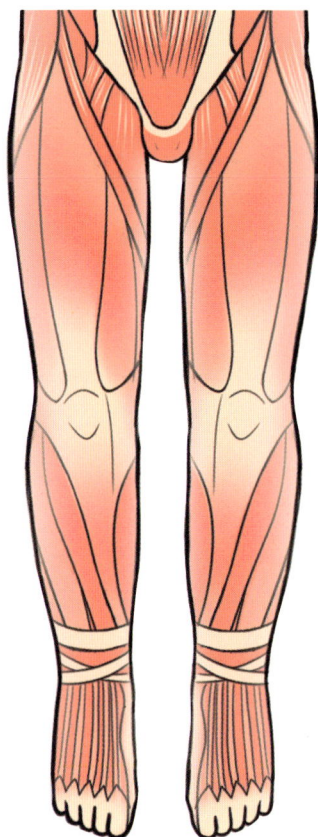

图271　下肢肌肉图

2.四肢血管（图 272、图 273）

肩胛上动脉、肩胛上静脉、肩胛背动脉、肩胛背静脉、旋肩胛动脉、旋肩胛静脉、腋动脉、腋静脉、肱动脉、肱静脉、肱深动脉、肱深静脉、旋肱前动脉、旋肱前静脉、旋肱后动脉、旋肱后静脉、肘动脉、肘静脉、桡动脉、桡静脉、尺动脉、尺静脉、掌心动脉、掌心静脉、指掌侧总动脉、指掌侧总静脉、指背动脉、指背静脉、小指固有动脉、小指固有静脉、手背静脉网、髂总动脉、髂总静脉、髂外动脉、髂外静脉、旋髂浅动脉、旋髂浅静脉、旋髂深动脉、旋髂深静脉、旋

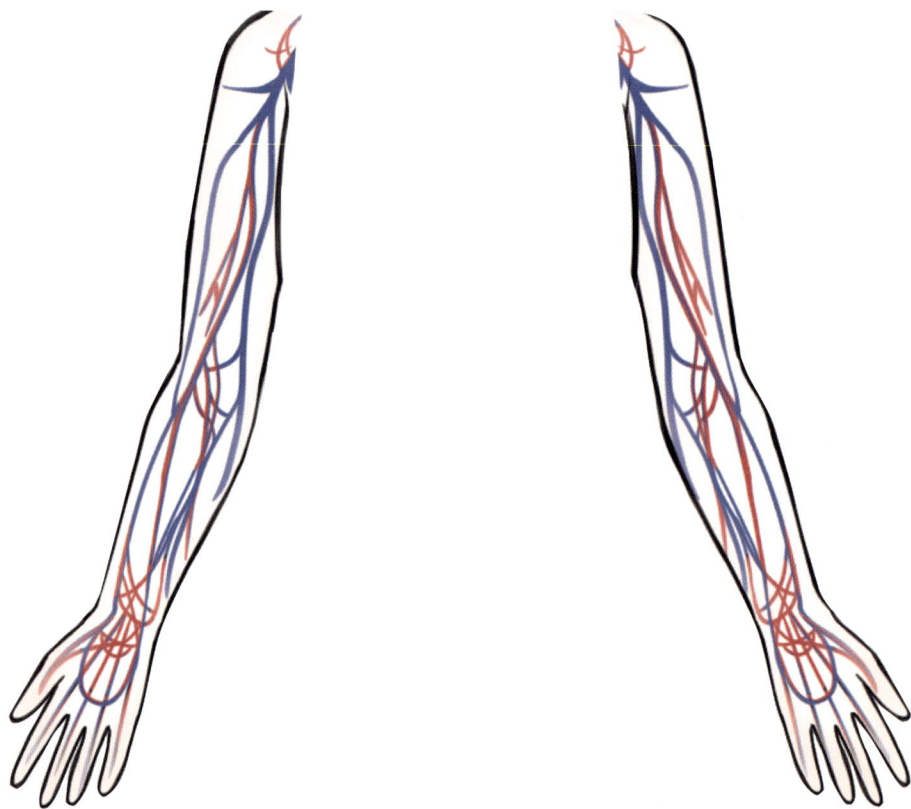

图272　上肢血管图

髂外动脉、旋髂外静脉、旋髂内动脉、旋髂内静脉、腹壁浅动脉、腹壁浅静脉、股总动脉、股总静脉、股深动脉、股深静脉、股浅动脉、股浅静脉、穿动脉、穿静脉、腘动脉、腘静脉、胫前动脉、胫前静脉、胫后动脉、胫后静脉、腓动脉、腓静脉、足背动脉、足背静脉、足底内侧动脉、足底内侧静脉、足底外侧动脉、足底外侧静脉、跖底动脉、跖底静脉、趾底固有动脉、趾底固有静脉、第一趾背动脉、第一趾背静脉、弓状动脉、弓状静脉等。

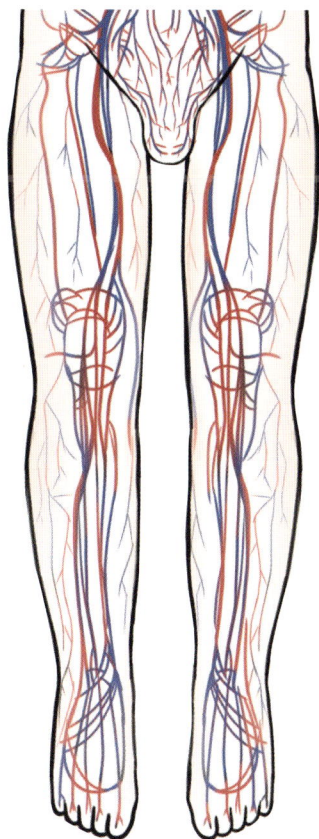

图273　下肢血管图

3. 四肢淋巴结（图 274、图 275）

锁骨下淋巴结、腋窝淋巴结、肘浅淋巴结、肘深淋巴结、肩胛下淋巴结、前臂淋巴结、上肢深淋巴结、腹股沟淋巴结、腘淋巴结等。

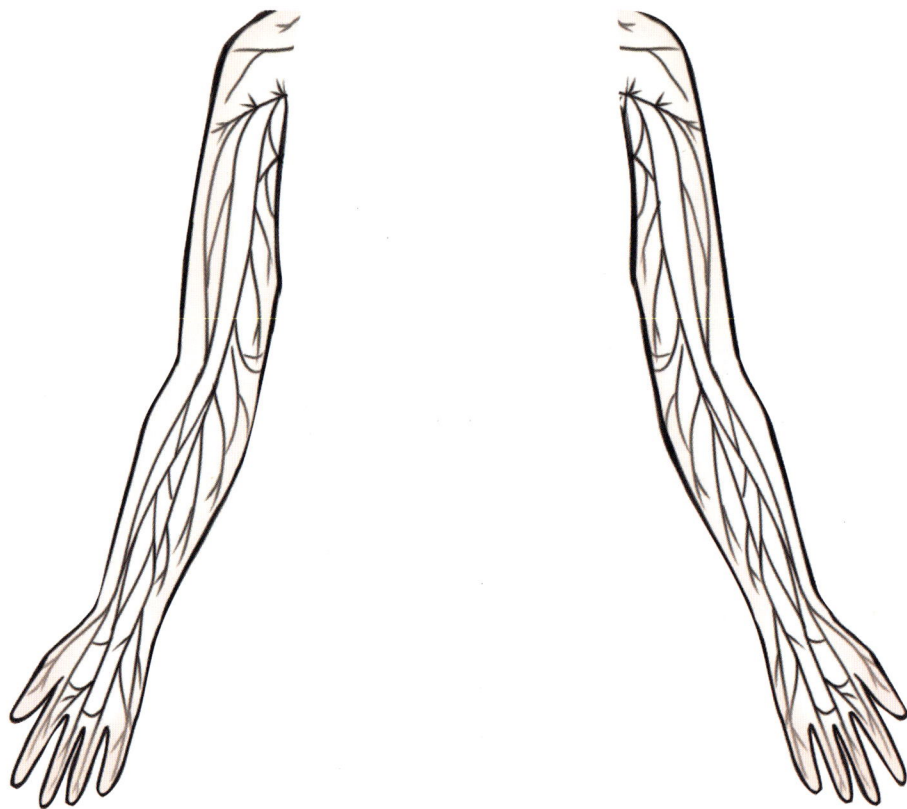

图274　上肢淋巴图

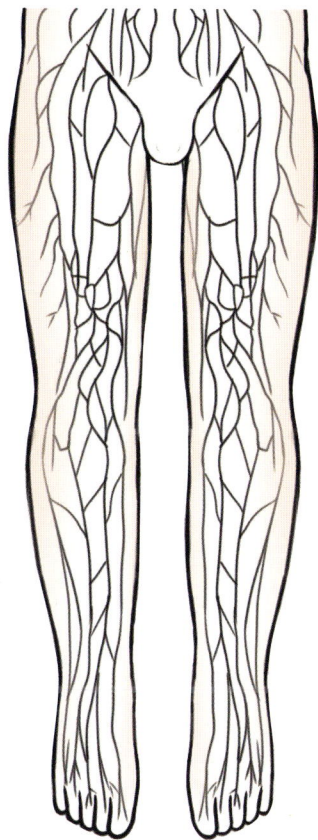

图275　下肢淋巴图

4. 四肢神经（图 276、图 277）

脊神经、肌皮神经、臂内侧皮神经、臂外侧皮神经、臂后皮神经、前臂内侧皮神经、前臂外侧皮神经、前臂后皮神经、肋间臂神经、臂丛神经、腋神经、桡神经、尺神经、正中神经、指掌侧总神经、指掌侧固有神经、指神经、坐骨神经、胫神经、腓总神经、腓肠神经、腓肠外侧皮神经、腓肠内侧皮神经、足底外侧神经、足底内侧神经、趾足底固有神经、趾神经等。

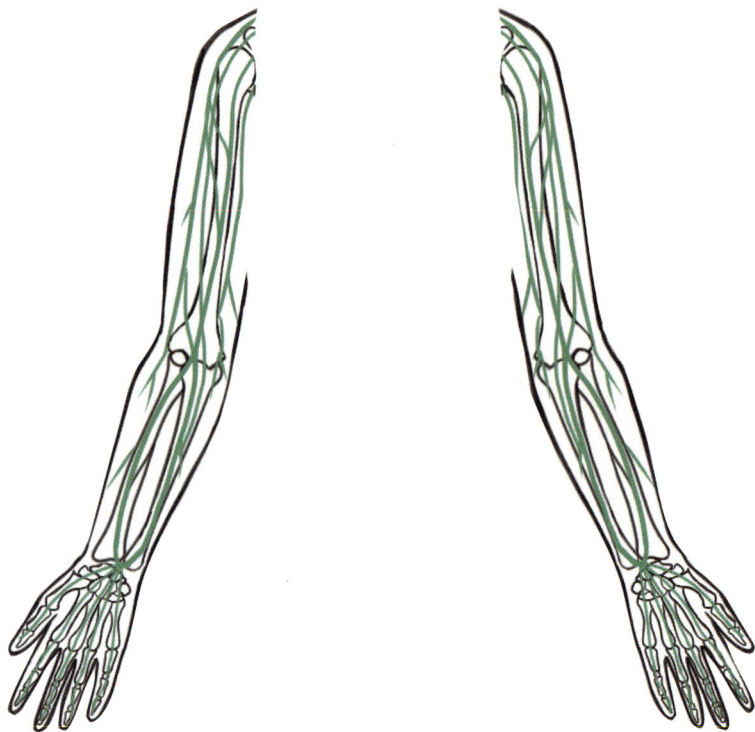

图276　上肢神经图

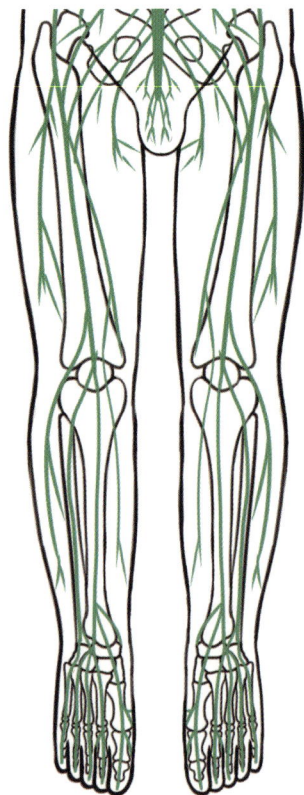

图277　下肢神经图

5. 四肢骨骼（图278～图280）

肱骨、尺骨、桡骨、腕骨、掌骨、指骨、股骨、髌骨、胫骨、腓骨、跗骨*、跖骨（5个）、趾骨（5个）等。

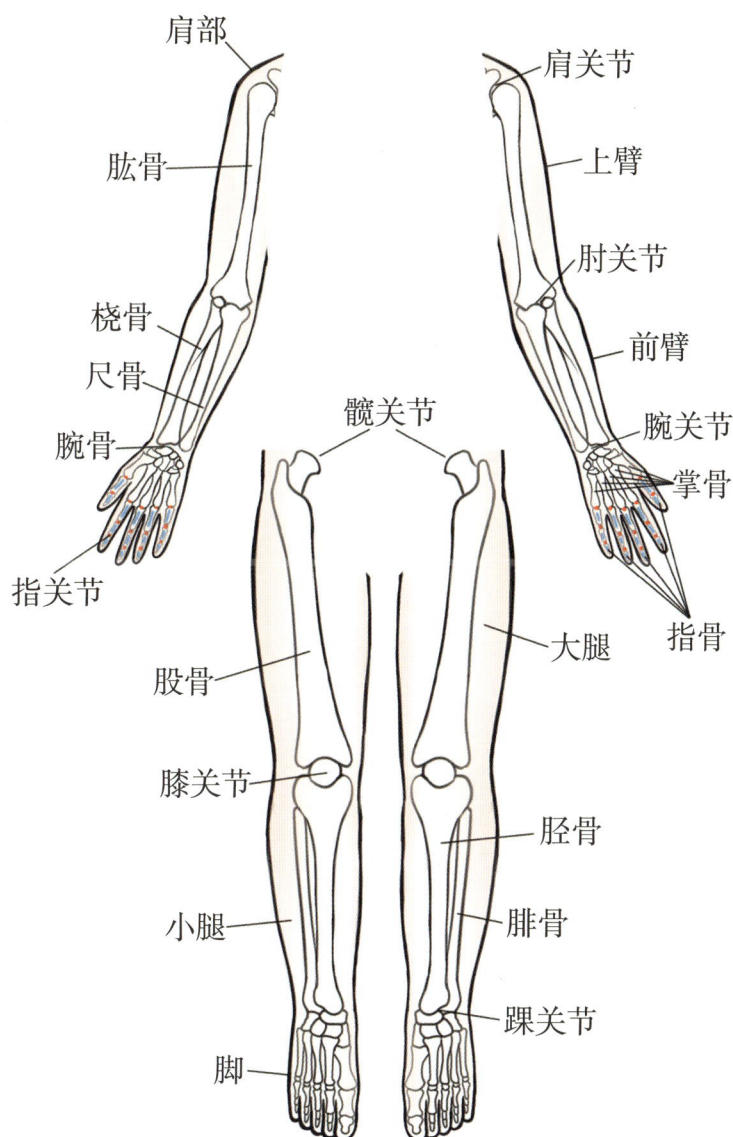

肩部
肩关节
肱骨
上臂
肘关节
桡骨
前臂
尺骨
髋关节
腕关节
腕骨
掌骨
指关节
大腿
指骨
股骨
膝关节
胫骨
小腿
腓骨
踝关节
脚

图278　四肢骨骼图

---

* 跗骨：包括距骨、跟骨、足舟骨、楔骨、骰骨。

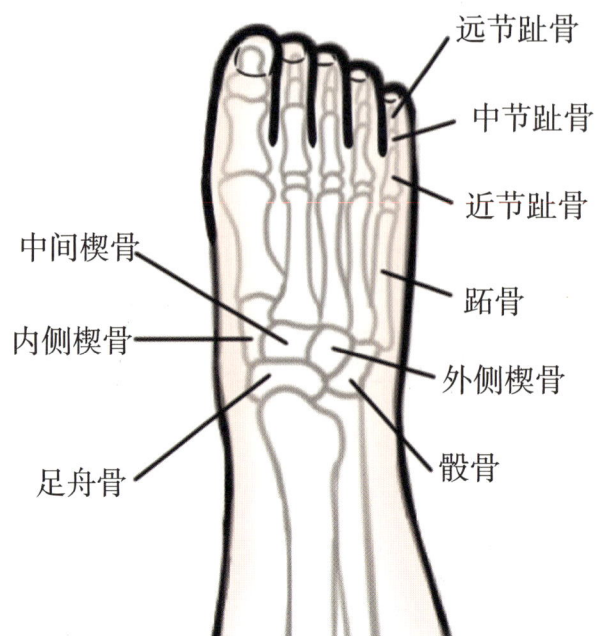

远节趾骨

中节趾骨

近节趾骨

跖骨

外侧楔骨

骰骨

中间楔骨

内侧楔骨

足舟骨

图279　足背解剖图

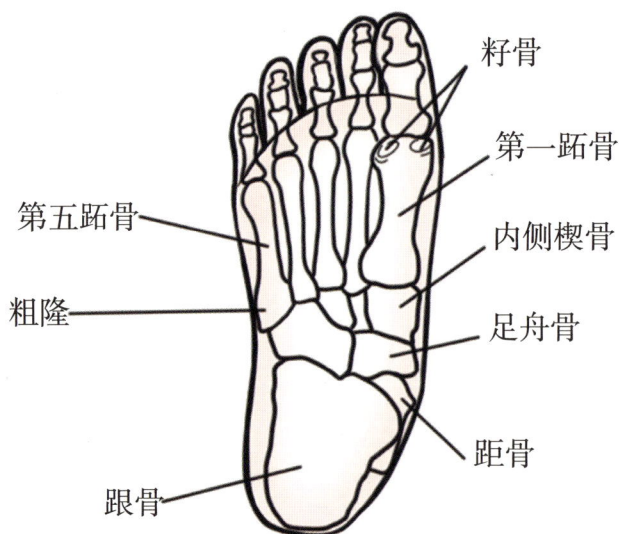

籽骨

第一跖骨

内侧楔骨

足舟骨

距骨

第五跖骨

粗隆

跟骨

图280　足底解剖图

✳ 四肢经络循行图

1. 上肢内侧面经络循行图（图 281～图 283）

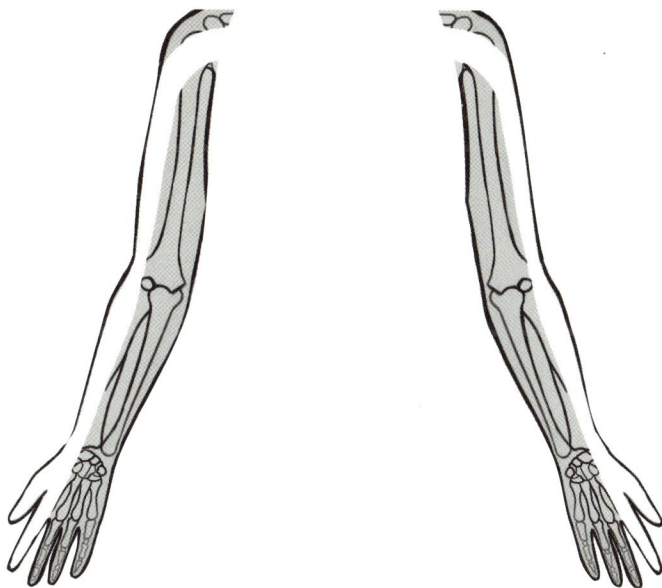

图281　肺经经络上肢循行图（内侧面）

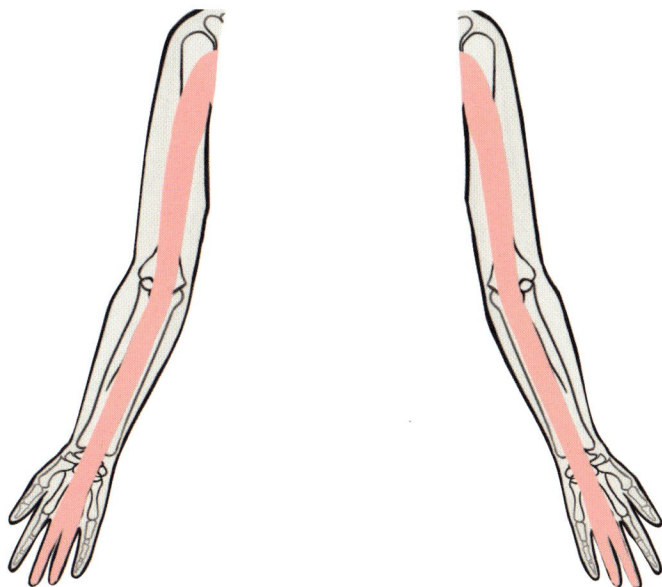

图282　心包经经络上肢循行图（内侧面）

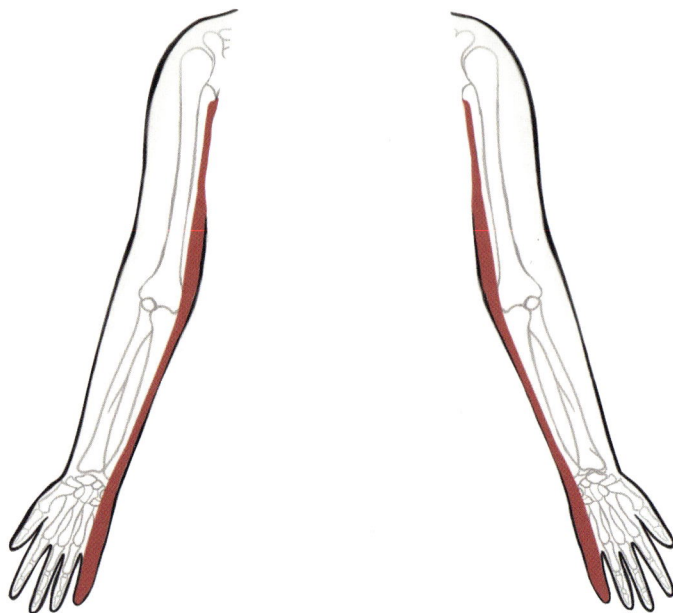

图283　心经经络上肢循行图（内侧面）

2. 上肢外侧面经络循行图（图 284 ～图 286）

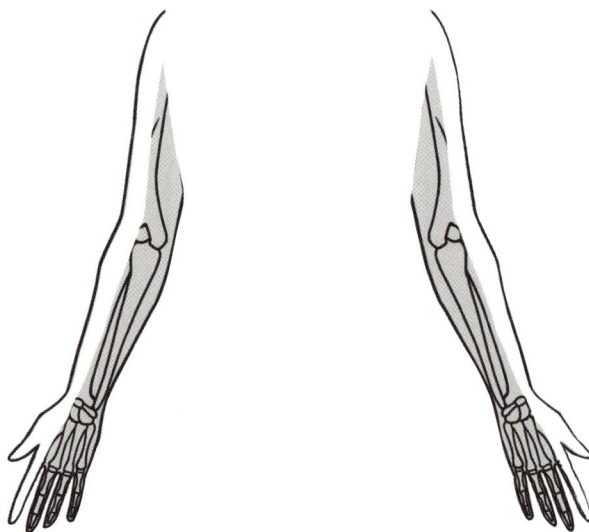

图284　大肠经经络上肢循行图（外侧面）

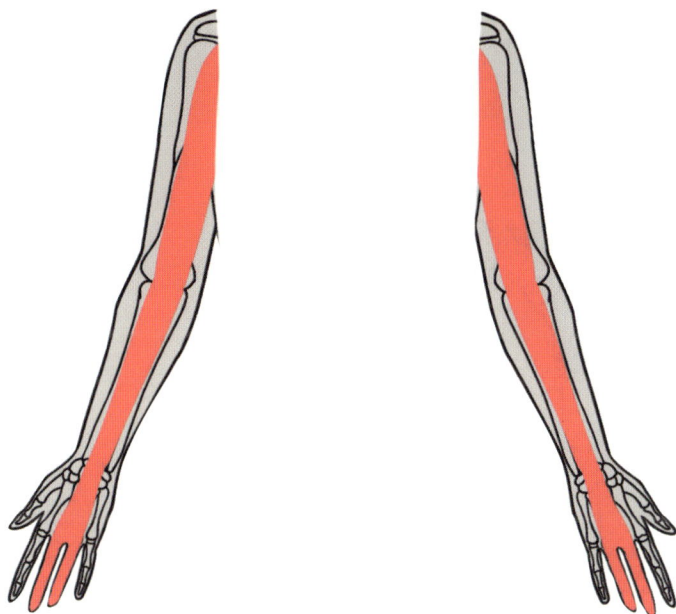

图285　三焦经经络上肢循行图（外侧面）

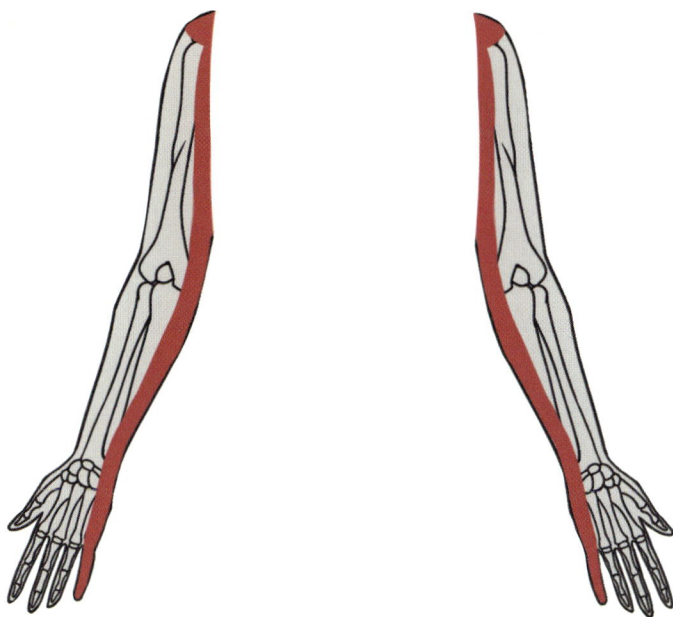

图286　小肠经经络上肢循行图（外侧面）

3. 下肢正面经络循行图（图 287 ～图 295）

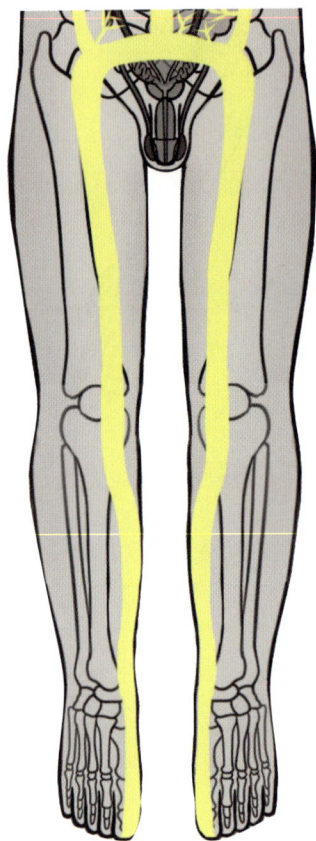

图287　脾经经络下肢循行图（正面）

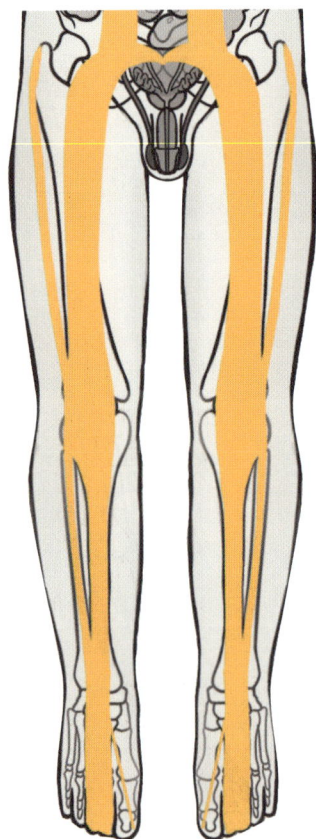

图288　胃经经络下肢循行图（正面）

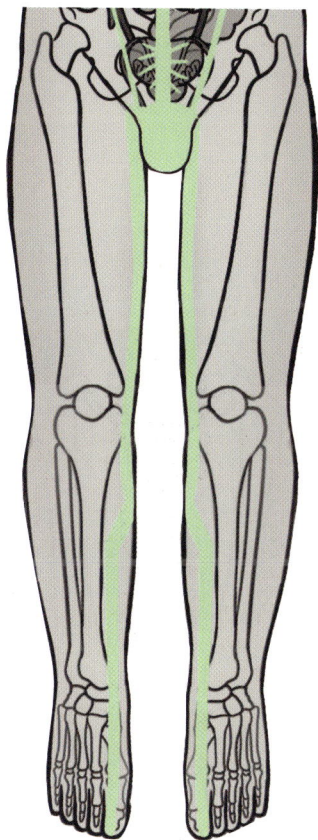

图289 肝经经络下肢循行图（正面）

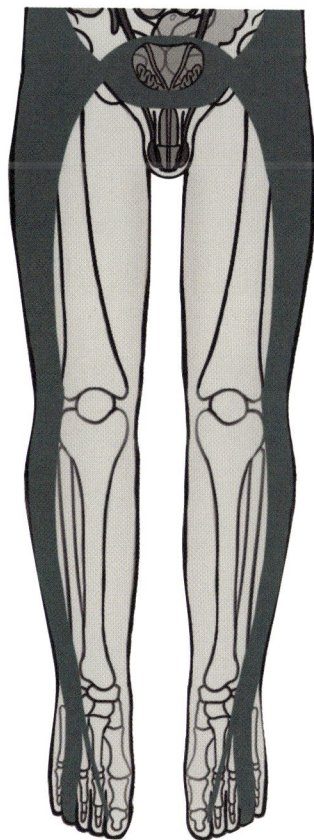

图290 胆经经络下肢循行图（正面）

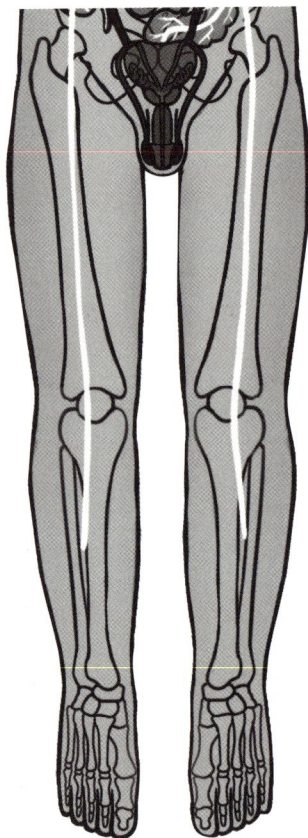

图291　大肠经经络下肢循行图（正面）

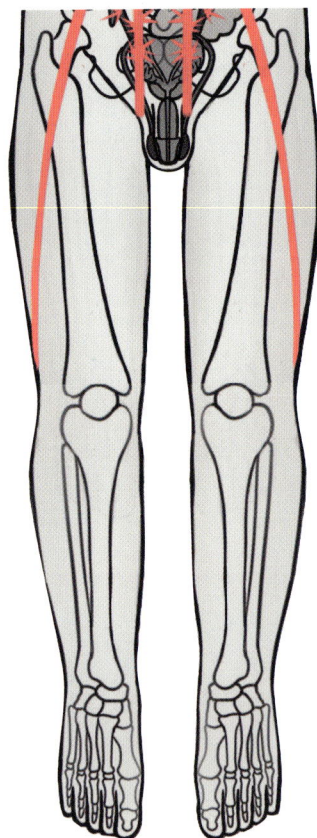

图292　三焦经经络下肢循行图（正面）

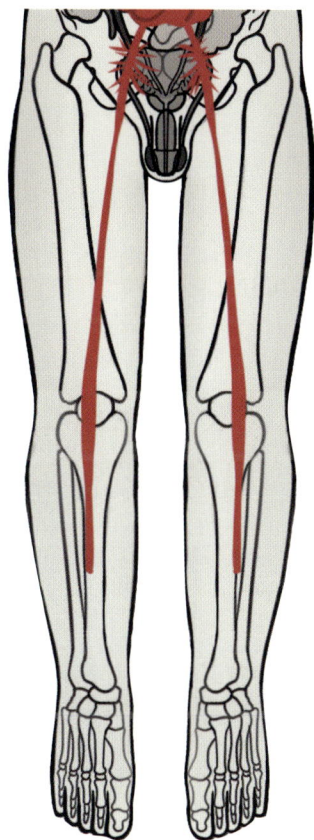

图293　小肠经经络下肢循行图（正面）

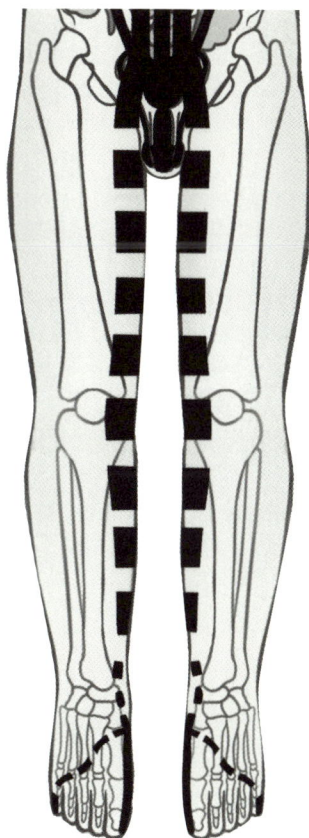

图294　肾经经络下肢循行图（正面）

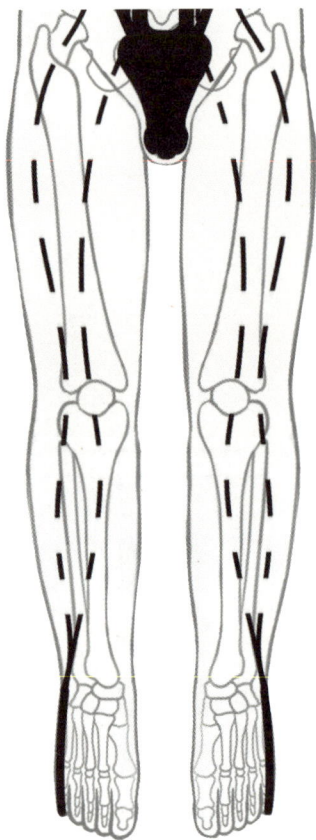

图295　膀胱经经络下肢循行图（正面）

4. 下肢侧面经络循行图
（图 296～图 301）

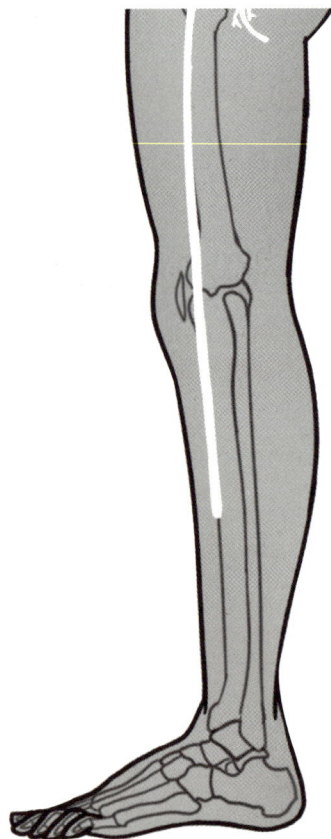

图296　大肠经经络下肢循行图（侧面）

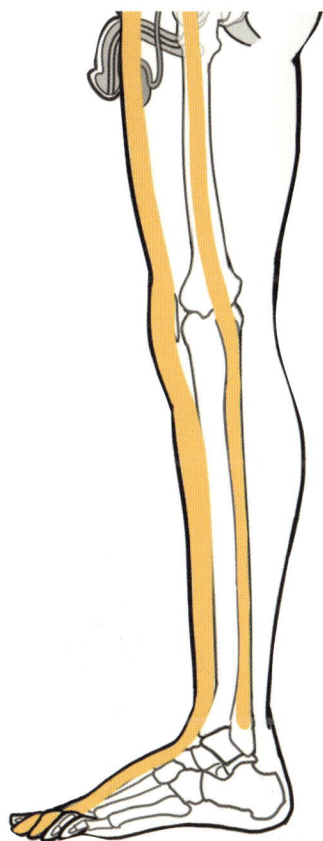

图297　胃经经络下肢循行图（侧面）

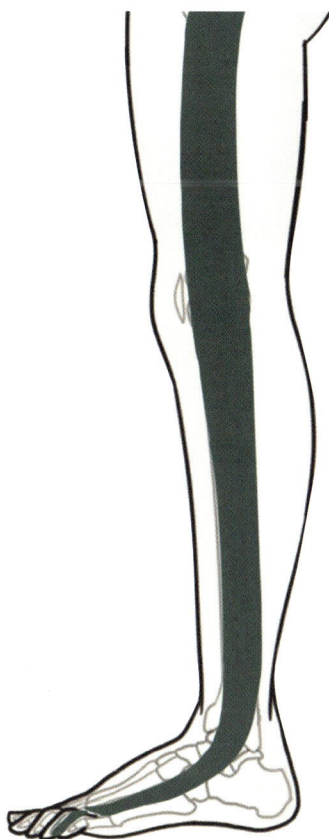

图298　胆经经络下肢循行图（侧面）

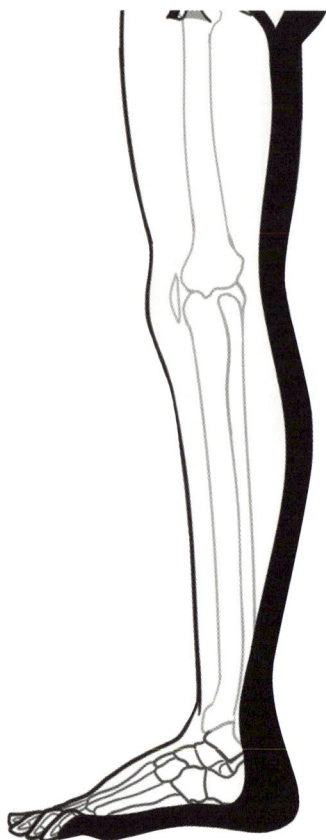

图299　膀胱经经络下肢循行图（侧面）

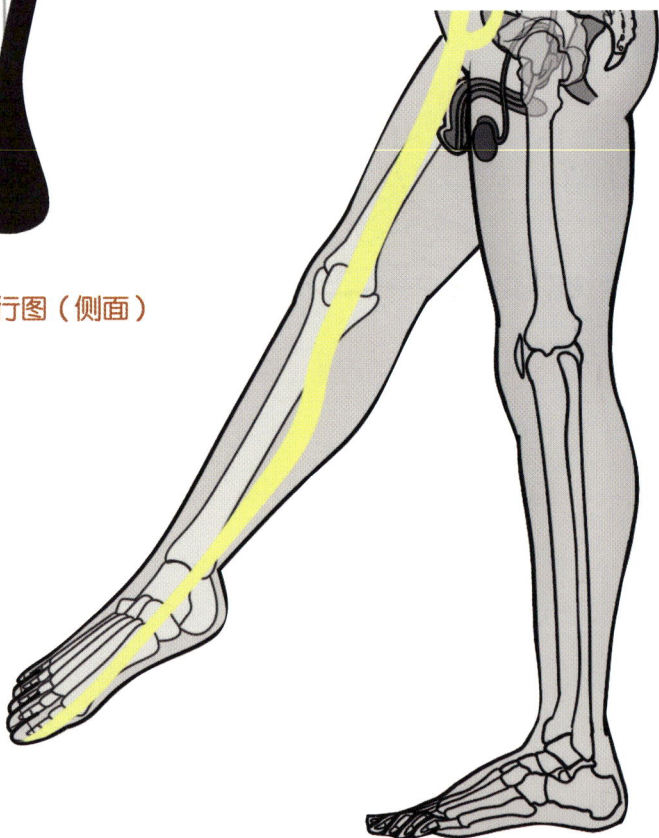

图300　脾经经络下肢循行图（侧面）

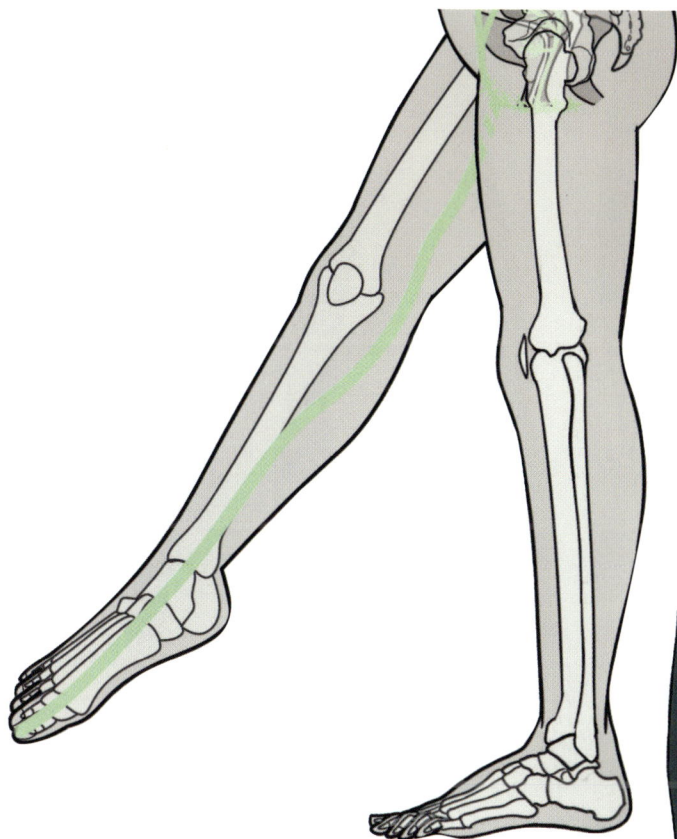

图301　肝经经络下肢循行图（侧面）

5. 下肢背面经络循行图

（图 302 ～图 304）

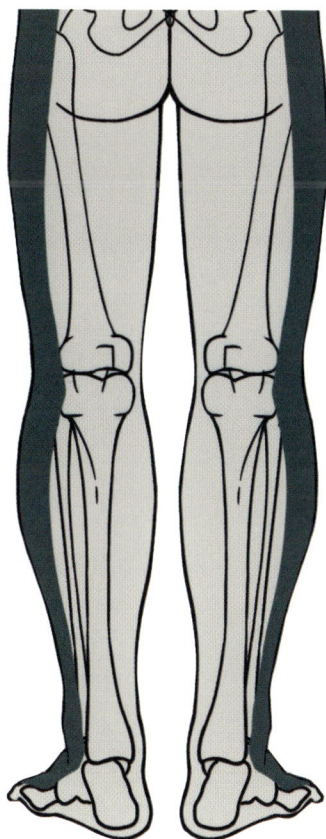

图302　胆经经络下肢循行图（背面）

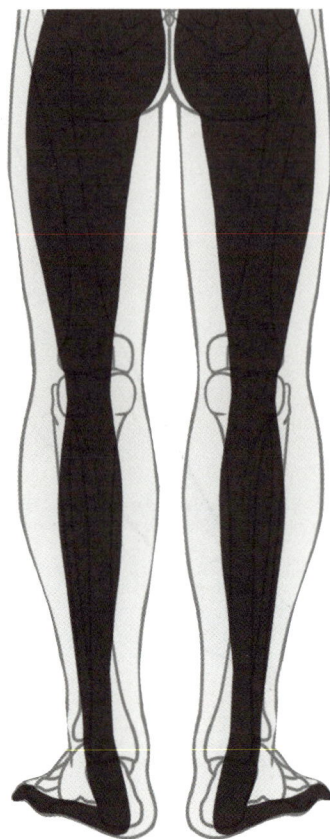

图303　膀胱经经络下肢循行图（背面）

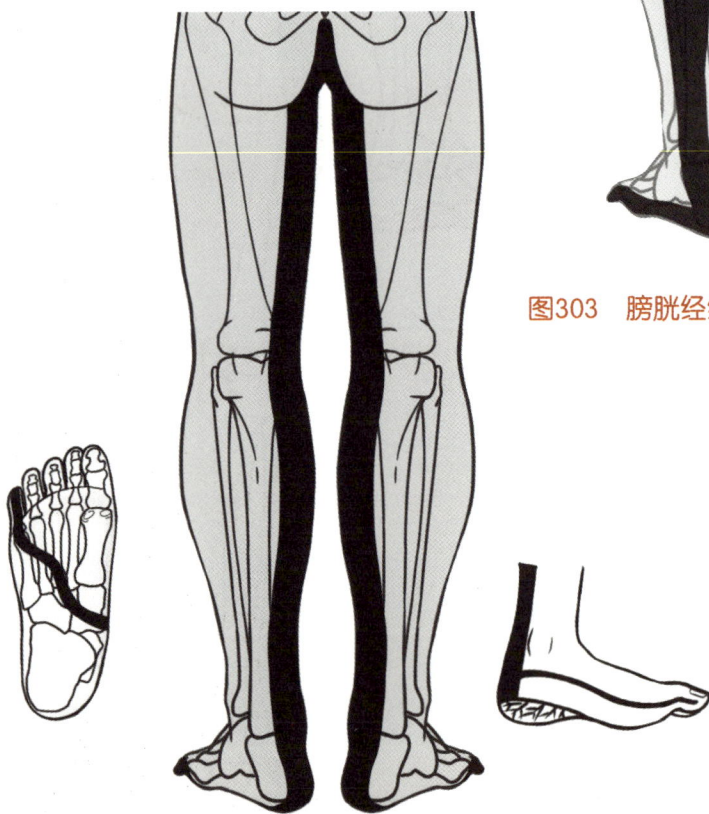

图304　肾经经络下肢循行图（背面）

✳ 四肢疾病汇总（推拿适用）

◇◇　　【皮肤问题】　　◇◇

（1）荨麻疹

（2）湿疹

（3）接触性皮炎

（4）蜂窝织炎（痈）

（5）丹毒

（6）多毛症

（7）脂溢性皮炎

（8）坏疽

（9）脂肪瘤

（10）皮肤癌

（11）腱鞘囊肿或滑液囊肿

（12）单纯性疱疹（热疮）

（13）营养不良所致的面色发黄（疳积）

（14）手足口病

（15）股癣（阴癣）

（16）手癣（鹅掌风）

（17）足癣（脚气）

（18）水疱型足癣（田螺疱）

（19）指（趾）甲癣（灰指甲）

（20）黑点癣

（21）新生儿硬肿症

（22）结节性红斑（梅核火丹）

（23）汗疱疹

（24）多形红斑（猫眼疮）

（25）扁平苔藓（紫癜风）

（26）皮肤淀粉样变（松皮癣）

（27）系统性硬化症（皮痹）

（28）药疹

（29）皮肤癌

（30）囊肿

（31）脂肪瘤（痰核）

（32）血管瘤（血瘤）

（33）营养不良所致的皮肤松弛

（34）皮肤溃疡

（35）糖尿病性坏疽（消渴、脱疽）

（36）皮肤干燥症（燥痹）

（37）水痘

（38）麻疹

（39）风疹（风沙）

（40）幼儿急疹

（41）手足口病

（42）脓疱疮（黄水疮）

（43）着色芽生菌病

（44）孢子丝菌病

（45）特应性皮炎

（46）血管性水肿

（47）猩红热

（48）紫癜

（49）神经性皮炎

（50）痱子

（51）瘙痒症

（52）银屑病（牛皮癣）

（53）玫瑰糠疹

（54）红斑狼疮

（55）皮肌炎（肌痹）

（56）硬皮病（皮痹）

（57）白癜风（中晚期除外）

（58）毛周角化病

（59）鱼鳞病（蛇皮癣）（先天性除外）

（60）肠病性肢端皮炎

（61）皮肤淀粉样变

（62）掌跖脓疱病

（63）营养不良性水肿（脾水）

（64）继发性或原发性水肿

（65）软组织伤（筋伤）

（66）臀部毛囊炎（疖）

（67）传染性软疣（水瘊）

（68）带状疱疹（蛇串疮）

（69）异位性皮炎（四弯风）

（70）四肢疱疹样皮炎（火赤疮）

（71）汗腺功能异常（多汗或汗闭）

【肌肉问题】

（1）肌肉萎缩（肉痿）

（2）坏疽

（3）进行性肌营养不良（疳积）

（4）重症肌无力（肢痿）

（5）肩周炎

（6）骨骼肌周期性麻痹

（7）神经性进行性肌萎缩（痿证）

（8）肌肉疼痛

（9）多发性肌炎（肌痹/肉痹）

（10）肌肉痉挛（转筋/鸡爪风）

— ◇◇ 【神经问题】 ◇◇ —

（1）感觉四肢疼痛

（2）感觉四肢寒冷或潮热

（3）感觉四肢倦怠或沉重

（4）四肢有麻痹、麻木、针刺、蚁行感

（5）四肢感觉丧失

（6）桡神经麻痹（外伤所致除外）

（7）正中神经麻痹（外伤所致除外）

（8）尺神经麻痹（外伤所致除外）

（9）腓总神经麻痹（外伤所致除外）

（10）胫神经麻痹（外伤所致除外）

（11）臂丛神经痛

（12）股外侧皮神经炎

（13）坐骨神经痛

（14）股神经痛

（15）不安腿综合征（腿风）

（16）帕金森综合征（筋痿）

（17）糖尿病周围神经病变（消渴、筋痹）

（18）营养缺乏性神经病变（肢痹）

（19）股外侧皮神经病

━━━━━ ◇◆ 【血管问题】 ◆◇ ━━━━━

（1）动脉或静脉血管炎

（2）静脉曲张（炸筋腿）

（3）慢性动脉缺血引起的四肢萎缩

（4）血管局限性隆起

（5）肢端动脉痉挛（雷诺病）

（6）动脉瘤（巨大型除外）

（7）红斑性肢痛症

━━━━━ ◇◆ 【淋巴问题】 ◆◇ ━━━━━

（1）腹股沟淋巴结肿大（痰核）

（2）腘窝淋巴结肿大（痰核）

━━━━━ ◇◆ 【骨骼问题】 ◆◇ ━━━━━

（1）骨质疏松症（骨痿）

（2）风湿性关节炎

（3）类风湿关节炎（尪痹）

（4）肱骨外上髁炎（网球肘）

（5）关节囊肿（肩、肘、腕、髋、膝、踝）

（6）关节积液（肩、肘、腕、髋、膝、踝）

（7）足跟骨质增生（足跟痹）

（8）关节炎（筋痹）（肩、肘、腕、髋、膝、踝）

（9）痛风（历节风／热痹）

（10）股骨头坏死（骨蚀）

（11）足内翻

（12）足外翻

（13）不能行走

（14）扁平足（先天性除外）

（15）肩关节反复脱位（先天性除外）

（16）肩锁关节脱位（先天性除外）

（17）反复肘关节脱位

（18）反复桡关节脱位

（19）反复髋关节脱位

（20）膝关节半月板损伤（膝痛）

（21）膝关节骨质增生

（22）膝关节骨性关节炎（膝痹病）

（23）腱鞘炎（筋痛）

（24）腱鞘囊肿（筋结）

（25）骨瘤

（26）血液病引起的骨痛

◇◇ 【指（趾）甲问题】 ◇◇

（1）甲沟炎

（2）指（趾）甲断裂

（3）指（趾）甲有竖纹或横纹

（4）灰指（趾）甲

（5）指（趾）甲有白点、黄点、黑点或黑线

（6）指（趾）甲有凹陷

（7）指（趾）甲粗糙

（8）指（趾）甲有鳞屑

（9）杵状甲

（10）厚甲症